全国中医药行业高等职业教育"十三五"规划教材

人体解剖学

（供中医学、针灸推拿、中医骨伤、康复治疗技术、护理、中药学专业使用）

主　编◎陈地龙　范　真

中国中医药出版社
·北　京·

图书在版编目（CIP）数据

人体解剖学/陈地龙，范真主编. —北京：中国中医药出版社，2018.6（2021.9重印）

全国中医药行业高等职业教育"十三五"规划教材

ISBN 978-7-5132-4817-4

Ⅰ. ①人… Ⅱ. ①陈… ②范… Ⅲ. ①人体解剖学-高等职业教育-教材 Ⅳ. ①R322

中国版本图书馆 CIP 数据核字（2018）第 050482 号

中国中医药出版社出版

北京经济技术开发区科创十三街 31 号院二区 8 号楼

邮政编码 100176

传真 010-64405721

河北省武强县画业有限责任公司印刷

各地新华书店经销

开本 787×1092 1/16 印张 21.25 字数 438 千字

2018 年 6 月第 1 版 2021 年 9 月第 5 次印刷

书号 ISBN 978-7-5132-4817-4

定价 72.00 元

网址 www.cptcm.com

社 长 热 线 010-64405720

购 书 热 线 010-89535836

维 权 打 假 010-64405753

微信服务号 zgzyycbs

微商城网址 https://kdt.im/LIdUGr

官方微博 http://e.weibo.com/cptcm

天猫旗舰店网址 https://zgzyycbs.tmall.com

如有印装质量问题请与本社出版部联系（010-64405510）

全国中医药职业教育教学指导委员会

李伏君（千金药业有限公司技术副总经理）

李灿东（福建中医药大学校长）

李建民（黑龙江中医药大学佳木斯学院教授）

李景儒（黑龙江省计划生育科学研究院院长）

杨佳琦（杭州市拱墅区米市巷街道社区卫生服务中心主任）

吾布力·吐尔地（新疆维吾尔医学专科学校药学系主任）

吴　彬（广西中医药大学护理学院院长）

宋利华（连云港中医药高等职业技术学院教授）

迟江波（烟台渤海制药集团有限公司总裁）

张美林（成都中医药大学附属针灸学校党委书记）

张登山（邢台医学高等专科学校教授）

张震云（山西药科职业学院党委副书记、院长）

陈　燕（湖南中医药大学附属中西医结合医院院长）

陈玉奇（沈阳市中医药学校校长）

陈令轩（国家中医药管理局人事教育司综合协调处副主任科员）

周忠民（渭南职业技术学院教授）

胡志方（江西中医药高等专科学校校长）

徐家正（海口市中医药学校校长）

凌　娅（江苏康缘药业股份有限公司副董事长）

郭争鸣（湖南中医药高等专科学校校长）

郭桂明（北京中医医院药学部主任）

唐家奇（广东湛江中医学校教授）

曹世奎（长春中医药大学招生与就业处处长）

龚晋文（山西职工医学院／山西省中医学校党委副书记）

董维春（北京卫生职业学院党委书记）

谭　工（重庆三峡医药高等专科学校副校长）

潘年松（遵义医药高等专科学校副校长）

赵　剑（芜湖绿叶制药有限公司总经理）

梁小明（江西博雅生物制药股份有限公司常务副总经理）

龙　岩（德生堂医药集团董事长）

中医药职业教育是我国现代职业教育体系的重要组成部分，肩负着培养新时代中医药行业多样化人才、传承中医药技术技能、促进中医药服务健康中国建设的重要职责。为贯彻落实《国务院关于加快发展现代职业教育的决定》（国发〔2014〕19号）、《中医药健康服务发展规划（2015—2020年）》（国办发〔2015〕32号）和《中医药发展战略规划纲要（2016—2030年）》（国发〔2016〕15号）（简称《纲要》）等文件精神，尤其是实现《纲要》中"到2030年，基本形成一支由百名国医大师、万名中医名师、百万中医师、千万职业技能人员组成的中医药人才队伍"的发展目标，提升中医药职业教育对全民健康和地方经济的贡献度，提高职业技术院校学生的实际操作能力，实现职业教育与产业需求、岗位胜任能力严密对接，突出新时代中医药职业教育的特色，国家中医药管理局教材建设工作委员会办公室（以下简称"教材办"）、中国中医药出版社在国家中医药管理局领导下，在全国中医药职业教育教学指导委员会指导下，总结"全国中医药行业高等职业教育'十二五'规划教材"建设的经验，组织完成了"全国中医药行业高等职业教育'十三五'规划教材"建设工作。

中国中医药出版社是全国中医药行业规划教材唯一出版基地，为国家中医中西医结合执业（助理）医师资格考试大纲和细则、实践技能指导用书、全国中医药专业技术资格考试大纲和细则唯一授权出版单位，与国家中医药管理局中医师资格认证中心建立了良好的战略伙伴关系。

本套教材规划过程中，教材办认真听取了全国中医药职业教育教学指导委员会相关专家的意见，结合职业教育教学一线教师的反馈意见，加强顶层设计和组织管理，是全国唯一的中医药行业高等职业教育规划教材，于2016年启动了教材建设工作。通过广泛调研、全国范围遴选主编，又先后经过主编会议、编写会议、定稿会议等环节的质量管理和控制，在千余位编者的共同努力下，历时1年多时间，完成了83种规划教材的编写工作。

本套教材由50余所开展中医药高等职业教育院校的专家及相关医院、医药企业等单位联合编写，中国中医药出版社出版，供高等职业教育院校中医学、针灸推拿、中医骨伤、中药学、康复治疗技术、护理6个专业使用。

本套教材具有以下特点：

1. 以教学指导意见为纲领，贴近新时代实际

注重体现新时代中医药高等职业教育的特点，以教育部新的教学指导意见为纲领，注重针对性、适用性以及实用性，贴近学生、贴近岗位、贴近社会，符合中医药高等职业教育教学实际。

2. 突出质量意识、精品意识，满足中医药人才培养的需求

注重强化质量意识、精品意识，从教材内容结构设计、知识点、规范化、标准化、编写技巧、语言文字等方面加以改革，具备"精品教材"特质，满足中医药事业发展对于技术技能型、应用型中医药人才的需求。

3. 以学生为中心，以促进就业为导向

坚持以学生为中心，强调以就业为导向、以能力为本位、以岗位需求为标准的原则，按照技术技能型、应用型中医药人才的培养目标进行编写，教材内容涵盖资格考试全部内容及所有考试要求的知识点，满足学生获得"双证书"及相关工作岗位需求，有利于促进学生就业。

4. 注重数字化融合创新，力求呈现形式多样化

努力按照融合教材编写的思路和要求，创新教材呈现形式，版式设计突出结构模块化，新颖、活泼，图文并茂，并注重配套多种数字化素材，以期在全国中医药行业院校教育平台"医开讲－医教在线"数字化平台上获取多种数字化教学资源，符合职业院校学生认知规律及特点，以利于增强学生的学习兴趣。

本套教材的建设，得到国家中医药管理局领导的指导与大力支持，凝聚了全国中医药行业职业教育工作者的集体智慧，体现了全国中医药行业齐心协力、求真务实的工作作风，代表了全国中医药行业为"十三五"期间中医药事业发展和人才培养所做的共同努力，谨此向有关单位和个人致以衷心的感谢！希望本套教材的出版，能够对全国中医药行业职业教育教学的发展和中医药人才的培养产生积极的推动作用。需要说明的是，尽管所有组织者与编写者竭尽心智，精益求精，本套教材仍有一定的提升空间，敬请各教学单位、教学人员及广大学生多提宝贵意见和建议，以便今后修订和提高。

国家中医药管理局教材建设工作委员会办公室
全国中医药职业教育教学指导委员会
2018 年 1 月

《人体解剖学》
编 委 会

主 编

陈地龙（重庆三峡医药高等专科学校）

范　真（南阳医学高等专科学校）

副主编

魏启玉（四川中医药高等专科学校）

刘　杰（山东中医药高等专科学校）

施荣庆（保山中医药高等专科学校）

李一忠（大理护理职业学院）

编　委（以姓氏笔画为序）

王　辉（南阳医学高等专科学校）

冯晓灵（重庆三峡医药高等专科学校）

刘建辉（沧州医学高等专科学校）

刘晓庆（安徽中医药高等专科学校）

杜元良（承德医学院附属医院）

杨艾堂（湖北中医药高等专科学校）

李友宽（昆明卫生职业学院）

李东亮（保山中医药高等专科学校）

汪新华（北京卫生职业学院）

陈建华（江西中医药高等专科学校）

秦　健（四川卫生康复职业学院）

袁　鹏（天津医学高等专科学校）

黄海兵（重庆三峡医药高等专科学校）

编写说明

本教材结合高等职业教育专业人才的培养目标，遵循高等职业教育培养应用型、实用型人才的教育理念，贯彻基础学科知识"必需、够用、实用"的原则，以有利于后续专业课程学习和促进学生知识、能力、素质的全面发展为宗旨，构建了课程编写体系，整合了课程内容，强化了课程知识模块。

本教材的编写体系以"器官系统"为主线，整合了系统解剖学、局部解剖学、组织学与胚胎学等多门形态学课程的内容。教材按照专业需求有所侧重地描述了正常人体形态结构和发生发育规律，加强了运动系统、脉管系统和周围神经等内容的描述。本教材打破本科大体解剖和微观解剖割裂讲述的现状，注重知识的整体性；遵循知识认知规律，按照人体结构"从宏观到微观"的逻辑顺序进行内容编排，有助于学生对人体结构知识的整体性理解、学习和迁移应用。

本教材由来自全国 15 所高等职业院校的 19 位老师辛勤编撰而成。具体编写分工如下：陈地龙编写绪论，汪新华编写第一章第一节、第二节，陈建华编写第一章第三节，杨艾堂编写第一章第四节、第五节，杜元良编写第二章第一节至第四节，施荣庆编写第二章第五节，王辉编写第三章和第四章，冯晓灵编写第五章，李东亮编写第六章第一节，袁鹏编写第六章第二节，范真编写第七章，魏启玉编写第八章第一节，秦健编写第八章第二节，黄海兵编写第九章，李友宽编写第十章，刘杰编写第十一章第一节至第三节，刘晓庆编写第十一章第四节，刘建辉编写第十一章第五节，李一忠编写第十二章。

本教材在编写过程中得到重庆医科大学解剖学专家和教授的支持，他们对书稿进行了细致的审阅和修改，提高了全书的编写质量，在此表示诚挚的感谢。

由于编写周期短，编者的水平有限，教材在内容和编排上若有不妥和疏漏之处，敬请广大师生提出宝贵意见，以便再版时修订提高。

《人体解剖学》编委会
2018 年 1 月

目录

绪　论

【学习目标】
　　掌握人体解剖学与组织胚胎学的基本术语。
　　熟悉人体器官的组成和系统的划分。
　　了解人体解剖学的定义、分科及其在医学中的地位；人体解剖学的发展简史。

一、 人体解剖学内容及其在西医学中的地位

　　人体解剖学是西医学中一门基础课程，是研究正常人体形态结构特征（包括组织、器官和系统），器官系统的位置毗邻关系、发生发展规律和功能意义的科学，隶属于生物科学领域中形态学的范畴，涵盖了通过肉眼观察描述人体形态结构的解剖学、通过显微镜观察描述微细结构的组织学的主要内容。

　　在西医学教育中，解剖学按照研究的侧重点和目的主要分为系统解剖学和局部解剖学，随着医学的进步与临床技术的发展又衍生出断层解剖学、临床解剖学、外科解剖学、X 光线解剖学等不同分支。组织学借助光学显微镜或电子显微镜研究人体微观结构及相关功能关系，包括细胞学、基本组织和器官组织学。胚胎学主要研究人体胚胎发育的形态、结构形成和变化规律，包括生殖细胞发生、受精、胚胎发育、胚胎与母体关系，以及先天畸形等内容。

　　人体解剖学课程是学习其他西医基础医学和临床医学课程所必需的形态学基础，只有在掌握人体正常形态结构的基础上，才能正确理解人体的正常生理过程和疾病的发生发展演变，才能区分人体的正常与异常情况，鉴别生理与病理状态，从而对人体的各种疾病进行正确的诊断和治疗。西医学中大量的名词、术语来源于人体解剖学，这些医学词汇为后续相关学科的学习提供了坚实的基础，并可提高医务工作者自主学习能力及与国际同行交流、沟通的能力。

二、 人体解剖学的发展简史

中医学中的人体解剖学起源很早，在春秋战国时代的《黄帝内经》中明确提出了关于解剖的认识方法。汉代的华佗已经对患者实施腹部手术。宋代的王唯一制作的铜人是历史上最早的人体模型，宋慈编撰的《洗冤集录》中记载了全身各部位的骨骼名称、数目和形状，并附有精致的插图。

西医对解剖学的记载始自古希腊，著名的哲学家希波克拉底（Hippocrates）对头骨做了正确的描述，亚里士多德（Aristotle）进行过动物实体解剖，提出心是血液循环中心，并把神经和肌腱区分开来。第一部比较完整的解剖学著作应属盖伦（Galen，130—201）的《医经》，该书对血液流动、神经分布及脑、心等脏器已有较详细的记载。文艺复兴时期，维萨里（Vesalius，1514—1564）完成了《人体构造》这一巨著，该书不仅系统完善地记述了人体器官和系统的形态和构造，还纠正了盖伦许多错误的论点，从而成为现代人体解剖学的奠基人。英国学者哈维（Harvey，1578—1657）提出了心血管系统是封闭的管道系统这一概念，创立了血液循环学说，从而使生理学从解剖学中分离出去。显微镜发明以后，意大利人马尔匹基（Malpighi，1628—1694）用显微镜观察了动物、植物的微细结构，开创了组织学的先河。18世纪末，研究个体发生的胚胎学开始起步。19世纪意大利学者高尔基（Golgi，1843—1926）首创镀银浸染神经元技术，西班牙人卡哈（Ycajal，1852—1934）建立了镀银浸染神经原纤维法，成为神经解剖学公认的两位创始人。

三、 中医"藏象" 与西医解剖的异同点

在中医理论体系中，藏象学说是其核心内容。古代医家将观察所得与人体脏腑相关的解剖内容进行记载，形成脏腑的概念。如《黄帝内经·灵枢》中详细记载胃肠的形状、长短、位置、容量及食道与肠的长度比等，这与现代解剖学知识基本吻合。此类术语中，一部分是指大体解剖部位，如胸膈以上为上焦，膈至脐为中焦，脐以下为下焦等；另一部分是指器官的某些具体解剖部位，如胃的上部近贲门处为上脘，胃的下部近幽门处为下脘。此外，中医学对脏腑的认识还将人体的生理病理现象与脏腑功能活动联系起来，故藏象学说中的脏腑不能与现代解剖学的脏腑简单对等，如肺主气、心主血脉、肾主水等，均与西医学理论相通，但有些脏腑功能如脾主水湿、肾主纳气、心藏神等无法用西医学理解，需要进一步的研究阐明。

近年来，生物学、免疫学、组织化学、分子生物学等向解剖学渗透，一些新兴技术如示踪技术、免疫组织化学技术、细胞培养技术和原位分子杂交技术等在形态学研究中被广

泛采用，相差显微镜、偏光显微镜、荧光显微镜、紫外光显微镜、电子显微镜等特殊显微镜的应用使解剖学、组织学和胚胎学取得了突飞猛进的发展。

四、 人体的分部和系统划分

（一）人体的分部

人体从外形上可分为头部、颈部、躯干部和四肢 4 大局部，每个局部又可细分为若干小的部分。头部包括颅、面部；颈部包括固有颈部和项部；躯干部包括背部、胸部、腹部和盆会阴部；四肢分为左、右上肢和左、右下肢，上肢包括肩、臂、前臂和手；下肢包括臀、大腿、小腿和足。

（二）人体的系统划分

细胞是构成人体形态结构和功能的基本单位。一些形态结构相似、功能相同的细胞与细胞间质构成组织。人体的基本组织分为**上皮组织**、**结缔组织**、**肌组织**和**神经组织**。几种组织组合成具有一定形态和功能的结构称为器官，如心、肝、脾、肺、肾等。人体诸多器官按照功能的差异，分类组合成以完成某种生理功能为特征的九大系统：**运动系统**，执行躯体的运动功能；**消化系统**，主要完成消化食物、吸收营养物质和排除食物残渣的功能；**呼吸系统**，执行气体交换功能，吸入氧气呼出二氧化碳，并具有内分泌功能；**泌尿系统**，排出机体内溶于水的代谢废物如尿素、尿酸等；**生殖系统**，完成生殖繁衍后代的功能；**脉管系统**，推动血液和淋巴在体内周而复始流动，包括心血管系统和淋巴系统；**感觉器**，感受机体内、外环境刺激并产生神经冲动；**神经系统**，调控人体全身各系统和器官活动和协调统一；**内分泌系统**，协调全身各系统的器官活动。

五、 人体解剖学的基本用语

在日常生活中，人体各部与器官结构的位置关系是相对变化的。为了能准确地描述人体各器官的形态结构和位置，需要有公认的标准和术语，便于临床统一认识和交流，因此需要医学生掌握标准解剖学姿势和常用方位术语。

（一）解剖学姿势

解剖学姿势（anatomical position），又称**标准姿势**，是指身体直立，两眼平视正前方，上肢自然下垂于躯干的两侧，掌心向前，下肢并拢，足尖向前。在医学上描述各系统、器官的形态和位置时，均应以此姿势为标准（图 0-1）。

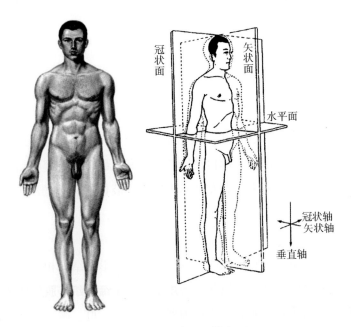

图 0-1 解剖学姿势，轴和面

（二）人体常用的方位术语

按照解剖学姿势，又规定了一些表示方位的术语。

1. 上（superior）和下（inferior）　是描述器官或结构距颅顶或足底相对远近关系的术语。按标准解剖学姿势，近颅者为上，近足者为下。在描述人脑时常用"颅侧"代替"上"，用"尾侧"代替"下"。

2. 前（anterior）和后（posterior）　是描述距身体前、后面相对远近的关系术语。靠近腹者为前，也称腹侧；靠近背者为后，也称背侧。在描述手时常用掌侧和背侧代替前和后。

3. 内（internal）和外（external）　是描述空腔器官上各点相互位置关系的术语。在腔内或近内腔者为内，远离内腔者为外。

4. 内侧（medial）和外侧（lateral）　是描述人体各部位、器官或结构与正中矢状面相对距离的术语。距正中矢状面近者为内侧；距正中矢状面远者为外侧。在四肢，前臂的内侧和外侧分别称尺侧和桡侧，小腿的内侧和外侧分别称胫侧和腓侧。

5. 浅（superficial）和深（profundal）　是描述与皮肤表面相对距离关系的术语。近皮肤者为浅，远离皮肤者为深。

6. 近侧（proximal）和远侧（distal）　在四肢，靠近躯干的一端为近侧，远离躯干的一端为远侧。

（三）人体的轴和面

轴是描述关节运动的常用术语，面是描述某些器官剖面形态结构的常用术语。按照解剖学姿势，人体常用的有三个互相垂直的轴和三个互相垂直的面（图0-1）。

1. 轴

（1）**垂直轴**（vertical axis）　为上、下方向垂直于水平面的轴，与矢状轴、冠状轴相互垂直。

（2）**矢状轴**（sagittal axis）　为前、后方向平行于水平面的轴，与身体长轴和冠状轴都互相垂直。

（3）**冠状轴**（coronal axis）　为左、右方向平行于水平面的轴，与身体长轴和矢状轴相互垂直。

2. 面

（1）**冠状面**（coronal plane）　是指从左、右方向，将人体分为前、后两部分的纵切面。此切面与水平面及矢状面垂直。

（2）**矢状面**（sagittal plane）　是指从前、后方向，将人体分成左、右两部分的纵断面。此切面与水平面垂直。经过人体正中的矢状面称为正中矢状面，其将人体分成左、右对称的两部分。

（3）**水平面**（horizontal plane）　又称横断面，是指与地面平行，与上述两面垂直的断面，将人体分为上、下两部分的平面。

在描述器官的切面时，不再以矢状、冠状和水平面来描述，而是以其自身的长轴为标准，与长轴平行的切面称为纵切面，与长轴垂直的切面称为横切面。

六、　组织学常用技术和方法

组织学研究技术和方法较多，例如，光学显微镜技术、电子显微镜技术、组织化学和细胞化学技术、免疫细胞化学技术、组织培养技术等。光学显微镜技术分普通和特殊光学显微镜技术，在医疗机构中光学显微镜技术最常用。光学显微镜分辨率约为0.2μm，可放大1500倍。在西医临床病理检验科室常用石蜡切片或冰冻切片将组织制成薄片，经HE染色后进行观察。

石蜡切片的制作程序包括取材、固定、脱水、透明、包埋、切片、脱蜡、染色、透明、封片等几个步骤。

最常用的染色方法是苏木精（hematoxylin）和伊红（eosin）染色，简称**HE染色**。其中苏木精为碱性染料，细胞和组织中的酸性物质或结构与碱性染料亲和力强，被染成蓝紫色，称**嗜碱性**；伊红为酸性染料，细胞和组织中的碱性物质或结构与酸性染料亲和力强，被染成红色，称**嗜酸性**。对碱性和酸性染料亲和力均不强者，称**中性**（图0-2）。

组织学常用计量单位有毫米（mm）、微米（μm）、纳米（nm），其换算关系为：$1mm = 10^3 \mu m = 10^6 nm$。正常情况下，细胞的直径为微米级别。

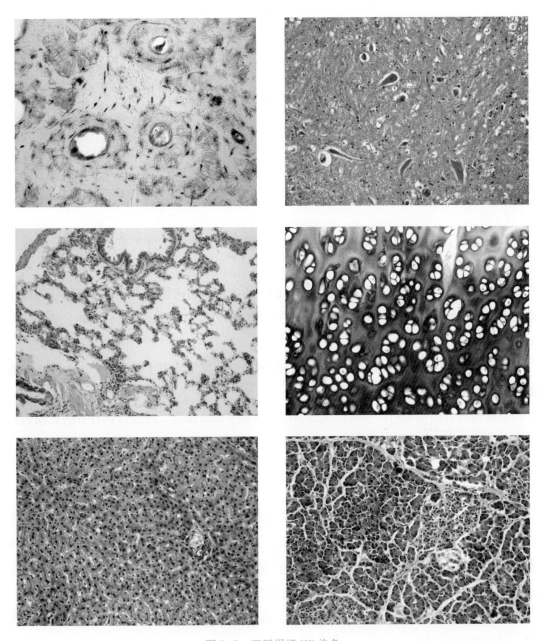

图 0-2　不同组织 HE 染色

七、 人体器官的变异、 异常和畸形

　　人体解剖学教材中描述的器官形态、构造、位置、大小及其血液供应和神经支配均属正常范畴，在统计学上占优势。人体的某些结构虽与正常形态不完全相同，但与正常值比较接近，差异不显著，对外观或功能影响不大的称为变异，如血管和周围神经的走行。而结构的变化超出一般变异范围，在统计学上出现率极低，对外观或功能影响重大的形态结构变异称

为异常或畸形，畸形多见于胚胎发育异常，与遗传基因和胚胎发育过程中外界因素的影响有关。变异和畸形都可以导致结构或功能的异常，影响器官功能发挥的异常划归为疾病。

八、　学习人体解剖学的基本观点和方法

人体解剖学是医学生学习医学的入门课程，多数在大学一年级学习，由于课程涵盖的内容较多，医学名词难以记忆和理解等多种因素导致学生学习的难度增加。同学们在学习时，需合理运用理论联系实际，结构联系功能，局部结合整体，以及进化和发展等观点，才能正确理解人体形态结构及其演变规律，学好人体解剖学。

（一）理论联系实际的观点

正常人体形态结构是实践性极强的课程。学习本课程必须坚持理论联系实际，要重视图、文、实物标本、模型的观察和学习，建立感性认识，帮助理解和记忆；要重视理论知识与临床应用，特别是相关的护理操作相结合，达到学以致用的目的。

（二）结构联系功能的观点

器官的形态结构是实现器官功能的物质基础，功能的改变又可影响器官形态结构的变化，因此，形态结构与功能是相互依赖、相互影响的。在学习时，将形态结构与功能紧密联系起来，有利于对知识的理解与记忆。

（三）局部结合整体的观点

人体是由多个器官、系统有机组合而成的一个统一的整体，它们在结构和功能上既相互联系又相互影响。学习时可以从单一器官、系统入手，但必须注意将其放在整体中去认识、学习。

（四）进化和发展的观点

人类形态结构经历了由低级到高级，由简单到复杂的演变，即使是现代人本身，也处于不断进化和发展中。不同人体的器官的位置、形态结构基本相同，但个体间存在着千差万别，还会出现变异和异常。因此，只有用进化和发展的观点来理解人体的形态结构和功能，才能正确、全面地认识人体。

（五）现代科学技术与传统学习相结合的观点

当今的信息时代，科学技术飞速发展，医学技术也进展迅速，学科间相互渗透、相互影响。网络资源的发展提供了大量的学习资源，打开更广阔的空间，必需有效利用多种资源更好地完成课程的学习。

（六）西医知识与中医知识融汇结合的观点

中医与西医的医学理论体系差异较大，但二者都是在维护人类健康、抵抗疾病过程中行之有效的方法，作为未来的中医医生，需要对中医、西医的知识兼收并蓄，取其精华，才能取众家之长，帮助病患早日摆脱疾病的困扰，提升生命质量。

第 一 章

细胞和基本组织

【学习目标】

掌握细胞膜的分子结构；常见细胞器的名称和功能；有丝分裂的分期和特点；上皮组织的特点、分类、分布；疏松结缔组织的特点，细胞形态、结构特点和功能；软骨的分类；骨组织的细胞、细胞间质结构特点；血液的组成，血细胞分类、形态结构特点和功能；肌组织分类和光镜结构特点；神经元形态、结构特点，突触的典型结构。

熟悉细胞的组成，细胞增殖的方式；腺上皮及腺的概念；结缔组织纤维类型及特点；软骨组织的结构；骨的发生；血细胞的正常值；骨骼肌收缩原理；神经末梢的功能分类；有髓神经纤维的结构、功能。

了解上皮组织的特殊结构；肌组织的超微结构；神经胶质细胞的功能及分类。

第一节 细 胞

细胞（cell）是人体形态结构、生理功能和生长发育的基本单位。细胞具有以新陈代谢为基础的生长、繁殖、分化、感应、衰老及凋亡等生命活动的特征。

一、细胞的基本结构

构成人体的细胞，形态多样，大小不同，功能各异。常见的细胞形态有圆球形、圆盘形、杯形、扁平形、多边形、立方体形、长方体形、长梭形和不规则形等。不同的细胞功能及所处环境不同导致了细胞形态各异。例如上皮细胞多呈紧密排列的扁平形、立方体形或多边形；具有收缩功能的平滑肌细胞为长梭形（图1-1）；具有分泌功能的细胞呈杯形；

能够输送氧气的红细胞呈双面凹陷的圆盘形（图1-2）；参与机体免疫的白细胞大多为圆球形；具有接受刺激和传导冲动的神经细胞，具有长短不等的突起等。

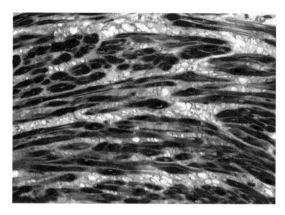

图1-1 平滑肌细胞

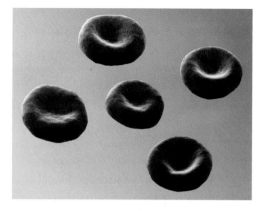

图1-2 红细胞

人体的细胞大小不同，大部分细胞的直径在 6～30μm 之间，无法用肉眼直接观察。卵细胞是人体最大的细胞，直径约 200μm；骨骼肌细胞可长达 40mm；而神经细胞的突起最长可达 1m 以上（图1-3）。

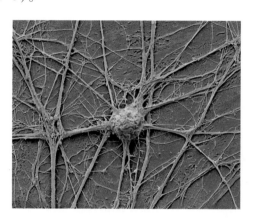

图1-3 电子显微镜下的神经细胞

知 识 链 接

细胞是由英国科学家罗伯特虎克（Robert Hooke，1635—1703）于 1665 年发现的。当时他用自制的光学显微镜观察软木塞的薄切片，放大后发现一格一格的小空间，就以英文的 cell 命名。

尽管人体细胞的大小、形态和功能各不相同，但都有共同的基本结构。在光学显微镜下，细胞由细胞膜、细胞质和细胞核三部分构成。

（一）细胞膜

细胞膜（cell membrane）是细胞表面的一层薄膜，又称细胞质膜。

1. **结构和化学成分** 细胞膜厚度 7～8nm，其结构在光学显微镜下难以分辨，在电子显微镜下可以分为三层：细胞膜的中间为厚约 2.5nm 的浅色低电子密度层，其内外各有一个厚约 2.5nm 的深色高电子密度层。这种深-浅-深的三层膜结构称为单位膜。此种结构不仅在细胞膜可见，在细胞器如内质网、线粒体上也可见。

细胞膜的主要化学成分是类脂（主要是磷脂和胆固醇）、蛋白质和少量糖类，各成分含量分别约为 50%、40%、2%～10%。此外，细胞膜中还含有少量水分、无机盐与金属离子等。

细胞膜的分子结构争论较多，目前广泛应用的是 20 世纪 70 年代 Singer 和 Nicholson 提出的液态镶嵌模型（fluid mosaic model）学说。液态镶嵌模型学说认为：细胞膜是一种动态的、不对称的具有流动性特点的结构。类脂分子排列成内、外两层，构成膜的连续主体，既具有固体分子排列的有序性，又具有液体的流动性。蛋白质分子或镶嵌（称嵌入蛋白）或附在类脂分子的内表面（称附着蛋白）；蛋白质的种类和数量越多，细胞膜的功能越复杂。多糖多位于细胞膜的外表面，有的与膜上的类脂分子结合形成糖脂，也有的与膜上的蛋白质结合形成糖蛋白（图 1-4）。

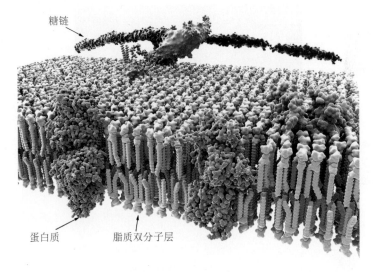

糖链

蛋白质　　脂质双分子层

图 1-4　细胞膜液态镶嵌模型

2. **功能** 细胞膜的功能主要是以下三种。

（1）**保护功能** 细胞膜是细胞与外界环境间的屏障，对细胞起保护作用，并维持细胞形态稳定。

（2）**物质交换功能** 细胞膜是半透膜，它对物质选择性地摄取或排出，以此进行细胞内、外物质交换并维持新陈代谢正常进行。

（3）**受体作用**　细胞膜上的某些嵌入蛋白质，能和特定的化学物质发生特异性结合，称为该物质的受体，与受体结合的物质称为此种受体的配体。受体能识别配体，并与之特异性结合，从而引起细胞内一系列的代谢反应和生理效应。

（二）细胞质

细胞质是细胞膜和细胞核之间的部分。细胞质由基质、细胞器和包含物等构成。

1. **基质**　是细胞质的基本成分，主要由水、可溶性的酶、糖、无机盐等构成，呈无定形的透明胶状。它为各种细胞器维持正常结构提供所需要的环境，为各类细胞器完成其功能活动供给所需的一切底物，同时也是进行某些生化活动的场所。

2. **细胞器**　是细胞质中具有一定形态与功能的结构。细胞器包括线粒体、核糖体、内质网、高尔基复合体、溶酶体、中心体、微管和微丝等（图1-5）。

（1）**线粒体**　光镜下观察，呈线状或粒状。电镜下观察，线粒体是由两层单位膜围成的椭圆形小体，外膜平滑，内膜向内折叠成许多嵴（图1-6）。线粒体内含有多种氧化还原酶，能对细胞摄入的蛋白质、糖类、脂类进行氧化分解，并释放出能量，供给细胞，故线粒体又称为"细胞供能站"，人体中肝细胞的线粒体含量最高。

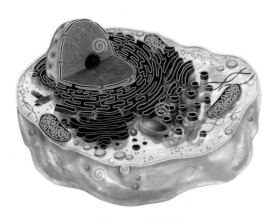

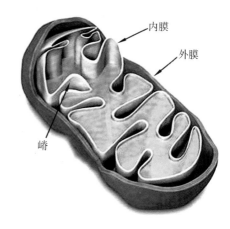

图1-5　细胞器　　　　　　　　　　　　　　　图1-6　线粒体

（2）**核糖体**　又称核蛋白体。电镜下观察，核糖体呈椭圆形、无膜，可单个或成群分布，因功能不同分为附着在内质网表面的**附着核糖体**和游离于细胞质内的**游离核糖体**。核糖体主要由核糖核酸和蛋白质构成，是细胞内合成蛋白质的场所。

（3）**内质网**　电镜下观察，内质网是由一层单位膜围成的管状、泡状或扁平囊状的结构，并相互吻合成网状。表面有核糖体附着的称为**粗面内质网**，主要功能是参与蛋白质合成；表面没有核糖体附着的称为**滑面内质网**，主要功能是参与脂类、糖原和激素的合成及分泌，并参与蛋白质的运输（图 1-7）。

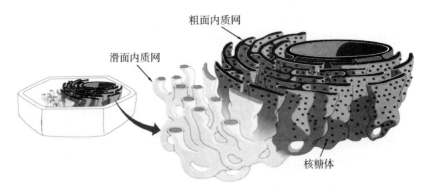

图 1-7　内质网

（4）**高尔基复合体**　光镜下观察，高尔基复合体（图 1-8）常分布于内质网与细胞膜之间，呈弓形或半球形，凸出的一面对着内质网称为形成面或顺面，凹进的一面对着细胞膜称为成熟面或反面。电镜下观察，高尔基复合体是由一层单位膜围成的一些扁囊和大小不等的泡状结构。高尔基复合体的主要功能是参与蛋白质运输、糖类的合成、细胞的分泌、单位膜的转化及溶酶体的形成。

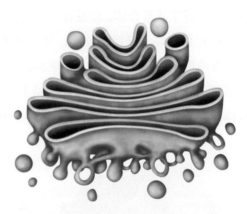

图 1-8　高尔基复合体

（5）**溶酶体**　电镜下观察，溶酶体是由一层单位膜围成的囊状小体。溶酶体内含多种水解酶，能消化分解细胞吞噬的异物及细胞本身的一些衰老或损伤的结构，故溶酶体也称为"细胞内消化器"。

（6）**中心体**　光镜下观察，中心体位于细胞核的一侧，由一团浓稠的胞质包绕着 1～2 个中心粒组成。电镜下观察，中心体无膜，由两个互相垂直的短筒状小粒组成。中心粒由微管构成，参与细胞的有丝分裂。

（7）**微管和微丝**　电镜下观察，微管是一种呈放射状排列的管状结构，主要是由微管蛋白构成，起到支撑细胞、参与细胞内物质运输、形成纺锤体参与细胞有丝分裂等功能。微丝是实心的细丝状结构，由肌动蛋白构成，起到支撑细胞，形成微绒毛，并参与细胞的收缩、变形运动。

3. 包含物　包含物是指积聚在细胞质中具有一定形态结构的各种代谢产物的总称，如糖原、脂肪、蛋白质、分泌颗粒和色素颗粒等。

（三）细胞核

细胞核（nucleus）是细胞内最重要的结构之一，是细胞遗传与代谢的调控中心。人体

内的细胞除成熟红细胞外，均有细胞核。通常一个细胞只有一个细胞核，有的细胞有两个
细胞核（如肝细胞），也有的细胞有几十个甚至几百个细胞核（如骨骼肌细胞）。细胞核
的位置多数位于细胞的中央，也有的偏于一侧。细胞核的形状多与细胞的形状有关，大多
数球形、立方形的细胞，细胞核呈球形；柱状、梭形的细胞，细胞核呈椭圆形；少数细胞
核为不规则形，如马蹄形、分叶核形等。细胞核的基本结构包括核膜、核仁、染色质和核
基质四部分（图1-9）。

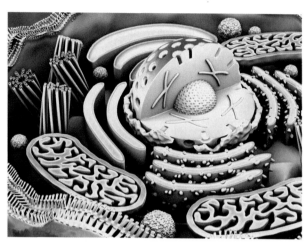

图1-9 细胞核

1. **核膜** 位于细胞核表面的薄膜。电镜下观察，核膜由两层单位膜构成，其间的间
隙称核周隙。核膜上有许多小孔称**核孔**，是细胞核和细胞质之间进行物质交换的孔道，核
孔越多，细胞核功能越活跃。核膜的作用是包围并保护核内容物，控制细胞内外物质的
交换。

2. **核仁** 见于分裂间期和分裂前期的细胞核中，位置不固定，呈圆形，一般有 1～2
个，也有多达 3～5 个。电镜下观察，核仁无膜，成海绵状。核仁的主要成分是核糖核酸
（RNA）和蛋白质。核仁是合成核糖体的场所。

3. **核基质** 也称为核液或核骨架，是细胞核内透明的液态胶状物质，由水、蛋白质、
各种酶、无机盐和少量 RNA 组成。它与 DNA 复制、RNA 转录和加工、染色体组装及病毒
复制等生命活动密切相关。

4. **染色质和染色体** 染色质和染色体是同一物质在细胞的不同时期的两种表现形式，
是遗传物质的载体。1879 年，W. Flemming 提出了**染色质（chromatin）**这一术语，用以
描述细胞核中能被碱性染料强烈着色的物质。1888 年，Waldeyer 正式提出**染色体**的命名。
细胞碱性染色后，在光镜下观察，在细胞分裂间期，染色质为深蓝色，成粒状或块状，位
于核中央部分着色较浅称为常染色质，可以在一定条件下进行活跃的复制和转录，也称为

功能性染色质；核周缘部分着色较深称为异染色质，是功能静止部位；当细胞进入分裂期时，染色质丝明显地变短、变粗，形成短棒状的染色体（图1-10）。

染色质的结构单位是核小体，核小体由八聚体组蛋白和缠绕其上的脱氧核糖核酸（DNA）链组成。细胞进入分裂期后，核小体压缩、螺旋后形成染色体。每条染色体有两条染色单体，每条染色单体含有一个DNA分子。DNA是遗传的物质基础，带有遗传讯息的DNA片段称为基因，西医学研究发现，基因的异常是导致疾病的重要因素。

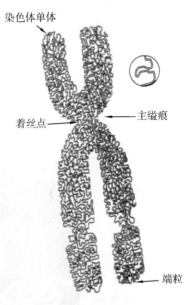

图1-10 染色体结构

人类体细胞中含有23对染色体，称为二倍体，其中22对为常染色体，1对为性染色体，性染色体决定了性别，女性为XX，男性为XY。人类成熟的生殖细胞为单倍体，含有23条染色体，其中22条为常染色体，1条为性染色体，女性卵子中的性染色体为X，男性精子细胞中的性染色体为X或Y。分裂中期的染色体可以按照其形态特征顺序地排列称为染色体组型（图1-11），女性为46，XX；男性为46，XY。染色体的数目、结构发生变化，往往导致遗传性疾病。例如，21三体综合征（图1-12），即先天愚型，患者的染色体组型为47，XY（XX），是多了一条21号染色体导致。"超雄综合征"体组型为47，XYY，是由于多了一条Y染色体导致，此类患者智力低下并有较为强烈的犯罪倾向。

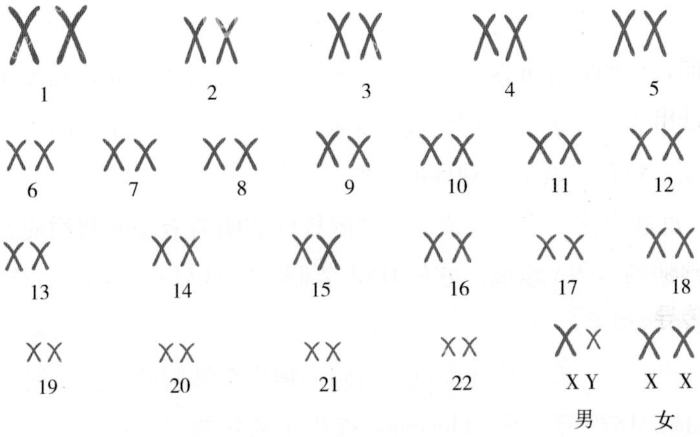

图1-11 人类染色体组型

14

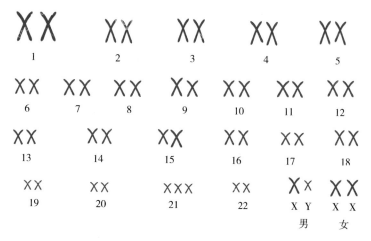

图 1-12　21 三体综合征染色体组型

二、 细胞的基本生命活动

（一）跨膜转运和物质交换

细胞通过细胞膜不断地和外界环境进行物质交换，维持正常的新陈代谢。细胞膜是半透膜，对物质有选择地进行摄取和排出，其物质基础是细胞膜的液态镶嵌结构。小分子的脂溶性物质如 CO_2、O_2 等，可以直接穿过细胞膜，称为单纯扩散；大部分物质利用膜蛋白进行转运，根据转运是否消耗能量分为不消耗能量易化扩散及消耗能量的主动转运；少部分大分子物质利用出胞和入胞的方式进行转运。

（二）兴奋性

所谓兴奋性是指细胞受到刺激时产生动作电位的能力。细胞膜的物质转运导致细胞膜内外离子含量不同，从而形成跨膜电位差，当受到外界刺激时，细胞膜内外的 K^+ 和 Na^+ 在膜蛋白的作用下进出细胞，产生动作电位。

（三）跨膜信号传导

细胞膜上受体和配体结合后，引起细胞内特定的生物学效应，通过此种方式，完成了信号从细胞膜外到细胞膜内的传导，因此也称为跨膜信号传导。其主要方式有：离子通道介导的跨膜信号传导；G 蛋白耦联受体介导的跨膜信号传导；酶耦联受体介导的跨膜信号传导。

（四）细胞增殖

细胞增殖是机体生长发育的基础，是生物体的重要特征，通过细胞分裂的方式实现。细胞分裂分为无丝分裂、有丝分裂和成熟分裂三种，人类体细胞的主要分裂方式是有丝分裂，生殖细胞分裂方式是成熟分裂，无丝分裂在人体少见，在此介绍有丝分裂和成熟分裂。

1. 有丝分裂　又称间接分裂，其特点是有纺锤体、染色体出现，子染色体被平均分配到子细胞，在子染色体向两个子细胞分离移动过程中有纺锤丝牵引，故称有丝分裂（图1-14）。

细胞从上一次有丝分裂结束开始，到下一次有丝分裂结束所经历的全过程，称为细胞增殖周期，简称**细胞周期**，细胞周期分为分裂间期和分裂期（图1-13）。

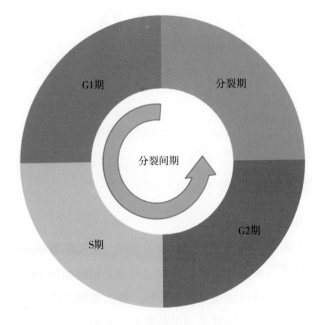

图1-13　细胞周期示意图

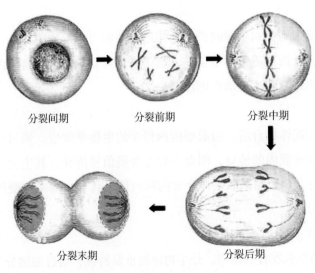

图1-14　有丝分裂示意图

（1）**分裂间期** 是指细胞从上一次分裂结束后到下一次分裂开始的一段时间，主要进行细胞的生长和 DNA 复制，此期可分为三个阶段。

DNA 合成前期（G1 期）：此期从上一次细胞周期完成后即开始，不同类型细胞此期持续时间不同，历时从数小时至数月不等，此期的持续时间决定了细胞周期的长短。其主要功能是两个刚形成的子细胞迅速合成 RNA 和蛋白质，体积增大，为下阶段 DNA 的复制做好物质和能量的准备。

DNA 合成期（S 期）：此期持续时间约 10 小时，主要是进行 DNA 和中心粒的复制，使染色质和 DNA 含量增加一倍，以保证将来分裂时两个子细胞的 DNA 含量不变。

DNA 合成后期（G2 期）：此期持续时间为 2~3 小时，主要合成与细胞分裂有关的蛋白及部分 RNA，为细胞分裂做好准备。

分裂间期的生理意义是复制 DNA 形成两套遗传物质。在分裂间期时 DNA 复制一旦开始，细胞增殖将一直进行，直到形成两个子细胞为止。在此期间，某些外界因素干扰可导致 DNA 合成停止，使细胞增殖停止。

（2）**分裂期** 又称 M 期，此期的特点是复制的遗传物质平均分给两个子细胞。根据染色体的形态变化，可将分裂期分为四期。

前期：染色质逐渐凝集、变短、变粗形成染色体；纺锤体逐渐形成；中心粒分离并向细胞两极移动，中间以纺锤丝相连；核仁缩小溶解；细胞外形无变化；核膜崩解，标志前期结束。

中期：每条染色体纵裂成两条染色单体，两条染色单体在中间着丝点处相连；纺锤体完全形成，从纺锤体两极发出的微管附着于每一个染色体的着丝点上，在纺锤丝的作用下，染色体逐渐移向细胞中央，排列在细胞中央的赤道面上，形成赤道板；细胞外形无变化；核仁完全消失。

后期：两条染色单体在着丝点处完全分离，在纺锤丝的牵引下分别向细胞的两极移动，形成了数目完全相等的两组染色体；同时细胞中部缩窄呈哑铃状。

末期：染色体到达细胞两极并逐渐解螺旋成为染色质；新的核膜和核仁出现；胞质中出现细胞器；纺锤体消失；母细胞中部缩窄、断离，形成两个子细胞。

分裂期的生理意义是通过染色体的形成、纵裂和移动，把两套遗传物质准确地平均分配到两个子细胞内，使子细胞具有与母细胞相同的染色体，从而保持遗传的稳定性。

2. **成熟分裂** 是人体生殖细胞在成熟过程中所发生的一种特殊的细胞分裂方式，特点是整个分裂过程包括两次连续的分裂而 DNA 只复制一次，使得子细胞中染色体的数目比原来母细胞中的染色体数目减少了一半，故又称减数分裂（图 1-15）。

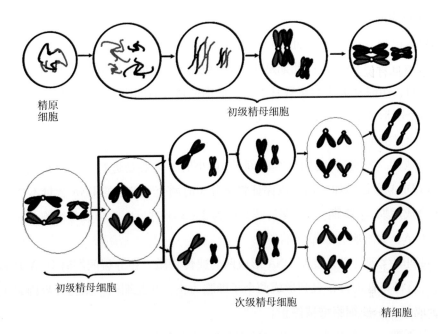

图 1-15　精子成熟分裂示意图

成熟分裂包括两次连续的分裂，第一次成熟分裂时，DNA 复制但染色体数目不变，因此第一次成熟分裂产生的两个子细胞中染色体的数目减少了一半成为 23 条。在第一次成熟分裂时同源染色体分离，非同源染色体自由组合，不仅保持遗传物质稳定传递同时增加了基因变异种类，增强了群体的遗传多样性，为自然选择提供更多原材料。在第一次成熟分裂后，紧接着进行第二次成熟分裂，第二次成熟分裂时没有 DNA 的复制，其分裂方式与一般的有丝分裂相同。所以第二次成熟分裂产生的两个子细胞染色体的数目仍然是 23 条。

第二节　上皮组织

人体器官形态多样、结构复杂，但都是由上皮组织、结缔组织、肌组织和神经组织有机地结合而成。因此，把这四种组织称为**基本组织**。

一、概述

上皮组织（epithelial tissue）简称上皮，由大量形态较规则、排列紧密的上皮细胞和少量的细胞间质组成。一般彼此相联成膜片状，被覆在机体体表，或衬于机体内中空器官的腔面，以及体腔腔面。上皮组织的结构特点是：细胞多、排列紧密、细胞间质少；有明显的极性，上皮组织的细胞朝向体表和有腔器官腔面的一面，称**游离面**，朝向结缔组织的一面，称**基底面**，基底面借一层很薄的基膜与结缔组织相连；一般没有血管；上皮组织内有丰富的神经末梢，可感受各种刺激。

上皮组织具有保护、吸收、分泌、排泄和感觉等功能。

二、 分类

上皮组织按其结构、分布和功能的不同，主要分为被覆上皮、腺上皮和感觉上皮三种。

1. 被覆上皮

（1）类型和结构　被覆上皮的细胞排列成膜状，广泛被覆于人体的表面或衬在体内各种管、腔及囊的内表面。被覆上皮根据细胞层数和细胞形态的不同，可分为以下几种。

①**单层扁平上皮**：由一层扁平细胞组成。垂直切面观可见：细胞扁而薄；胞质少；细胞核椭圆，位于细胞中央，略厚。表面观（图1–16）可见：细胞为不规则形或多边形，边缘呈锯齿形或波浪状并互相嵌合。

细胞核

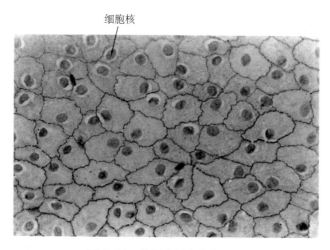

图1–16　单层扁平上皮表面观

单层扁平上皮主要分布于心、血管和淋巴管的内表面，以及腹膜、胸膜、心包、肺泡壁及肾小囊等处。分布于心、血管和淋巴管内表面的单层扁平上皮称**内皮**，内皮薄而光滑，有利于血液和淋巴液的流动及血管内外的物质交换。分布于胸膜、腹膜、心包膜等处的单层扁平上皮称**间皮**，间皮能分泌少量滑液，表面湿润光滑，可以减少器官之间的摩擦，有利于器官的活动。

②**单层立方上皮**：由一层接近立方形的细胞组成。垂直切面观可见：细胞呈立方形；细胞核为圆形，位于细胞中央；表面观可见：细胞呈六角形或多边形。单层立方上皮主要分布于肾小管、小叶间胆管等处，具有分泌和吸收的功能（图1–17）。

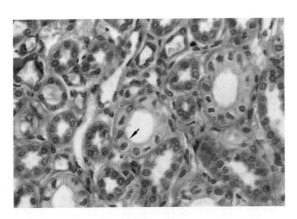

图1-17　单层立方上皮

③**单层柱状上皮**：由一层形似柱状的细胞组成。垂直切面观可见：细胞呈柱状，细胞核椭圆形，靠近细胞的基底部，长轴和细胞长轴一致，柱状细胞间可有杯形细胞（图1-18）；表面观可见：细胞呈六角形或多边形。单层柱状上皮主要分布在肠、胃、胆囊、子宫等器官的腔面，具有分泌和吸收的功能。

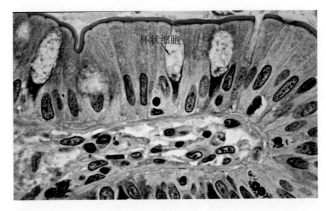

图1-18　单层柱状上皮

④**假复层纤毛柱状上皮**：由一层柱状细胞、梭形细胞、锥形细胞和杯形细胞组成（图1-19）。从垂直切面观可见：各细胞高矮各不相同；各细胞核并不排列在同一水平上，看起来形似多层细胞，但每一个细胞的基部均位于基膜上，因此实际上只有一层细胞，故为假复层。此类上皮中，柱状细胞数量最多，细胞核的位置较高，其游离面附有能摆动的纤毛，故称假复层纤毛柱状上皮。锥体形细胞紧靠基膜，细胞核位置较低。梭形细胞位于柱状和锥体形细胞之间，细胞核位于中部。杯形细胞形似高脚酒杯，基底部较尖细，顶部膨大，细胞质内充满分泌颗粒，是一种腺细胞，能分泌黏液。假复层纤毛柱状上皮主要分布于呼吸道黏膜，表面的黏液能黏着并清除灰尘和细菌等异物，借助于纤毛有节律性地摆动，将含有灰尘、细菌的黏液排除至喉部。此外，黏液还有湿润干燥空气的作用。

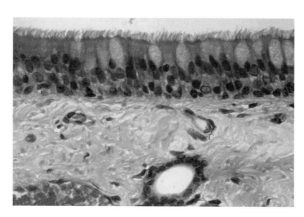

图 1-19 假复层纤毛柱状上皮

⑤**复层扁平上皮**：又称复层鳞状上皮，由十余层或数十层细胞组成（图 1-20）。表层细胞呈扁平鳞状；中间层细胞由浅至深依次呈扁平状、多边形和梭形；基底细胞为一层矮柱状或立方形细胞。基底层细胞有较强的分裂增生能力，新生的细胞不断向浅层推移，以取代表层衰老、脱落的细胞。复层扁平上皮主要分布于皮肤表皮、口腔、食管、阴道、肛门等处的腔面，具有很强的机械性保护功能，耐摩擦和阻止异物侵入。受损后有较好的修复能力。

⑥**变移上皮**：又称移动上皮，由多层细胞组成，表层细胞呈大立方形（盖细胞），中层细胞呈多边形，基层细胞为矮柱状或立方形（图1-21）。细胞的层数及形态随所在器官的容积变化而发生相应的改变。当器官收缩时，细胞体积增大、层数增多；当器官扩张时，细胞变薄、层数减少。变移上皮主要分布于肾盂、肾盏、输尿管和膀胱等器官的腔面，具有保护功能。

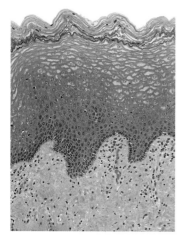

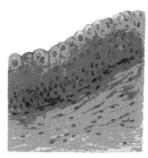
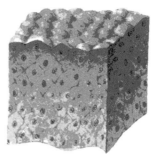

伸展的变移上皮　　　　　收缩的变移上皮

图 1-20　复层扁平上皮　　　　　　　　　图 1-21　变移上皮

（2）**上皮组织的特殊结构**

①**微绒毛**：常在小肠或肾小管上皮细胞游离面，是游离面的细胞膜和细胞质共同伸出的微小指状突起，光镜下显示为小肠的纹状缘和肾小管的刷状缘，具体结构电镜下可见。微绒毛的主要功能是扩大细胞的表面积，利于细胞的吸收功能。

②**纤毛**：常在呼吸道上皮细胞的游离面，是游离面细胞膜和细胞质共同伸出的能摆动的细长突起，比微绒毛粗而长，在光镜下可见，具体结构电镜下可见。纤毛具有向一定方向节律性摆动的能力，使黏附于细胞表面的分泌物或异物等定向推送排出。

（3）**上皮细胞的基底面**

①**基膜**：是一层位于上皮细胞基底面与深面结缔组织之间的薄膜，主要成分是糖蛋白。基膜对上皮细胞起连接和支持作用，并利于上皮细胞的物质交换。

②**质膜内褶**：上皮细胞基底面的细胞膜向胞质内凹陷，形成质膜内褶。质膜内褶扩大了细胞基底面的表面积，利于上皮细胞的物质交换。

（4）**上皮细胞的侧面**　上皮细胞的侧方相邻面存在有特殊结构的细胞连接，常见的有紧密连接、中间连接、缝隙连接和桥粒等。细胞连接使得细胞结合更加紧密，防止大分子物质进入细胞间隙，并在相邻细胞进行物质交换和信息传递等方面具有重要作用。

2. **腺上皮和腺**　腺上皮是指机体内以分泌功能为主的上皮细胞。以腺上皮为主要结构组成的器官称为腺（图1-22）。根据排出分泌物的方式，腺可分为内分泌腺和外分泌腺两类。

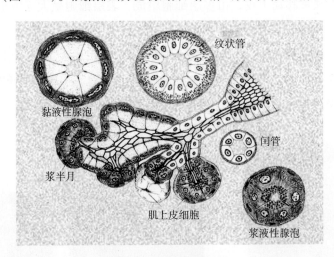

图1-22　腺上皮和腺

内分泌腺又称无管腺，没有导管，分泌物（激素）直接进入毛细血管或淋巴管，通过血液循环运送到身体各处，作用于特定的部位，如甲状腺、肾上腺等。外分泌腺又称管腺，有导管，分泌物经导管排出到器官的腔面或身体的表面，如汗腺、唾液腺等。

第三节　结缔组织

结缔组织（Connective tissue）由少量的细胞和大量的细胞间质构成。结缔组织的结构特点是：①细胞数量少，种类多，细胞间质多，细胞分散在间质中，细胞间质包括基质和纤维；②结缔组织内含丰富的血管和神经末梢等；③结缔组织的形态多样，包括纤维性的固有结缔组织、固态的软骨组织和骨组织、液体的血液和淋巴等。

结缔组织主要有连接、支持、保护、防御、营养和修复等功能。

结缔组织根据其形态结构和功能分类如下：

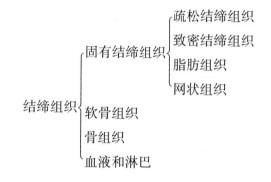

```
              ┌ 固有结缔组织 ┌ 疏松结缔组织
              │            │ 致密结缔组织
              │            │ 脂肪组织
              │            └ 网状组织
结缔组织 ┤ 软骨组织
              │ 骨组织
              └ 血液和淋巴
```

一、固有结缔组织

（一）疏松结缔组织

疏松结缔组织又称蜂窝组织，其特点是细胞种类较多，纤维数量较少，排列疏松。疏松结缔组织广泛存在于人体的器官、组织之间，具有连接、营养、防御、保护和修复等功能（图1-23）。

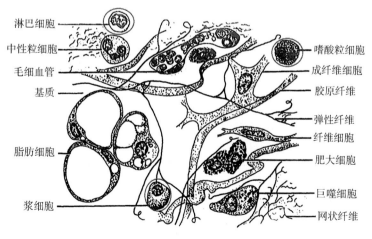

淋巴细胞
中性粒细胞
毛细血管
基质
脂肪细胞
浆细胞

嗜酸粒细胞
成纤维细胞
胶原纤维
弹性纤维
纤维细胞
肥大细胞
巨噬细胞
网状纤维

图1-23　疏松结缔组织铺片模式图

1. **细胞**　疏松结缔组织的细胞包括成纤维细胞、巨噬细胞、浆细胞、肥大细胞、脂肪细胞和未分化的间充质细胞等。

（1）**成纤维细胞**　是疏松结缔组织的主要细胞。细胞扁平有突起，正面呈梭形。细胞核椭圆形，染色淡。细胞质呈弱碱性，内有较多的粗面内质网和核糖体。

成纤维细胞具有合成基质的纤维的功能，在创伤修复过程中发挥较为重要的作用。

（2）**巨噬细胞**　又称组织细胞。细胞呈圆形、卵圆形或有突起的不规则形。细胞核较小，呈卵圆形，染色深。细胞质呈嗜酸性，内有许多溶酶体、吞噬体、吞饮小泡等。

巨噬细胞的主要功能是吞噬进入人体内的细菌、异物及衰老、死亡的细胞。

（3）**浆细胞**　细胞呈圆形或卵圆形。细胞核较小，呈卵圆形，常偏居于细胞一侧，染色质粗大，呈辐射状排列于细胞核的周边部，故核形似车轮状。细胞质嗜碱性，内有许多密集的粗面内质网和发达的高尔基复合体。

浆细胞能合成和分泌免疫球蛋白，即抗体，参与体液免疫。

（4）**肥大细胞**　细胞呈圆形或卵圆形。细胞核较小，圆形或卵圆形，位于细胞的中央。细胞质内充满了大量的特殊粗大颗粒，颗粒内含有肝素、组胺和慢反应物质等。

肥大细胞释放的肝素具有抗凝血作用，释放的组胺和慢反应物质与过敏反应有关。

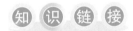
知 识 链 接

荨麻疹

有的人受寒或进食鱼虾等美味后，会发生全身瘙痒，随之在皮肤上出现红斑、风团等，临床上称之为荨麻疹。这是一种常见的过敏性皮肤病，严重者可伴腹痛、腹泻、呼吸困难，甚至出现血糖降低、窒息等表现。荨麻疹的病因可能由多种内、外源性抗原引起，如食物、药物、感染、吸入花粉及理化因素（日光、冷、热）等。发病机制主要是由各种抗原引起的Ⅰ型变态反应。即某抗原进入人体后，导致机体产生相应的抗体，并与组织中肥大细胞和血液中嗜酸性粒细胞表现的特异性受体结合而使人致敏。当该抗原再次进入机体与相应的抗体结合后，就使细胞释放组胺和过敏性慢性反应物质，引起毛细血管扩张、血管通透性增加、平滑肌收缩和腺体分泌增加等反应，从而使皮肤黏膜、消化管、呼吸道及循环系统等产生相应的临床表现。

（5）**脂肪细胞**　细胞呈圆形或卵圆形。细胞质内充满脂滴，故细胞核常被挤到细胞的周缘部。在制作切片时，脂滴被溶解，细胞呈空泡状。脂肪细胞可合成和贮存脂肪，参与脂质代谢。

（6）**未分化的间充质细胞** 未分化的间充质细胞是保留在结缔组织内的一些较原始的细胞，具有多种分化的潜能，在炎症和创伤修复时，可增殖分化为成纤维细胞、脂肪细胞、平滑肌细胞及血管内皮细胞等。

2. 细胞间质

（1）**纤维** 在结缔组织中有三种纤维，即胶原纤维、弹性纤维和网状纤维。

①胶原纤维：是结缔组织中的主要纤维，新鲜时呈白色，又称白纤维。HE 染色切片中胶原纤维呈嗜酸性，色浅红。胶原纤维多呈波纹条索状排列，纤维束有分支，相互交织成网。胶原纤维韧性大，抗拉力强。

②弹性纤维：数量少，新鲜时呈黄色，又称黄纤维。HE 染色弹性纤维呈淡红色，比胶原纤维细，排列散乱，有较强的折光性。弹性纤维富有弹性。

③网状纤维：较细，分支多，彼此交织成网。HE 染色网状纤维不着色，用银染法可将其染成棕黑色，故又称嗜银纤维。网状纤维在疏松结缔组织中含量很少，主要分布于结缔组织与其他组织交界处和造血器官等处。

（2）**基质** 为无定形的胶状物质，富有黏稠性。基质的化学成分主要是蛋白多糖和糖蛋白。蛋白多糖是由蛋白质与多糖分子结合的大分子复合物。多糖成分总称糖胺多糖，其中包括透明质酸，使基质具有一定黏稠性，可限制病菌入侵和毒素扩散，成为限制细菌等有害物质扩散的防御屏障。

溶血性链球菌、癌细胞和蛇毒液中含有透明质酸酶。透明质酸酶可削弱基质的防御功能，从而引发病菌、癌细胞和蛇毒液的蔓延和扩散。

基质中含有从毛细血管渗出的液体，称组织液。组织液是细胞与血液进行物质交换的媒介。

（二）致密结缔组织

致密结缔组织的组成成分和疏松结缔组织基本相同。其主要特点是细胞种类少，主要为成纤维细胞；细胞间质中的基质很少；纤维成分主要是胶原纤维和弹性纤维，排列致密（图1-24）。

致密结缔组织主要分布于肌腱、韧带和骨膜等处，具有连接、支持和保护等功能。

（三）脂肪组织

脂肪组织主要由大量的脂肪细胞构成，被少量疏松结缔组织分隔成许多脂肪小叶（图1-25）。

脂肪组织主要分布于皮下、肾周围、网膜、肠系膜和黄骨髓处。脂肪组织具有贮存脂肪、缓冲机械性压力、维持体温和参与脂肪代谢等功能。

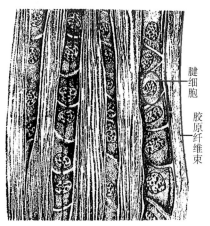

图1-24　致密结缔组织

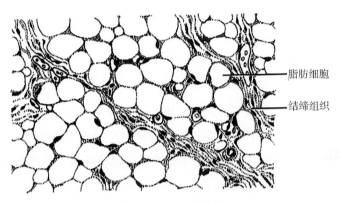

图 1-25　脂肪组织

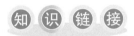

瘦素

　　近年研究证明，脂肪组织也具有内分泌功能，可产生一种称为瘦素的激素。19 世纪 90 年代初，人们在对小鼠和人类相应肥胖基因进行克隆定位研究时，发现由脂肪细胞 6 号染色体的肥胖基因表达的 146 个氨基酸构成的肽，可降低体重，因此，将其命名为瘦素。瘦素由脂肪分泌入血后，作用于外周和中枢的瘦素受体，增强机体内的能量消耗并抑制饮食，使体重降低。瘦素转运入中枢神经系统后，抵制下丘脑与摄食有关的神经肽 Y 的合成与释放，从而控制食欲。

（四）网状组织

　　网状组织主要由网状细胞、网状纤维组成。网状细胞为星形多突起的细胞，细胞质弱碱性，细胞核大而圆，染色较淡，核仁清楚，相邻网状细胞的突起彼此连接成网（图 1-26）。

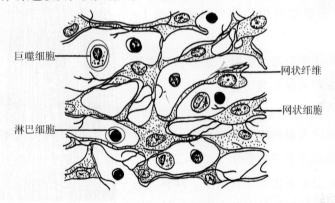

图 1-26　网状组织

网状组织主要分布于骨髓、淋巴结、脾和淋巴组织等处，参与构成这些器官和支架结构。

二、软骨组织

（一）软骨组织的一般结构

软骨组织由软骨细胞和细胞间质构成。软骨组织内无血管、淋巴管和神经，其营养物质可通过软骨膜的血管渗透提供。

1. **软骨细胞** 包埋在软骨基质内，细胞形态不一，与其发育的程度有关。靠近软骨表面的软骨细胞扁而小、较幼稚，单个分布；深层的软骨细胞圆而大，趋于成熟，成群分布。软骨细胞的细胞质呈弱碱性，细胞质内含丰富的粗面内质网和发达的高尔基复合体。细胞核呈圆形或卵圆形，染色浅淡，有一个或几个核仁。软骨细胞合成软骨组织的基质和纤维。

2. **细胞间质** 包括基质和纤维。软骨基质呈凝胶状，具有韧性，主要由水和软骨黏蛋白构成；纤维包埋在基质中，主要有胶原纤维和弹性纤维。

（二）软骨的构造及分类

软骨组织和软骨膜共同构成软骨。软骨膜由致密结缔组织构成，被覆在软骨的表面，富有细胞和血管，其细胞可转化为软骨细胞，血管可供应软骨营养，故软骨膜对软骨有保护、营养和生长作用。

根据软骨基质中所含纤维成分的不同，软骨可分为透明软骨、弹性软骨和纤维软骨3种（图1-27）。

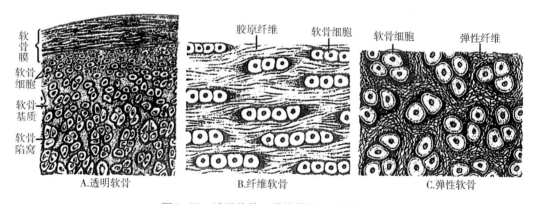

图1-27　透明软骨、弹性软骨、纤维软骨

1. **透明软骨** 基质内含有少量的胶原纤维，新鲜时呈半透明状。主要分布于鼻、喉、气管、支气管、肋软骨及关节软骨等处。

2. **弹性软骨** 基质内含有大量的弹性纤维，并互相交织成网。主要分布于耳郭、外耳道、会厌等处。

3. 纤维软骨　基质内含有大量的胶原纤维束，呈平行或交错排列。主要分布于椎间盘、耻骨联合和关节盘等处。

三、骨组织

骨组织是骨的主要成分。

（一）骨组织的一般结构

骨组织由骨细胞和细胞间质构成。

1. 骨细胞　骨细胞是一种扁椭圆形的星形细胞，有许多突起，细胞之间借突起相连。细胞核为圆形或椭圆形，细胞质少，呈弱碱性。骨细胞的胞体在细胞间质内占据的腔隙，称骨陷窝。骨细胞的突起所占的管状腔隙，称骨小管。相邻的骨陷窝借骨小管彼此相通。骨细胞对骨基质的更新和维持具有重要作用（图1-28）。

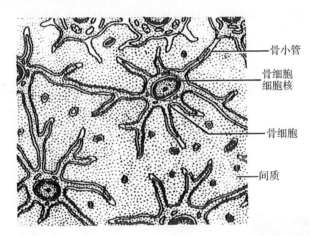

骨小管

骨细胞
细胞核

骨细胞

间质

图 1-28　骨细胞模式图

2. 细胞间质　填充于骨细胞之间，钙化的细胞间质又称骨基质。骨基质由有机质和无机质组成。有机质包括大量的胶原纤维和少量无定型的基质。基质呈凝胶状，主要化学成分是糖胺多糖，有黏合胶原纤维的作用。无机质是大量的钙盐，主要为羟磷灰石结晶。

（二）骨密质和骨松质的结构特点

骨的细胞间质成层排列，形成骨板，是骨基质的基本结构形式。根据骨板排列方式的不同，可将骨组织分为骨密质和骨松质两种。

1. 骨密质　结构致密，分布于骨的表层。骨密质的骨板分3种类型（图1-29）。

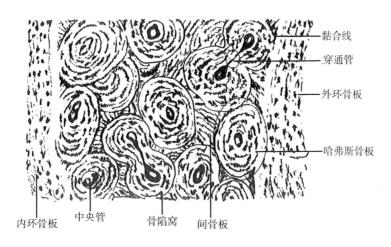

图 1–29　长骨磨片

（1）**环骨板**　略呈环形，分布于长骨骨干的外侧面和近髓腔的内侧面，构成骨密质的外层和内层，分别称为外环骨板和内环骨板。

（2）**骨单位**　又称哈佛斯系统，位于骨密质的中层，分布于外环骨板和内环骨板之间，是由骨板围成的圆柱状的结构。骨单位的中央有与骨的长轴平行的中央管，又称哈弗斯管，周围为 4～20 层同心圆排列的骨单位骨板，又称哈佛斯骨板。

（3）**间骨板**　为外形不规则骨板，位于骨单位之间。

2. 骨松质　结构疏松，分布于骨的内部。骨松质由大量针状或片状的骨小梁连接而成。骨小梁由平行排列的骨板构成。骨小梁之间有肉眼可见的腔隙，腔隙内充满了红骨髓。

四、 血液和淋巴

（一） 血液

血液是循环流动在心血管系统内的红色液态组织。成人血液总液量为 4000～5000mL，占体重的 7%～8%。

血液由血浆和血细胞组成。在采集的新鲜血液中加入抗凝剂（肝素或枸橼酸钠）经自然沉淀或离心沉淀后，血液可分三层：上层淡黄色透明液体是血浆；下层红色不透明的是红细胞；上、下层之间有一薄层灰白色不透明的是白细胞和血小板（图 1–30）。

正常情况下，血细胞有相对稳定的形态结构、数量和比例，血浆保持恒定的化学成分和物理特性。当病理情况下，血液的化学成分和物理特性可发生明显变化，所以血液检查是临床诊断疾病的常见方法。

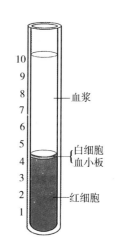

图 1–30　血液成示意图

1. **血浆** 为淡黄色的液体，相当于结缔组织的细胞间质，约占血液容积的55%。血浆中90%是水，其余为血浆蛋白（白蛋白、球蛋白和纤维蛋白原）、酶、激素、糖、脂类、维生素、无机盐及代谢产物等。

血液从血管流出后，溶解状态的纤维蛋白原转变成不溶解的纤维蛋白，于是血液凝固成血块。血液凝固后析出淡黄色透明的液体，称血清。血清与血浆的主要区别在于血清中不含纤维蛋白原。

2. **血细胞** 血细胞悬浮于血浆中，约占血液容积的45%，包括红细胞、白细胞和血小板。在光学显微镜下观察红细胞，通常采用瑞特（Wright）或姬姆萨（Giemsa）染色的血液涂片标本（图1-31）。

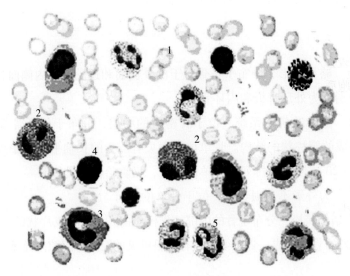

图 1-31　血涂片模式图

1. 红细胞；2. 嗜酸性粒细胞；

3. 单核细胞；4. 淋巴细胞；5. 嗜中性粒细胞

在循环血液中，血细胞的种类和正常值如下：

$$
\text{血细胞}
\begin{cases}
\text{红细胞}
\begin{cases}
\text{男}\ (4.0\sim5.5)\ \times10^{12}/L \\
\text{女}\ (3.5\sim5.0)\ \times10^{12}/L
\end{cases} \\[2mm]
\text{白细胞}\ (4.0\sim10)\times10^{9}/L
\begin{cases}
\text{有粒白细胞}
\begin{cases}
\text{中性粒细胞}\ 50\%\sim70\% \\
\text{嗜酸性粒细胞}\ 0.5\%\sim3\% \\
\text{嗜碱性粒细胞}\ 0\%\sim1\%
\end{cases} \\
\text{无粒白细胞}
\begin{cases}
\text{淋巴细胞}\ 20\%\sim30\% \\
\text{单核细胞}\ 3\%\sim8\%
\end{cases}
\end{cases} \\[2mm]
\text{血小板}\ (100\sim300)\times10^{9}/L
\end{cases}
$$

（1）**红细胞** 呈双面微凹的圆盘状，直径约 7.5μm，无细胞核及细胞器，胞质内含有大量血红蛋白。

血红蛋白具有运输氧气和二氧化碳的功能，是红细胞实现生理功能的物质基础。血红蛋白的正常含量：男性为 120～150g/L，女性为 110～140g/L。

临床上，红细胞少于 $3.0×10^{12}$/L，或血红蛋白低于 100g/L，则称为贫血。

血液中存在着刚从骨髓进入血流，尚未完全成熟的红细胞，称网织红细胞。网织红细胞占红细胞总数的 0.5%～1.5%，在新生儿血液中可达 3%～6%。网织红细胞离开骨髓 24 小时后，即完全成熟。网织红细胞计数是骨髓生成红细胞能力的重要指标，对血液病的诊疗和预后有重要意义。

红细胞的寿命约 120 天，衰老的红细胞被肝、脾和骨髓等处的巨噬细胞所吞噬。

（2）**白细胞** 为无色有核的球形细胞。白细胞能以变形运动穿过血管壁，进入结缔组织。白细胞具有较强的防御和免疫功能。

根据白细胞胞质内有无特殊颗粒，可将白细胞分为有粒白细胞和无粒白细胞两类。有粒白细胞按其特殊颗粒的嗜色性，又分为中性粒细胞、嗜酸性粒细胞和嗜碱性粒细胞 3 种。无粒白细胞包括淋巴细胞和单核细胞两种。

①**中性粒细胞**：直径 10～12μm。细胞核呈杆状或分叶状，多数分 2～5 叶，核叶之间有细丝相连。细胞核不分叶或分叶少的是较幼稚的细胞，分叶多的是比较衰老的细胞。胞质内含有许多细小、分布均匀的中性颗粒，染成淡紫红色，颗粒内含有碱性磷酸酶和溶菌酶等。

中性粒细胞具有活跃的变形运动和吞噬异物能力，在人体内起着重要的防御作用。当机体受到某些细菌感染发生炎症时，除白细胞总数增加外，中性粒细胞的比例显著增高。

②**嗜酸性粒细胞**：细胞直径 12～14μm。细胞核呈分叶状，多数为两叶。细胞质内含有嗜酸性颗粒，颗粒较粗大，大小均匀，染成鲜红色，颗粒中含有组胺酶和多种水解酶等。

嗜酸性粒细胞通过其变形运动，能吞噬抗原抗体复合物，灭活组织胺或抑制其释放，从而减轻过敏反应；还可借助于抗体与某些寄生虫表面结合，释放颗粒内物质，杀死虫体或虫卵。临床上患过敏性疾患或某些寄生虫感染患者，嗜酸性粒细胞增多。

③**嗜碱性粒细胞**：细胞直径 10～12μm。胞核呈"S"形或不规则状，染色较淡。细胞质内含有嗜碱性颗粒，颗粒大小不等，分布不均，常遮盖细胞核，染成紫蓝色，颗粒内含有肝素、组织胺和慢反应物质等。嗜碱性粒细胞的功能与结缔组织中肥大细胞相似。

④**淋巴细胞**：细胞大小不一，直径 6～16μm。细胞核呈圆形或椭圆形，相对较大，占

据细胞大部分，细胞核染色质致密，染成深蓝色。细胞质很少，嗜碱性，染成天蓝色。

根据淋巴细胞的发生部位、表面特性和免疫功能的不同，淋巴细胞可主要分为胸腺依赖淋巴细胞（简称 T 淋巴细胞）和骨髓依赖淋巴细胞（简称 B 淋巴细胞）等。T 淋巴细胞产生于胸腺，约占 75%，能识别、攻击和杀灭异体细胞、肿瘤细胞、感染病毒的细胞等，参与细胞免疫；B 淋巴细胞产生于骨髓，占血液中淋巴细胞的 25%，受抗原刺激后增殖分化为浆细胞，产生抗体，参与体液免疫。

⑤单核细胞：是血细胞中体积最大的细胞，直径 $14 \sim 20 \mu m$。细胞核形态多样，呈肾形、卵圆形或马蹄铁形，染色浅淡。细胞质丰富，呈嗜碱性，染成淡灰蓝色，细胞质内含嗜天青颗粒，颗粒内含有过氧化酶等。

单核细胞具有活跃的变形运动和较强的吞噬能力。单核细胞在血液中停留 $1 \sim 2$ 天后，穿过毛细血管壁进入结缔组织，转化为巨噬细胞。

（3）**血小板** 由骨髓中巨核细胞的胞质脱落而成。血小板呈双凸圆盘状，体积小，直径 $2 \sim 4 \mu m$。血小板表面有完整的细胞膜，无细胞核。在血液涂片标本中，血小板多成群分布在血细胞之间，外形不规则，中央呈紫红色，周围呈浅蓝色。

血小板参与止血和凝血过程。

血小板的数量稳定在一定的范围内。若血液中的血小板数量低于 $100 \times 10^9/L$，为血小板减少；低于 $50 \times 10^9/L$，则有出血的危险，出现皮下和黏膜出血现象，临床上称为血小板减少性紫癜。

（二）淋巴

淋巴是流动在淋巴管内的液体，由组织液渗入毛细淋巴管内而形成。淋巴在淋巴管内向心性流动，在流经淋巴结时，淋巴中的细菌等异物被清除，淋巴结内的淋巴细胞、抗体和单核细胞加入其中，淋巴最终汇入静脉。

淋巴是组织液回流辅助途径，对于维持器官组织中组织液的动态平衡起重要用。

第四节　肌组织

肌组织（muscle tissue）主要由具有收缩功能的肌细胞组成，肌细胞间有少量结缔组织，丰富的血管、淋巴管和神经。肌细胞细而长，呈纤维状，所以又称**肌纤维**。肌纤维的细胞膜称**肌膜**，其细胞质称**肌浆**，胞质内的滑面内质网称**肌浆网**，在肌浆内有大量与细胞长轴相平行排列的肌丝，它是肌纤维收缩功能的特殊结构。

肌组织按结构和功能分为骨骼肌、心肌和平滑肌三类。骨骼肌受躯体神经支配，属随意肌；心肌和平滑肌受自主神经支配，属不随意肌。

一、骨骼肌

骨骼肌借助肌腱附着于骨骼上，其外包被一层较厚的致密结缔组织称肌外膜，肌外膜伸入肌内分隔包裹肌束形成肌束膜，每一条肌纤维的周围也有薄层结缔组织称肌内膜。结缔组织彼此连接，对肌组织起支持、营养和保护作用。（图 1-32）

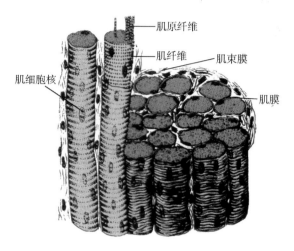

图 1-32　骨骼肌模式图

（一）骨骼肌纤维的光镜结构

骨骼肌纤维呈细长圆柱状，直径为 10～100μm，长 1～40mm。细胞核为扁椭圆形，一条肌纤维可有数个至数百个核，位于肌纤维的周缘，靠近肌膜的内表面，核着色较浅。（图 1-33）肌浆丰富，呈嗜酸性，内有大量与细胞长轴平行的**肌原纤维**，每条肌原纤维上都有许多相间排列的明带（Ⅰ带）和暗带（A带），每条肌纤维内，所有肌原纤维的明带、暗带对位整齐，所以在整条肌纤维上就显示出明暗相间的横纹，故又称横纹肌。

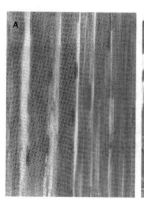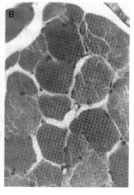

图 1-33　骨骼肌纤维光镜图

A. 纵切面　B. 横切面

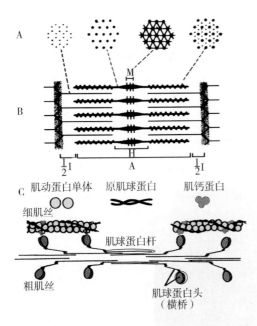

图1-34 骨骼肌肌原纤维超微结构示意图

在暗带中央，有一浅色的窄带，称H带，H带的中央有一条较深的M线。在明带中央也有一条较深的细线，称Z线。相邻两个Z线之间的一段肌原纤维，称为一个**肌节**（sarcomere）（图1-34）。每个肌节长2~2.5μm，一个肌节包括一个完整的暗带和与暗带相邻的两个1/2明带。肌节是骨骼肌纤维结构和功能的基本单位。

（二）骨骼肌纤维的超微结构

1. **肌原纤维** 在电镜下可见肌原纤维由粗肌丝和细肌丝组成（图1-34），肌丝又由蛋白质分子聚合而成。粗肌丝位于暗带，固定在M线上；细肌丝固定在Z线上，每根细肌丝的一部分位于明带，另一部分插入粗肌丝之间，达到H带的边缘。所以明带内只有细肌丝，H带内只有粗肌丝，而在H带以外的暗带内既有粗肌丝又有细肌丝。粗肌丝表面有许多小的突起，称横桥。当肌纤维收缩时，粗肌丝牵拉细肌丝，细肌丝向A带中的H带方向滑行，使I带和H带宽度同步缩窄，所以肌节也随之缩短；当肌纤维舒张时，肌节伸长，相邻两Z线间距增大，Z带和H带也相应地增宽；A带宽度在舒缩时均不改变。

2. **横小管** 横小管的位置相当于明暗带交界处，由肌膜陷入肌纤维内围绕肌原纤维周围的横行细管，称横小管（图1-35）。相邻肌原纤维同一水平的横小管互相联通，横小管可将肌膜的兴奋传入肌纤维内部，引起一条肌纤维各节肌的同步收缩。

3. **肌浆网** 在肌原纤维周围，相邻两条横小管之间，有些纵行小管，并有分支互相连接成网，称肌浆网。它是肌纤维内的滑面内质网。在横小管附近，纵小管的末端互相连接形成较粗的管称**终池**。横小管及其两侧的终池，合称**三联体**（图1-35）。肌浆网的功能是调节肌浆内钙离子的

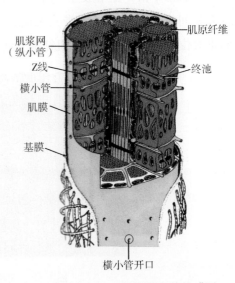

图1-35 骨骼肌纤维超微结构模式图

浓度，钙离子与肌原纤维的收缩有关。

4. 线粒体　肌浆内有丰富的线粒体，分布于肌膜下和细胞核附近，以及肌原纤维之间，线粒体产生 ATP，为肌收缩提供能量。

二、心肌

心肌是构成心的主要成分，主要由心肌纤维构成，其与骨骼肌均属横纹肌，其结构大体相似。

（一）心肌纤维的光镜结构

心肌纤维（图 1-36）呈短柱状并常有分支，且彼此吻合成网。每一心肌纤维有一个椭圆形的核，偶见两个核，位于细胞中央。心肌纤维也有横纹，但没有骨骼肌的横纹明显。

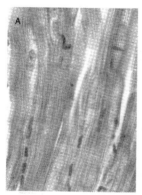
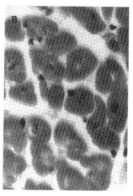

图 1-36　心肌纤维光镜图

A. 纵切面　B. 横切面

相邻心肌纤维两端的连接处称**闰盘**，在 HE 染色的切片上闰盘染色较深。在电镜下，闰盘是中间连接、桥粒、缝隙连接等几种细胞连接而形成（图 1-37）。

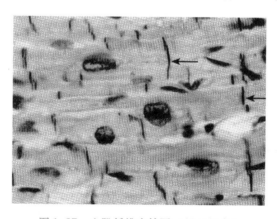

图 1-37　心肌纤维光镜图（显示闰盘）

（二）心肌纤维的超微结构

心肌纤维与骨骼肌纤维相似，也含有粗、细两种肌丝，横小管和肌浆网等结构，其超微结构特点如下。

1. 心肌纤维的肌丝，不集合成肌原纤维，而是形成肌丝束，所以有横纹结构，但横纹不明显。

2. 心肌纤维的横小管粗，其位置相当于 Z 线的部位。管径较粗。

3. 心肌纤维肌浆网稀疏，纵小管不发达，所以终池较小，多在横小管的一侧略微膨大，与横小管形成二联体。所以心肌纤维贮钙能力较低，须不断地从体液中摄取。

三、平滑肌

平滑肌广泛分布于内脏中空性器官和血管的管壁。

平滑肌纤维（图 1-1）呈长梭形无横纹，在细胞的中央有一个椭圆形的细胞核，构成细胞的最粗部分。不同器官的平滑肌纤维长短粗细不一，一般呈多层排列，每个肌纤维的宽部与邻近肌纤维两端的细部相嵌合，因此在横切面上肌纤维的直径显得粗细不等。

第五节　神经组织

神经组织（nervous tissue）由神经细胞和神经胶质细胞构成。神经细胞能感受刺激、整合信息和传导冲动，是神经系统结构和功能的基本单位，又称神经元，约有 10^{12} 个。神经胶质细胞没有传导冲动的功能，对神经细胞起支持、营养、保护和绝缘的作用。

一、神经元

（一）神经元的形态结构

神经元的形态多种多样，大小不一，但基本形态包括胞体和突起两部分（图 1-38）。

1. 胞体　是神经元的主要部分，其形态和大小不一，有圆形、梭形、星形、锥体形。细胞核位于细胞的中央，大而圆，染色淡，核仁明显。细胞质内有两种特殊的细胞器即嗜染质和神经原纤维，此

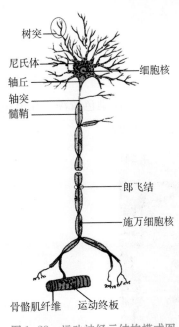

树突

尼氏体

轴丘

轴突

髓鞘

细胞核

郎飞结

施万细胞核

骨骼肌纤维　运动终板

图 1-38　运动神经元结构模式图

外还含有线粒体、高尔基复合体、中心体及溶酶体等一般细胞器。

（1）**嗜染质** 又称尼氏体，呈小块状或颗粒状，分散在胞质内（图1-39），HE染色呈紫蓝色，脊髓前角运动神经元的嗜染质，呈粗大的斑块状。电镜观察，嗜染质由发达的粗面内质网和游离核糖体构成，表明神经元具有活跃的合成蛋白质的功能，能合成酶、神经递质及一些分泌性蛋白质。

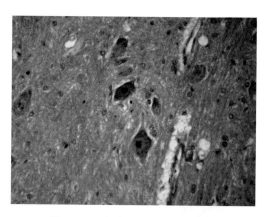

图1-39 脊髓运动神经元光镜图

（2）**神经原纤维** 呈细丝状，交织成网并伸入突起内（图1-40）。HE染色不能分辨，用镀银染色呈棕黑色。电镜观察，神经原纤维是由一种中间丝（又称神经丝）和微管聚集而成，神经原纤维具有支持神经元的作用，还与营养物质、神经递质及离子运输有关。

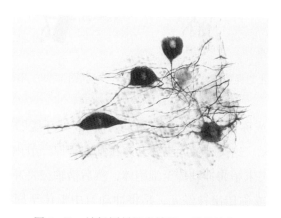

图1-40 神经原纤维光镜图（镀银染色）

2. **突起** 神经元的突起包括树突和轴突两种。

（1）**树突** 通常一个神经元有一个至多个树突，比较短，呈树枝状分支，树突内有神经原纤维、线粒体和嗜染质，有些树突分支上有许多小突起，称树突棘（图1-43、图

1-45）。树突和树突棘增加了神经元的接触面。

（2）**轴突**　一般神经元只有一条轴突，细而长，直径均一，表面光滑，可有侧支和终末分支，侧支与主干成直角。轴突起始部呈圆锥形隆起，称轴丘（图1-44、图1-45），光镜下此区域染色淡，没有嗜染质，但有神经原纤维、线粒体、大量的神经丝和微管。轴突的功能是传导神经冲动。

（二）神经元分类

1. 根据胞体发出突起的数目分类（图1-41）

（1）**假单极神经元**　由细胞体发出一个突起，在离细胞体不远处即分为两支，一支进入脊髓或脑，称中枢突；另一支至其他组织或器官，称周围突。

（2）**双极神经元**　由胞体发出两个突起，一个树突和一个轴突。

（3）**多极神经元**　由胞体发出一个轴突和多个树突。

2. 根据神经元的功能分类（图1-42）

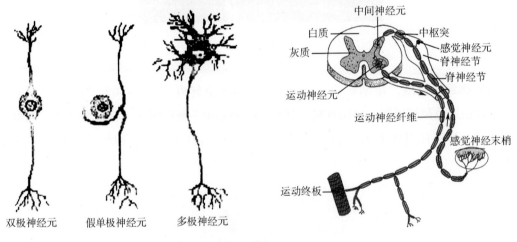

图 1-41　神经元的类型　　　　　　图 1-42　不同功能的神经元

（1）**感觉神经元**　或称传入神经元，是接受体内、外环境的刺激，并将其转变为神经冲动传入中枢的神经元。这类神经元主要分布在脑和脊神经节内，多是假单极或双极神经元。感觉神经元从树突末梢将冲动传至细胞体，然后借轴突将冲动传入中枢。

（2）**运动神经元**　或称传出神经元，是将冲动自中枢传至周围的神经元。此类神经元多为多极神经元。细胞体位于脑、脊髓及自主神经节内，其轴突末梢分布于肌肉或腺体，支配肌肉收缩或腺分泌。

（3）**中间神经元**　或称联络神经元，存在于脑和脊髓内，位于感觉神经元和运动神经元之间，起联络作用。此类神经元大多属于多极神经元。

（三）神经元之间的连接结构——突触

神经系统的机能活动是由大量彼此互相联系的神经元共同活动所实现的。神经元之间以突触的方式互相联系。

突触（synapse）是神经元与神经元之间或神经元与非神经细胞（肌细胞、腺细胞等）之间的细胞连接；通过突触，将神经冲动由一个神经元传递给另一个神经元（或非神经细胞）。

突触的分类方法很多，根据神经冲动的传导方向，可分为轴-树突触和轴-体突触等；根据神经冲动传导的方式，又可把突触分为化学突触和电突触两大类。人体内多数是化学突触。化学突触系指以释放神经递质传递神经冲动而言（图1-43）。

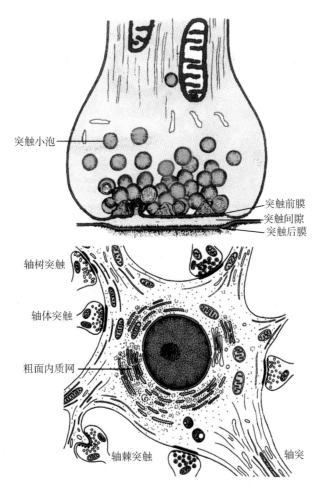

图1-43　突触超微结构模式图

化学突触的电镜结构包括突触前膜、突触后膜和突触间隙三部分（图1-43）。

1. **突触前膜**　突触前神经元的轴突末端膨大，形成突触小体。突触小体与另一神经元的树突或胞体相接处，局部增厚的轴膜称突触前膜。突触前膜侧的细胞质内，含有许多线粒体和突触小泡，小泡内含大量的神经递质。

2. **突触后膜**　是与突触前膜相对应的神经元胞体或树突胞膜特化增厚的部分，突触后膜上有接受神经递质的特异性受体，一种受体只能与一种神经递质结合。

3. **突触间隙**　是指突触前、后膜之间的间隙，宽 20～30nm。

当神经冲动传至突触前膜时，突触小泡紧贴于突触前膜，以出胞的方式将突触小泡内的神经递质释放到突触间隙，神经递质与突触后膜特异性受体结合，引起突触后膜发生兴奋性或抑制性的变化，使突触后神经元兴奋或抑制。

二、神经胶质细胞

神经胶质细胞包括中枢神经系统的胶质细胞和周围神经系统的胶质细胞等两类。

（一）中枢神经系统的胶质细胞

中枢神经系统的胶质细胞是一类有突起的细胞，但没有轴突和树突之分。根据形态和功能可分为4种（图1-44）：①星形胶质细胞：突起较多，与毛细血管相接触并形成其周围的胶质膜，参与血-脑屏障的组成。②少突胶质细胞：形成中枢神经系统内神经纤维的髓鞘。③小胶质细胞：具有吞噬功能。④室管膜细胞：形成脑室和脊髓中央管的膜，特称室管膜。

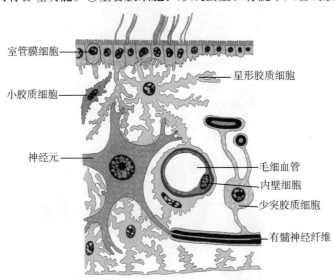

图1-44　中枢神经系统的胶质细胞

（二）周围神经系统的胶质细胞

周围神经系统中的胶质细胞有2种：①**施万细胞**：又称神经膜细胞，形成周围神经系统中神经纤维的髓鞘。②**卫星细胞**：又称神经节胶质细胞，是神经节内包裹神经元胞体的一层扁平或立方形细胞。

三、 神经纤维和神经

（一）神经纤维

神经纤维由神经元的长突起及其外面包绕的神经胶质细胞构成。根据神经胶质细胞是否形成**髓鞘**，可分为有髓神经纤维和无髓神经纤维等两种（图1-45）。

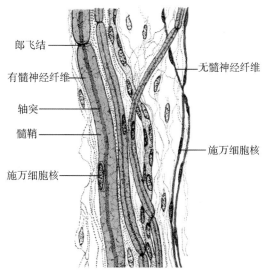

郎飞结

有髓神经纤维

轴突

髓鞘

施万细胞核

无髓神经纤维

施万细胞核

图 1-45 　神经纤维结构模式图

1. 有髓神经纤维

（1）周围神经系统的有髓神经纤维 　在神经元长突起的表面包绕一层髓鞘和神经膜。髓鞘呈节段性，每一节是由有一个神经膜细胞的胞膜包卷神经元长突起而形成的多层膜结构，相邻节段之间的缩窄处无髓鞘，称**郎飞结**。相邻两个郎飞结之间的一段神经纤维称结间体（图1-46），髓鞘的外面包有一层基膜。

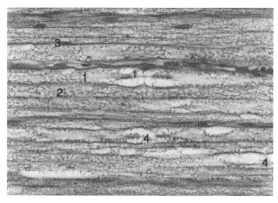

图 1-46 　有髓神经纤维光镜图

1. 轴突　2. 髓鞘　3. 施万细胞　4. 郎飞结

（2）**中枢神经系统的有髓神经纤维**　其结构与周围神经系统有髓神经纤维基本相同，但形成髓鞘的细胞是少突胶质细胞。少突胶质细胞的多个突起末端形成扁平薄膜可包卷多个轴突，其胞体位于神经纤维之间。髓鞘外表面无基膜。

2. **无髓神经纤维**　无髓神经纤维由轴索及包在它外面的神经膜细胞构成，没有髓鞘和郎飞结。

神经纤维的功能是传导神经冲动。冲动的传导是在轴膜上进行的，有髓神经纤维较粗，并有郎飞结，加上髓鞘的绝缘作用，神经冲动只能在郎飞结处呈跳跃式的从一个结到另一个结的传导，传导速度快。无髓神经纤维因无髓鞘和郎飞结，神经冲动只能沿轴膜连续传导，故传导速度慢。

（二）神经

周围神经系统的神经纤维集合在一起外包结缔组织膜而构成**神经**，分布到全身各器官。包裹在一条神经外表面的结缔组织称**神经外膜**，在一条神经内通常含有若干条神经纤维束，每条神经纤维束外的结缔组织构成**神经束膜**。在神经纤维束内，每一条神经纤维表面的薄层结缔组织称**神经内膜**。在这些结缔组织中都存在有小血管和淋巴管。

四、神经末梢

神经末梢是周围神经纤维的终末部分。按功能分为感觉神经末梢和运动神经末梢两大类。

（一）感觉神经末梢

感觉神经末梢是感觉神经元周围突的末端，通常和周围组织共同构成感受器。感受器能感受体内外各种刺激，并把刺激转化为神经冲动，通过感觉神经纤维传至中枢神经系统，产生感觉。感觉神经末梢可分为游离神经末梢和有被囊的神经末梢两种（图1-47）。

1. **游离神经末梢**　感觉神经纤维终末部分脱去髓鞘，形成树枝状，伸入上皮和结缔组织中。能感受冷、热和痛觉刺激。

2. **有被囊的神经末梢**　在神经纤维末端有结缔组织被囊包绕。分触觉小体、环层小体和肌梭三种形式。

（1）**触觉小体**　呈椭圆形，分布于皮肤真皮的乳头层，在手指掌侧的皮肤等处最丰富，能感受触觉。

（2）**环层小体**　呈卵形或圆形，分布于真皮深层、胸膜和腹膜等处，能感受压觉和振动觉。

（3）**肌梭**　是位于骨骼肌内的梭形小体，其外有结缔组织被囊，内含数条细小的梭内肌纤维，有感觉神经末梢缠绕于梭内肌纤维。肌梭是一种本体感受器，能感受肌张力的变化和运动的刺激。

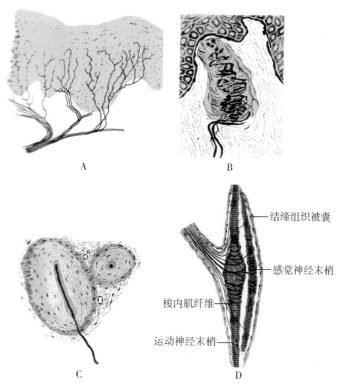

图 1-47　各种感觉神经末梢结构模式图

A. 游离神经末梢　B. 触觉小体　C. 环层小体　D. 肌梭

（二）运动神经末梢

运动神经末梢是运动神经元的长轴突分布于肌组织和腺内的终末结构，支配肌纤维的收缩和腺的分泌。神经末梢与邻近组织共同组成效应器。分布于骨骼肌的运动神经末梢，称**运动终板**或神经肌肉连接（图 1-48）。

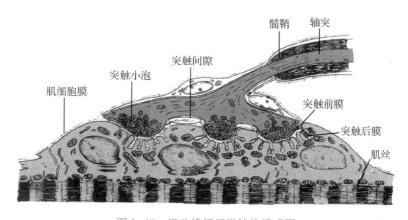

图 1-48　运动终板超微结构模式图

43

电镜下，运动终板处骨骼肌纤维的肌膜凹陷形成，槽底肌膜即是突触后膜，轴突末端嵌入浅槽，内含许多乙酰胆碱的突触小泡。当神经冲动到达运动终板时，乙酰胆碱释放，与突触后膜的受体结合，最终引起肌纤维的收缩。

复习思考

1. 请说出细胞的组成。

2. 请解释说明细胞膜结构液态镶嵌模型学说。

3. 请说出细胞器的名称和功能。

4. 请说出人体细胞有丝分裂的过程。

5. 请说出成熟分裂的过程。

6. 上皮组织的结构特点有哪些？

7. 被覆上皮的分类有哪些？

8. 细胞连接的种类有哪些？有什么生理意义？

9. 简述结缔组织的分类与结构特点。

10. 简述疏松结缔组织的细胞及纤维类型。

11. 简述血液的组成。

12. 简述骨与软骨的组织结构特点。

13. 比较骨骼肌、心肌、平滑肌的光镜下结构特点。

14. 简述骨骼肌纤维的超微结构。

15. 简述神经元的结构和分类。

16. 简述化学性突触的结构与功能。

第 二 章

运动系统

【学习目标】

　　掌握骨的分类和构造；骨连结；椎骨及其连结；脊柱的整体观；颅的整体观；四肢骨及其连结；全身骨性标志；颈肌、躯干肌和四肢肌的分群，各肌的名称、位置及作用。

　　熟悉胸廓的结构；颞下颌关节的结构、功能；腹肌的肌间结构（腹股沟管、腹股沟三角）。

　　了解骨的化学成分和物理特性；新生儿颅骨特征；肌的分类、构造、辅助装置和配布；头肌的分群及名称。

　　运动系统（locomotor system）由骨、骨连结和骨骼肌组成。全身的骨借骨连结相连构成骨骼。骨骼肌附着于骨，在神经系统支配下收缩，牵动骨骼，引起各种运动。在运动中，骨起到杠杆的作用，关节是支点，骨骼肌则是动力。运动系统构成了人体的坚实支架，除了运动功能，还在维持人体基本形态、承重及保护内部器官等方面起到极其重要的作用。另外，运动系统中的某些部分在体表形成一些明显的隆起或凹陷（体表标志），为医疗实践的操作提供了定位依据。

第一节　骨总论

　　骨（bone）是人体重要的器官之一，主要由骨组织（骨细胞、胶原纤维和基质等）构成，外被骨膜，内容骨髓，富含血管、淋巴管及神经，不断进行新陈代谢和生长发育，并有修复、再生和重塑的能力。经常锻炼可促进骨的良好发育，长期废用则易出现骨质疏松。骨基质中沉积大量钙盐和磷酸盐，是人体钙、磷的储存库，参与体内钙、磷代谢。骨髓具有造血功能，因此骨也是造血器官。

一、 骨的分类和构造

（一）骨的分类

骨在成人为206块（图2-1），按其所在部位，可分为颅骨（29块，包括6块听小骨）、躯干骨（51块）、附肢骨（上肢骨64块，下肢骨62块）三部分。按其形态，骨又可分为长骨、短骨、扁骨、不规则骨四类。

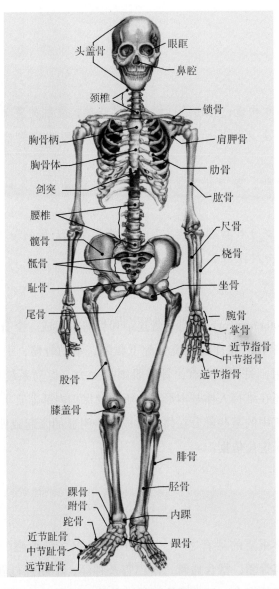

图2-1 全身骨骼

1. **长骨** 呈管状，分布于四肢，如尺骨和掌骨等。长骨分为一体两端，体又称**骨干**，内部的空腔称髓腔，容纳骨髓。体表面有 1~2 个血管出入的孔，称滋养孔。两端膨大称**骺**，有一光滑的关节面，与相邻关节面构成关节。骨干与骺相邻的部分称**干骺端**，幼年时保留一片软骨，称骺软骨，骺软骨细胞不断分裂繁殖和骨化，使骨加长。成年后，骺软骨骨化，骨干与骺融为一体，遗留**骺线**。

2. **短骨** 形似立方体，其内没有骨髓腔，多成群分布于连结牢固且较灵活的部位，如腕骨和跗骨。

3. **扁骨** 呈板状，主要参与构成某些骨性腔隙的壁，起保护内部器官的作用，如顶骨、胸骨和肋骨等。

4. **不规则骨** 其形状不甚规则，如椎骨。有些不规则骨内有腔洞称含气骨，如上颌骨。

根据骨的发生，还可以分为膜化骨、软骨化骨等。有的骨由膜化骨和软骨化骨共同组成，则称复合骨，如枕骨。而在某些肌腱内发生的扁圆形小骨，则称籽骨，如髌骨和第一跖骨头下的籽骨。

（二）骨的构造

骨由骨质、骨膜、骨髓及血管、淋巴管、神经等构成（图 2-2）。

1. **骨质** 由骨组织构成，分密质和松质。骨密质，质地致密，耐压性强，分布于骨的表面。骨松质，呈海绵状，由相互交织的骨小梁排列而成，配布于骨的内部。骨小梁按照骨所承受的压力和张力的方向排列，因而骨能承受较大的重量。

2. **骨膜** 除关节面的部分外，新鲜骨的表面都覆有骨膜。骨膜由纤维结缔组织构成，含有丰富的血管和神经，对骨的营养、再生和感觉有重要作用。骨膜有成骨细胞和破骨细胞，具有产生新骨质、破坏原骨质和重塑骨的功能。当发生骨折时，骨膜剥离太多或损伤过大，则骨折愈合困难。

3. **骨髓** 充填于骨髓腔和骨松质间隙内。胎儿和幼儿的骨髓有造血功能，内含不同发育阶段的红细胞和某些白细胞，呈红色，称红骨髓。5 岁以后，长骨骨干内的红骨髓逐渐被脂肪组织代替，呈黄色，称黄骨髓，失去造血能力。但在慢性失血过多或重

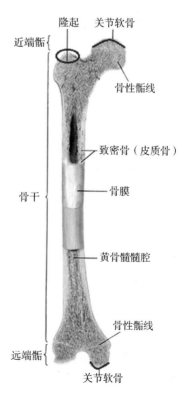

图 2-2 长骨的构造

度贫血时，黄骨髓能转化为红骨髓，恢复造血功能。在椎骨、髂骨、肋骨、胸骨、肱骨和股骨等长骨的骺内终生都是红骨髓，因此，临床常选髂前上棘或髂后上棘等处进行骨髓穿刺，检查骨髓象。

4. 骨的血管、淋巴管和神经

（1）血管　长骨的动脉包括滋养动脉、干骺端动脉、骺动脉及骨膜动脉。滋养动脉是长骨的主要动脉，一般有 1 ～ 2 支，经骨干的滋养孔进入骨髓腔，分升支和降支达骨端。分支分布到骨干骨密质的内层、骨髓和干骺端，在成年人可与干骺端动脉及骺动脉的分支吻合。干骺端动脉和骺动脉均发自邻近动脉，从骺软骨附近穿入骨质。上述各动脉均有静脉伴行。不规则骨、扁骨和短骨的动脉来自骨膜动脉或滋养动脉。

（2）淋巴管　骨膜的淋巴管很丰富，但骨质内是否存在淋巴管，尚有争论。

（3）神经　伴滋养血管进入骨内，主要为内脏传出纤维，分布到血管壁；躯体传入纤维则多分布于骨膜。骨膜对张力或撕扯的刺激较为敏感，故骨脓肿和骨折常引起剧痛。

二、 骨的化学成分和物理特性

骨的化学成分十分复杂，总体上主要由有机质和无机质组成。有机质主要是骨胶原纤维和黏多糖蛋白等，成层排列，构成骨的支架，赋予骨弹性和韧性；无机质主要有磷酸钙、碳酸钙及氯化钙等，使骨具有硬度。脱钙骨（去掉无机质）仍具原骨形状，但柔软有弹性；煅烧骨（去掉有机质）虽形状不变，但脆而易碎。两种成分的比例随年龄的增长而发生变化。幼儿时期骨的有机质和无机质各占一半，故弹性较大，柔软，易发生变形，在外力作用下不易骨折或折而不断，称青枝骨折。成年人骨有机质和无机质的比例约为 3 ∶ 7，最为合适。老年人骨无机质所占比例较大，但因激素水平下降，影响钙、磷的吸收和沉积，骨质出现孔隙，骨组织总量减少，表现为**骨质疏松**，此时骨的脆性较大，易发生骨折。

三、 骨连结

骨与骨之间的连接装置称骨连结。按骨连结的不同形式，可分为直接连结和间接连结两大类。

（一）直接连结

骨与骨之间借纤维结缔组织、软骨或骨直接相连，骨之间无间隙，较牢固，一般无活动性。直接连结根据连接组织的不同可分为三类（图 2-3）。

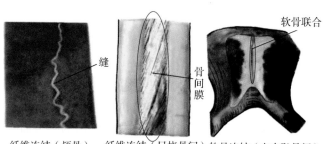

纤维连结（颅骨）　纤维连结（尺桡骨间）软骨连结（左右耻骨间）

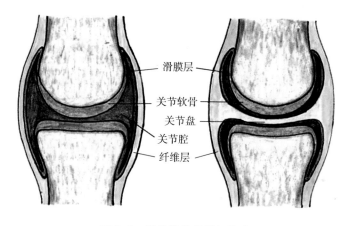

图2-3　骨连结的分类与构造

1. 纤维连结　两骨之间以纤维结缔组织相连结，分为韧带连结和缝两种。

（1）韧带连结　连接两骨的纤维结缔组织呈条索状或膜板状，如椎骨棘突之间的棘间韧带、前臂骨间膜等。

（2）缝　两骨间借少量纤维结缔组织相连，见于颅骨间，如颅的矢状缝和冠状缝等。如果缝骨化，则成为骨性结合。

2. 软骨连结　两骨之间借软骨相连结，分为透明软骨结合和纤维软骨联合两种。

（1）透明软骨结合　如长骨骨干与骺之间的骺软骨、蝶骨与枕骨的结合等，多见于幼年发育时期，随着年龄增长而骨化，形成骨性结合。

（2）纤维软骨联合　如椎骨的椎体之间的椎间盘及耻骨联合等。

软骨是一种特殊分化的结缔组织，由软骨细胞、软骨基质及埋藏于基质中的纤维共同组成，后二者称细胞间质，软骨细胞被包埋在基质的小腔内。

3. 骨性结合　两骨间以骨组织相连，常由纤维连结或透明软骨骨化而成，如骶椎椎骨之间的骨性结合及髂骨、耻骨、坐骨之间在髋臼处的骨性结合等。

（二）间接连结

间接连结又称**关节**，是骨连结的最高分化形式。关节内骨面互相分离，之间为充以滑液的腔隙，其周围借结缔组织相连结，因而通常具有较大的活动性。人体大部分骨的连结属于此类连结。

1. 关节的基本构造（图2-3）

（1）关节面　是参与组成关节的各相关骨的接触面。每个关节至少包括两个关节面，一般为一凸一凹，凸者为关节头，凹者为关节窝。关节面上被覆有关节软骨。关节软骨多数由透明软骨构成，少数为纤维软骨。关节软骨不仅使粗糙的关节面变光滑，同时在运动中也减少关节面的摩擦，缓冲震荡和冲击。

（2）关节囊　是由纤维结缔组织膜构成的囊，附着于关节的周围，并与骨膜融合续连，它包围关节，封闭关节腔。可分内外两层，外层为**纤维膜**，厚而坚韧，由致密结缔组织构成，含丰富的血管和神经。纤维膜的厚薄通常与关节的功能有关，如下肢关节的负重较大，相对稳固，其关节囊的纤维膜则坚韧而紧张。而上肢关节运动灵活，则纤维膜薄而松弛。内层为**滑膜**，由薄而柔润的疏松结缔组织膜构成，衬贴于纤维膜的内面。滑膜富含血管网，能产生滑液。**滑液**是透明的蛋白样液体，呈弱碱性，它为关节内提供了液态环境，不仅能增加润滑，而且也是关节软骨、半月板等新陈代谢的重要媒介。

（3）关节腔　为关节囊滑膜层和关节面共同围成的密闭腔隙，腔内含有少量滑液，关节腔内呈负压，对维持关节的稳固有一定作用。

2. 关节的辅助结构　关节除具备上述三项基本结构外，一些关节为适应其功能还形成了特殊的辅助结构，这些辅助结构对于增加关节的灵活性或稳固性有着重要的作用。

（1）韧带　是连于相邻两骨之间的致密结缔组织纤维束，有加强关节的稳固或限制其过度运动的作用。位于关节囊外的称囊外韧带，有的与囊相贴，为囊的局部纤维增厚，如髋关节的髂股韧带；有的与囊不相贴，分离存在，如膝关节的腓侧副韧带；有的是关节周围肌腱的直接延续，如膝关节的髌韧带。位于关节囊内的称囊内韧带，有滑膜包裹，如膝关节内的交叉韧带等。

（2）关节盘和关节唇　是关节内两种不同形态的纤维软骨。关节盘位于构成关节骨的关节面之间，其周缘附着于关节囊，将关节腔分成两部。关节盘多呈圆盘状，中部稍薄，周缘略厚。有的关节盘呈半月形，称关节半月板。关节盘可调整关节面使其更为适配，减少外力对关节的冲击和震荡。关节唇，是附着于关节窝周缘的纤维软骨环，它加深关节窝，增大关节面，如髋臼唇等，增加了关节的稳固性。

（3）滑膜襞和滑膜囊　有些关节囊的滑膜表面积大于纤维层，滑膜重叠卷折并突入关节腔形成滑膜襞。滑膜襞在关节腔内扩大了滑膜的面积，有利于滑液的分泌和吸收。有时滑膜也可从关节囊纤维膜的薄弱或缺如处作囊状膨出，充填于肌腱与骨面之间，形成滑膜囊，它可减少肌肉活动时与骨面之间的摩擦。

3. 关节的运动　滑膜关节的关节面的复杂形态，运动轴的数量和位置，决定了关节的运动形式和范围。滑膜关节的运动基本上是沿三个互相垂直的轴所做的运动。

（1）**屈和伸** 通常是指关节沿冠状轴进行的运动。运动时，相关节的两骨之间的角度变小称为屈，反之，角度增大称为伸。一般关节的屈是指向腹侧面成角，而膝关节则相反，小腿向后贴近大腿的运动称为膝关节的屈，反之称为伸。

（2）**收和展** 是关节沿矢状轴进行的运动。运动时，骨向正中矢状面靠拢称为收，反之，远离正中矢状面称为展。对于手指和足趾的收展，是以中指和第二趾为中轴的靠拢或散开。而拇指的收展是围绕冠状轴进行，拇指向示指靠拢为收，远离示指为展。

（3）**旋转** 是关节沿垂直轴进行的运动。如肱骨围绕骨中心轴向前内侧旋转，称旋内，而向后外侧旋转，则称旋外。在前臂桡骨对尺骨的旋转运动，则是围绕桡骨头中心到尺骨茎突基底部的轴线旋转，将手背转向前方的运动称旋前，将手掌恢复到向前而手背转向后方的运动称旋后。

（4）**环转** 运动的骨，其近端在原位固定，远端则做圆周运动，运动时全骨描绘出一圆锥形的轨迹。能沿两轴以上运动的关节均可做环转运动，如肩关节、髋关节和桡腕关节等，环转运动实际上是屈、展、伸、收依次结合的连续动作。

4. **关节的分类**（图2-4） 关节分类方法较多，如按构成关节骨的数量可分为单关节（两块骨构成）和复关节（两块以上的骨构成）。如按一个或多个关节同时运动的方式可分为单动关节（如肘关节）和联动关节（如颞下颌关节）。一般按运动轴的数目和关节面的形态将关节分为三类。

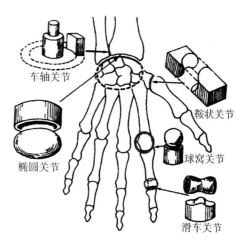

图2-4 关节的类型

（1）**单轴关节** 关节只能绕一个运动轴做一组运动，包括两种形式：

①屈戌关节：又称滑车关节，关节头呈滑车状，关节窝呈横沟状。通常只能绕冠状轴做屈伸运动，如指骨间关节。

②车轴关节：由圆柱状的关节头与凹面状的关节窝构成，关节窝常为骨和韧带连成环组成。可沿垂直轴做旋转运动，如寰枢正中关节和桡尺近侧关节等。

（2）**双轴关节** 能绕两个互相垂直的运动轴进行两组运动，也能做环转运动。

①椭圆关节：关节头呈椭圆形，关节窝相应呈椭圆形凹面，可沿冠状轴做屈、伸运动，沿矢状轴做收、展运动，并可做环转运动，如桡腕关节和寰枕关节等。

②鞍状关节：两骨的关节面均呈鞍状，互为关节头和关节窝。鞍状关节有两个运动

轴，可沿两轴做屈、伸、收、展和环转运动，如拇指腕掌关节。

(3) 多轴关节 关节具有两个以上的运动轴，可做多方向的运动。

①球窝关节：关节头较大，呈球形，关节窝浅而小，与关节头的接触面积不到1/3，如肩关节。也有的关节窝特别深，包绕关节头的大部分，虽然也属于球窝关节，但运动范围受到一定限制，如髋关节。掌指关节亦属球窝关节，因其侧副韧带较强，旋转运动受限。

②平面关节：两骨的关节面均较平坦而光滑，可做多轴性的滑动或转动，如腕骨间关节和跗跖关节等。

第二节 躯干骨及连结

躯干骨包括椎骨、肋和胸骨，它们分别参与脊柱、骨盆和骨性胸廓的构成。

一、脊柱

(一) 椎骨

椎骨在幼年时为32或33块，包括7块颈椎、12块胸椎、5块腰椎、5块骶椎及3~4块尾椎。成年后5块骶椎融合成1块骶骨，尾椎也融合为1块尾骨，共计26块。

椎骨的一般形态：典型的椎骨由前方呈短柱状的椎体和后方呈板状的椎弓组成（图2-7）。**椎体**是椎骨负重的主要部分，上下面皆粗糙，借椎间纤维软骨与邻近椎骨相接。椎体后面微凹陷，与椎弓共同围成**椎孔**。各椎孔贯通，构成容纳脊髓的**椎管**。椎弓是弓形骨板，连接椎体的缩窄部分，称**椎弓根**，根的上下缘各有一切迹，分别称为椎上、椎下切迹。相邻椎骨的椎上、椎下切迹共同围成**椎间孔**，有脊神经和血管通过。两侧椎弓根向后内扩展变宽的部分，称**椎弓板**，两侧在中线会合。由椎弓发出7个突起：①棘突1个，伸向后方或后下方，尖端可在体表扪及；②横突1对，伸向两侧；③关节突2对，在椎弓根与椎弓板结合处分别向上、下方突起，即上关节突和下关节突，相邻关节突构成关节突关节。

各部椎骨的主要特征：

1. 颈椎 椎体较小，横断面呈椭圆形。上、下关节突的关节面近似水平位。第3~7颈椎体上面侧缘向上突起称**椎体钩**。椎体钩与上位椎体下面的两侧唇缘相接，形成**钩椎关节**。如锥体钩过度增生肥大，可使椎间孔狭窄，压迫脊神经，产生颈椎病的症状和体征。颈椎椎孔较大，呈三角形。横突有孔，称**横突孔**，有椎动脉和椎静脉通过。第2~6颈椎的棘突较短，末端分叉（图2-5）。

第1颈椎又称寰椎（图2-6），呈环状，无椎体、棘突和关节突，由前弓、后弓及侧块组成。前弓较短，后面正中有齿关节凹（齿突凹），与枢椎的齿突相关节。下面有圆形关节面与枢椎上关节面相关节。后弓较长，上面有横行的椎动脉沟，有椎动脉通过。

第 2 颈椎又称枢椎（图 2-6），特点是椎体向上伸出齿突，与寰椎齿突凹相关节。齿突原为寰椎发育过程中脱离寰椎而与枢椎体融合。

第 7 颈椎又称隆椎，棘突特长，末端不分叉，活体易于触及，为计数椎骨的重要标志。

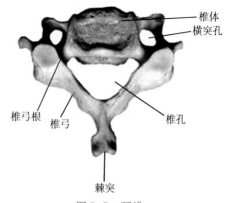

图 2-5 颈椎

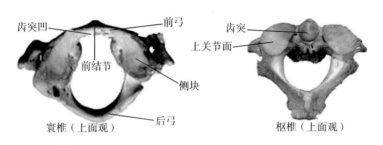

图 2-6 寰椎和枢椎

2. **胸椎** 椎体自上向下逐渐增大。椎体侧面后份接近上缘和下缘处各有一半圆形肋凹，横突末端的前面有横突肋凹，它们分别与肋头及肋结节构成关节。棘突较长，斜向后下方，呈叠瓦状排列。关节突关节面呈冠状位，上关节突关节面向后，下关节突关节面朝前（图 2-7）。

3. **腰椎** 椎体粗壮，横断面呈肾形。椎孔呈卵圆形或三角形。上下关节突粗大，关节面呈矢状位，棘突宽而短，呈板状，水平伸向后方。各棘突间的间隙较宽，临床上常选取下位腰椎棘突间作腰椎穿刺部位（图 2-8）。

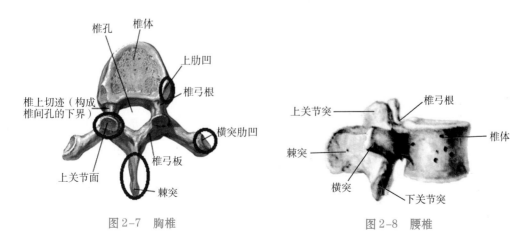

图 2-7 胸椎

图 2-8 腰椎

4. **骶骨** 由 5 块骶椎融合而成，呈三角形，底在上，尖向下，盆面（前面）凹陷，上缘中份向前隆凸，称**岬**。骶管由骶椎的椎孔贯通而成，上通椎管，下端的裂孔称**骶管裂孔**，裂孔两侧有向下突出的骶角，是骶管麻醉的标志。骶骨外侧部上宽下窄，上份有**耳状面**与髂骨的耳状面构成骶髂关节（图 2-9）。

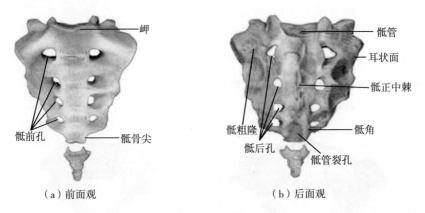

（a）前面观 　　　　　（b）后面观

图 2-9　骶骨

5. **尾骨** 由 3~4 块尾椎融合而成。上接骶骨，下端游离为尾骨尖。

（二）椎骨间连结

各椎骨之间借韧带、软骨和关节相连，可分为椎体间连结和椎弓间连结（图 2-10）。

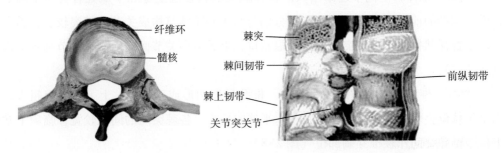

图 2-10　椎间盘和关节突关节

1. **椎体间的连结** 相邻椎体之间借椎间盘及前、后纵韧带相连。

（1）**椎间盘** 是连结相邻两个椎体的纤维软骨盘（第 1、2 颈椎之间除外）。椎间盘由两部分构成，中央部为髓核，周围部为纤维环，纤维环由多层纤维软骨环按同心圆排列组成，保护髓核并限制髓核向周围膨出。椎间盘既坚韧又富弹性，承受压力时被压缩，除去压力后又复原，具有"弹性垫"作用，可缓冲外力对脊柱的震动，也可增加脊柱的运动幅度。成人有 23 个椎间盘，厚薄不一，其厚薄和大小可随年龄而有差异。当纤维环破裂时，髓核容易向后外侧脱出，突入椎管或椎间孔，压迫相邻的脊髓或神经根引起相应症状，临床称为椎间盘脱出症。

（2）**前纵韧带** 是椎体前面延伸的一束坚固的纤维束，宽而坚韧，上自枕骨大孔前缘，下达第 1 或第 2 骶椎椎体前面，纵行的纤维包裹椎体和椎间盘，有防止脊柱过度后伸和椎间盘向前脱出的作用。

（3）**后纵韧带** 位于椎管内椎体的后面，窄而坚韧。起自枢椎并与覆盖枢椎椎体的覆膜相续，下达骶骨。与椎间盘纤维环及椎体上下缘紧密连结，而与椎体结合较为疏松，有限制脊柱过度前屈的作用。

2. 椎弓间的连结

（1）**黄韧带** 位于椎管内，是连结相邻两椎弓板间的短韧带，由黄色的弹性纤维构成。黄韧带协助围成椎管，并有限制脊柱过度前屈的作用。

（2）**棘间韧带** 连结相邻棘突间的薄层纤维，附着于棘突根部到棘突尖。向前与黄韧带、向后与棘上韧带相移行。

（3）**棘上韧带** 是附着于各椎骨棘突尖端的纵行韧带，前方与棘间韧带相融合，有限制脊柱前屈的作用。在颈部向后扩展成三角形板状的弹性膜层，称为**项韧带**。项韧带常被认为是棘上韧带和颈椎棘突间韧带的延续，向上附着于枕外隆凸及枕外嵴，向下达第 7 颈椎棘突并续于棘上韧带。

（4）**横突间韧带** 位于相邻椎骨横突间的纤维索，有限制脊柱过度侧屈的作用。

（5）**关节突关节** 由相邻椎骨的上、下关节突的关节面构成，属平面关节，只能做轻微滑动。

3. 寰枕关节和寰枢关节

（1）**寰枕关节** 是由寰椎侧块的上关节面与枕髁构成的椭圆关节，属联动关节，可使头做俯仰、侧屈和环转运动。

（2）**寰枢关节** 包括 3 个关节：**寰枢外侧关节**，左右各一，由寰椎侧块的下关节面与枢椎上关节面构成，相当于其他椎骨间的关节突关节；**寰枢正中关节**（图 2-11）由枢椎齿突与寰椎前弓后面的齿突凹和寰椎横韧带构成，属车轴关节，关节沿齿突垂直轴运动，可使头连同寰椎进行旋转。

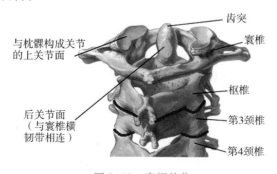

图 2-11 寰枢关节

（三）脊柱的整体观

脊柱构成躯干的中轴，上承载颅，下连下肢带骨，并参与胸腔、腹腔及骨盆后壁的构成，具有支持躯干和保护脊髓的作用。成年男性脊柱长约70cm，女性及老年人略短，约60cm。其长度可因姿势不同而略有差异，静卧比站立时可长出2~3cm，这是由于站立时椎间盘被压缩所致。椎间盘的总厚度约为脊柱全长的1/4（图2-12）。

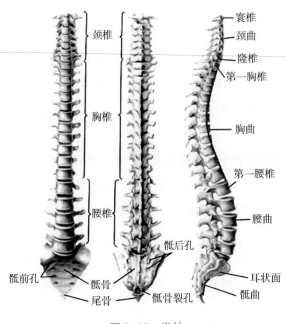

图 2-12　脊柱

1. **脊柱前面观**　椎体自上而下随负载增加而逐渐加宽，至第2骶椎为最宽。骶骨耳状面以下，由于重力经髂骨传到下肢骨，椎体已无承重意义，体积也逐渐缩小。从前面观察脊柱，正常人的脊柱有轻度侧屈，惯用右手的人，脊柱上部略凸向右侧，下部则代偿性地略凸向左侧。

2. **脊柱后面观**　从后面观察脊柱，可见所有椎骨棘突连贯形成纵嵴，位于背部正中线上。颈椎棘突短而分叉，近水平位。胸椎棘突细长，斜向后下方，呈叠瓦状排列。腰椎棘突呈板状，水平伸向后方。

3. **脊柱侧面观**　从侧面观察脊柱，成人脊柱有颈、胸、腰、骶4个生理性弯曲。其中，**颈曲**和**腰曲**凸向前，**胸曲**和**骶曲**凸向后。脊柱的这些弯曲增大了脊柱的弹性，对维持人体的重心稳定和减轻震荡有重要意义。婴儿出生后的开始抬头、坐起及站立行走对颈曲和腰曲的形成产生明显影响。脊柱的每一个弯曲都有其功能意义，颈曲支持头的抬起，腰曲使身体重心垂线后移，以维持身体的前后平衡，保持稳固的直立姿势，而胸曲和骶曲在一定意义上扩大了胸腔和盆腔的容积。

二、 胸廓

胸廓由 1 块胸骨、12 对肋、12 块胸椎和它们之间的连结共同构成。

（一）胸骨

胸骨位于胸前壁正中，前凸后凹，可分柄、体和剑突三部分。**胸骨柄**，上宽下窄，上缘中份为**颈静脉切迹**，两侧有锁切迹与锁骨相连结。柄外侧缘上份接第 1 肋。柄与体连结处微向前突的横嵴，称**胸骨角**，可在体表扪及，两侧平对第 2 肋软骨，是计数肋的重要标志。胸骨角向后平对第 4 胸椎体下缘。胸骨体呈长方形，外侧缘接第 2 ~ 7 肋软骨。**剑突**薄而细长，形状变化较大，下端游离（图 2-13）。

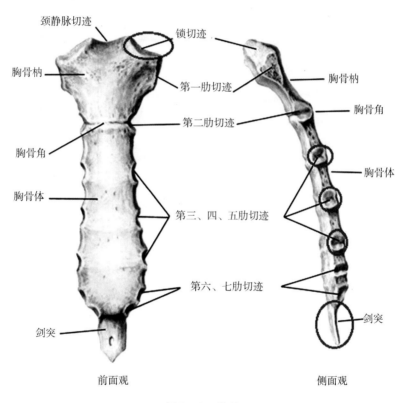

图 2-13 胸骨

（二）肋

肋由肋骨和肋软骨组成，共 12 对。第 1 ~ 7 对肋前端直接与胸骨连结，称**真肋**，其中第 1 肋与胸骨柄间为软骨结合，第 2 ~ 7 对肋与胸骨构成微动的胸肋关节。第 8 ~ 12 对肋不直接与胸骨相连，称**假肋**；其中第 8 ~ 10 对肋前端与上位肋借肋软骨构成软骨间关节，形成**肋弓**，第 11 ~ 12 对肋前端游离于腹壁肌层中，称**浮肋**。肋的后端与胸椎构成肋椎关节。

1. 肋骨　属扁骨，分为体和前、后两端。肋体长而扁，分内、外两面和上、下两缘。内面近下缘处有**肋沟**，肋间神经和血管走行其中。体的后份急转处称**肋角**。前端稍宽，与肋软骨相接（图2-14）。第1肋骨扁宽而短，分上、下面和内、外缘，无肋角和肋沟。其上面近内缘处有**前斜角肌结节**，为前斜角肌附着处。此节前、后方分别有锁骨下静脉沟和锁骨下动脉沟，沟内有同名血管经过。

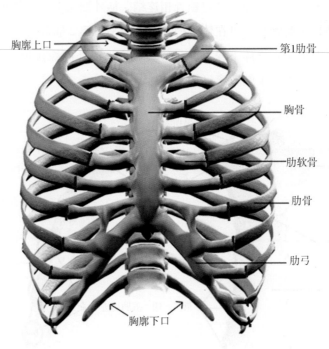

图2-14　胸廓

2. 肋软骨　位于各肋骨前端，由透明软骨构成，终生不骨化。

（三）肋的连结

1. 肋与胸椎的连结　肋骨后端与胸椎间形成肋椎关节，包括肋头关节、肋横突关节。这两个关节均是微动关节，使肋上升或下降，以增大或缩小胸廓的前后径和横径，从而改变胸腔的容积，助力呼吸。

2. 肋与胸骨的连结　第1肋与胸骨柄之间的连结是一种特殊的不动关节；第2～7肋软骨与胸骨相应的肋切迹构成微动的**胸肋关节**；第8～10肋软骨的前端不直接与胸骨相连，而依次与上位肋软骨形成软骨间连结。因此，在两侧各形成一个肋弓，第11和12肋的前端游离于腹壁肌肉之中。

（四）胸廓的整体观及其运动

成人胸廓近似圆锥形，上窄下宽，横径大于前后径，具有上、下两口和前、后及外侧四壁。**胸廓上口**由第1胸椎、第1肋和胸骨柄上缘围成。**胸廓下口**由第12胸椎、第12

肋、第 11 肋的前端和肋弓及剑突围成。两侧肋弓在前中线相交，形成向下开放的**胸骨下角**，角间夹有剑突，剑突尖约平对第 10 胸椎下缘。胸廓下口宽大而不规则，由膈封闭。胸廓前壁最短，后壁较长，外侧壁最长。相邻两肋之间的窄隙称**肋间隙**。

胸廓是胸壁的支架，除对胸腔内器官有保护作用外，主要参与呼吸运动。吸气时，在肌的作用下，肋的前端上举，伴以胸骨上升并前移，肋体向外扩展，从而加大胸廓的前后径和横径，使胸腔容积增大。呼气时，在重力和肌肉作用下，胸廓做相反的运动，使胸腔容积减小。胸腔容积的改变，促成了肺呼吸。

第三节　颅骨及连结

颅位于脊柱上方，由 23 块颅骨围成（中耳的 3 对听小骨未计入），颅骨多为扁骨或不规则骨。除下颌骨和舌骨以外，其他的颅骨借缝或软骨牢固连结。

一、颅骨

颅骨分为后上部的脑颅骨和前下部的面颅骨。

1. 脑颅骨　共 8 块，为不成对的额骨、蝶骨、筛骨和枕骨；成对的顶骨和颞骨，共同构成颅腔。颅腔的顶为穹隆形的颅盖，由额骨、枕骨和顶骨构成。颅腔的底由中央的蝶骨、后方的枕骨、两侧的颞骨、前方的额骨和筛骨构成。筛骨有少部分参与构成脑颅，大部分参与构成面颅。

2. 面颅骨　共 15 块，构成面部的支架并围成骨性眼眶、骨性鼻腔和口腔，容纳视觉、听觉和味觉器官。下方呈马蹄形前凸并具有牙槽的是下颌骨，其上方有牙槽的一对为上颌骨，紧靠上颌骨后方成对分布的一对腭骨，两上颌骨之间形成鼻背的是一对鼻骨，上颌骨外上方向上外方凸出的是一对颧骨，眼眶内侧壁分布一对小而不规则的泪骨，上颌骨内侧面是相向而对薄而卷曲的下鼻甲；鼻腔正中组成鼻中隔后份呈斜方形的犁骨。喉上方还有一块舌骨。

下颌骨分为中部的下颌体和两侧的下颌支，二者相交处为下颌角。下颌体呈凸向前的弓形，下缘圆钝称为下颌底，上缘为牙槽弓，体外面正中处有突向前的颏隆凸，体的前外侧面有一对颏孔，体内面正中有颏棘。下颌支向上有两个突起，前方尖锐称冠突，后方宽大称髁突。髁突又分为上端膨大的下颌头及其下方缩细的下颌颈。下颌支内面中央有下颌孔，有下牙槽血管和神经出入。

二、颅的整体观

1. **顶面观** 呈卵圆形，前窄后宽，光滑隆凸。顶骨中央最隆凸处，称顶结节。额骨与顶骨之间的缝称**冠状缝**。两侧顶骨之间的缝称**矢状缝**。两侧顶骨与枕骨之间的缝称**人字缝**。矢状缝前与冠状缝，后与人字缝的顶点分别相交会（图2-15）。

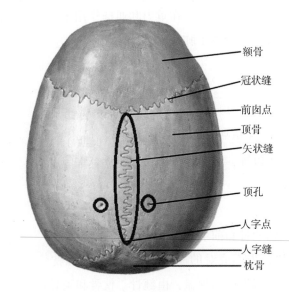

额骨
冠状缝
前囟点
顶骨
矢状缝
顶孔
人字点
人字缝
枕骨

图 2-15　颅顶面观

2. **后面观** 可见人字缝和枕鳞，枕鳞中央有较突出的**枕外隆凸**。隆凸向两侧延伸至乳突根部的骨嵴称**上项线**，其下方与之平行的是**下项线**。

3. **侧面观** 可见额骨、顶骨、枕骨、颞骨、蝶骨、颧骨、上颌骨及下颌骨等颅骨。侧面中部有外耳门，门后方为乳突，前方是**颧弓**，二者在体表均可触及。颧弓将颅侧面分为上、下两部。颧弓上部的浅窝称**颞窝**，其内侧壁前部有额、顶、颞、蝶四骨相交形成的"H"形骨缝称**翼点**，此处为颅腔侧壁的薄弱处，其内面有脑膜中动脉前支经过（常有血管沟），此处骨折极易损伤动脉，临床 X 线检查及手术中应注意。颧弓以下的空隙称**颞下窝**，是上颌体和颧骨后方的不规则间隙，容纳咀嚼肌及血管神经等。窝内侧三角形的间隙称翼腭窝，借助孔道分别通向鼻腔、眼眶、口腔和颅腔（图2-16）。

4. **颅底内面观** 颅骨的内表面光滑而不平坦，有许多脑沟回及血管分支的牙迹。在与颅外矢状缝相对应的正中线上，有一条浅沟称上矢状窦沟，沟两侧有一些小的凹陷，称颗粒小凹，为蛛网膜颗粒的压迹。颅底内面高低不平，呈阶梯状，孔裂较多，大体与脑的下面形态一致，可分为颅前、中、后窝（图2-17）。

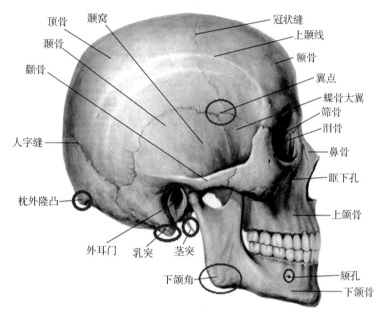

图 2-16 颅侧面观

顶骨　颞窝　　　　　　　冠状缝
颞骨　　　　　　　　　　上颞线
颧骨　　　　　　　　　　额骨
　　　　　　　　　　　　翼点
　　　　　　　　　　　　蝶骨大翼
　　　　　　　　　　　　筛骨
人字缝　　　　　　　　　泪骨
　　　　　　　　　　　　鼻骨
　　　　　　　　　　　　眶下孔
枕外隆凸　　　　　　　　上颌骨
外耳门　乳突　茎突
下颌角　　　　　　　　　颏孔
　　　　　　　　　　　　下颌骨

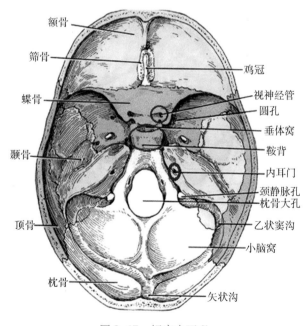

图 2-17 颅底内面观

额骨
筛骨　　　　　　　　　　鸡冠
蝶骨　　　　　　　　　　视神经管
　　　　　　　　　　　　圆孔
　　　　　　　　　　　　垂体窝
颞骨　　　　　　　　　　鞍背
　　　　　　　　　　　　内耳门
　　　　　　　　　　　　颈静脉孔
　　　　　　　　　　　　枕骨大孔
顶骨　　　　　　　　　　乙状窦沟
　　　　　　　　　　　　小脑窝
枕骨
矢状沟

（1）颅前窝　最浅，容纳大脑额叶。两侧部的下方为眶腔，中央部由筛骨筛板构成，上有筛孔通鼻腔。

（2）颅中窝　较颅前窝深，容纳大脑颞叶，由蝶骨、颞骨等围成，中间狭窄，两侧宽广。中央是蝶骨体，上面有垂体窝，窝前方有横行的交叉沟，交叉沟两端经视神经管通入眶。垂体窝前方圆形的骨隆起称**鞍结节**，后方横位的骨隆起是鞍背。垂体窝和鞍背统称蝶鞍，其两侧浅沟为颈动脉沟，沟向前外侧几达眶上裂通眼眶，沟后端有孔称**破裂孔**，孔的后外侧壁有颈动脉管内口。蝶鞍两侧，由前内向后外，依次有圆孔、卵圆孔和棘孔。颞骨岩部中央明显隆起称弓状隆起，其前下方较薄的骨板为鼓室盖，颞骨岩部尖端的浅窝称三叉神经压迹。

（3）颅后窝 主要由枕骨和颞骨岩部构成。窝中央有枕骨大孔，孔前上方的平坦斜面称斜坡。孔前外缘有舌下神经管内口，孔后上方有呈十字形的隆起，其交会处称枕内隆凸。由此向上的浅沟称上矢状窦沟，该沟向下续于枕内嵴，向两侧续于横窦沟，横窦沟继转向前下内走行改称乙状窦沟，末端终于颈静脉孔。颞骨岩部后面有内耳门，通内耳道。

5. 颅底外面观 高低不平，大体可分前、中、后 3 部。由前向后可见，前部主要是牙槽弓和骨腭。骨腭正中有腭中缝，其前端有**切牙孔**，经切牙管通口腔；后缘两侧有**腭大孔**。中部深陷，位置较高，由枕骨基底部与蝶骨体直接连结，是咽腔的顶部。鼻后孔两侧的垂直骨板，即翼突内侧板。翼突外侧板根部后外方，可见较大的卵圆孔和较小的棘孔。鼻后孔后方中央可见**枕骨大孔**；孔两侧有**枕髁**，髁前外侧有舌下神经管外口；髁后方有不恒定的髁管开口。枕髁外侧有一不规则的孔，称**颈静脉孔**，其前方的圆形孔为颈动脉管外口。颈静脉孔的后外侧，有细长的茎突，茎突根部后方有**茎乳孔**，面神经经此孔出颅。颧弓根部后方有**下颌窝**。蝶骨、枕骨基底部和颞骨岩部会合处，围成不规则的破裂孔，活体为软骨所封闭。后区为枕骨大孔后方的枕外隆凸及其两侧横行的上项线。

6. 前面观 分为额区、眶、骨性鼻腔和骨性口腔。

（1）额区 为眶以上的部分，由**额鳞**构成。两侧可见隆起的额结节，结节下方有与眶上缘平行的弓形隆起，称眉弓。左右眉弓间的平坦部，称眉间。眉弓与眉间均为重要的体表标志（图2-18）。

（2）眶（图2-19） 为底朝前外、尖向后内的一对锥形腔体，分上、下、内侧、外侧四壁，容纳眼球及附属结构。眶尖向后内，有视神经管与颅中窝相通。底即眶口，略呈四边形，向前下外倾斜。眶上缘中内 1/3 交界处有眶上孔或眶上切迹，眶下缘中份下方有眶下孔。上壁前外侧份的深窝称泪腺窝，容纳泪腺。内侧壁最薄，前下份纵行分布的长圆形窝称泪囊窝，容纳泪囊，此窝向下经鼻泪管通鼻腔。下壁主要由上颌骨构成，壁下方为上颌窦。下壁和外侧壁交界处后份，有眶下裂向后通颞下窝和翼腭窝，裂中部有向前行的眶下沟，该沟向前续于眶下管，管开口于眶下孔。外侧壁较厚，由颧骨和蝶骨构成。外侧壁与上壁交界处的后份，有眶上裂向后通颅中窝。

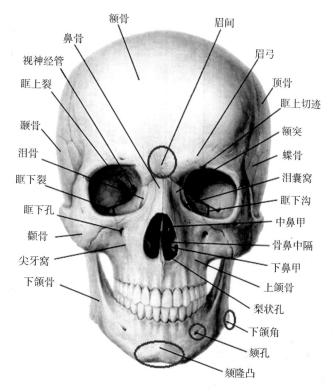

图 2-18 颅前面观

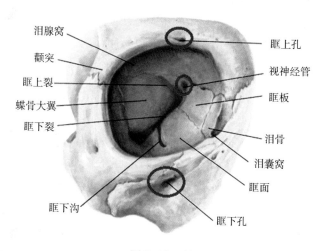

图 2-19 眶

（3）骨性鼻腔 位于面颅中央，介于两眶和上颌骨之间，由犁骨和筛骨垂直板构成的骨性鼻中隔，将其分为左右两半。鼻腔的顶主要由筛板构成，有筛孔通颅前窝。底为骨腭，前端有切牙管通口腔。外侧壁由上而下有三个向下弯曲的骨片，分别称上、中、下鼻

63

甲；前二者属于筛骨，后者为下鼻甲骨。每个鼻甲下方为相应的鼻道，分别称上、中、下鼻道。上鼻甲后上方与蝶骨之间的间隙，称蝶筛隐窝；下鼻道有鼻泪管开口。鼻腔前方开口称梨状孔，后方开口称鼻后孔，通咽腔。

在鼻腔周围，有些骨内有含气的腔，称鼻旁窦，与鼻腔相通，计有 4 对（详见呼吸系统）。

（4）骨性口腔 由上颌骨、腭骨及下颌骨构成。顶为骨腭，由两侧上颌骨腭突与腭骨水平板组成。底由软组织封闭。前壁及外侧壁由上、下颌骨的牙槽突围成；前方正中有切牙孔，后外方有腭大孔。

三、颞下颌关节

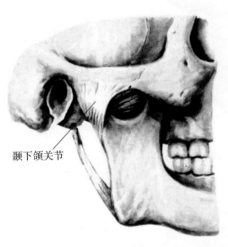

颞下颌关节

图2-20 颞下颌关节

颞下颌关节，又称下颌关节，由下颌骨的下颌头与颞骨的下颌窝和关节结节构成。覆盖关节面表面的是纤维软骨。关节囊松弛，向上附着于下颌窝和关节结节的周缘，向下附着于下颌颈，囊外有外侧韧带加强。关节腔内有纤维软骨构成的关节盘，呈椭圆形，上面呈鞍状，前凹后凸，与关节结节和下颌窝的形状相对应。关节盘的周缘与关节囊相连，将关节腔分为上、下两部分。关节囊的前部较薄弱，下颌关节易向前脱位（图2-20）。

颞下颌关节属联动关节，两侧必须同时运动。下颌骨可做上提、下降、前进、后退和侧方运动。其中，下颌骨的上提和下降运动发生在下关节腔，前进和后退运动发生在上关节腔，侧方运动是一侧的下颌头对关节盘做旋转运动，而对侧的下颌头和关节盘一起对关节窝做前进运动。张口是下颌体下降并伴有下颌头和关节盘向前的运动，故大张口时，下颌体降向下后方，而下颌头随同关节盘滑至关节结节下方。如果张口过大且关节囊过分松弛时，下颌头可滑至关节结节前方而不能退回关节窝，造成下颌关节前脱位。手法复位时，必须先将下颌骨拉向下，超过关节结节，再将下颌骨向后推，才能将下颌头纳回下颌窝内。闭口则是下颌骨上提并伴下颌头和关节盘一起滑回关节窝的运动。

四、新生儿颅骨特征

胎儿时期由于脑及感觉器官发育较早，而咀嚼器官和呼吸器官，尤其是鼻旁窦，尚不发达，因此脑颅比面颅大得多。新生儿面颅占全颅的 1/8（成人为 1/4）。额骨的正中缝尚未愈合，额窦尚未发育，眉弓及眉间不明显。颅顶各骨尚未完全发育，骨缝间充满纤维组织膜，在多骨交接处，间隙的膜较大，称颅囟。颅囟主要有前囟（额囟），最大，呈菱形，位于矢状缝与冠状缝相接处。后囟（枕囟），位于矢状缝与人字缝会合处，呈三角形。另外，还有顶骨前下角的蝶囟和顶骨后下角的乳突囟。前囟在生后 1 ~ 2 岁时闭合，其余各囟都在生后不久闭合（图 2-21）。

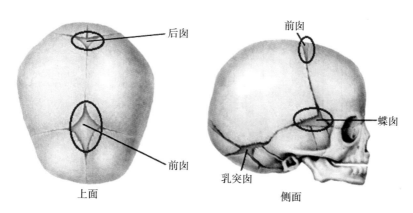

图 2-21　新生儿颅

第四节　四肢骨及连结

上、下肢骨均由肢带骨和自由肢骨组成。上、下肢骨的数目和排列方式基本相同。由于人体直立，上肢成为灵活的劳动器官，下肢起着支持和移位的作用。因而，上肢骨纤细轻巧，下肢骨粗大坚固（表 2-1）。

表 2-1　上、下肢骨骼分布

分布	肢带骨	自由肢骨		
		近侧部	中间部	远侧部
上肢骨	锁骨、肩胛骨	肱骨	尺骨、桡骨	腕骨（8 块）、掌骨（5 块）、指骨（14 块）
下肢骨	髋骨	股骨	髌骨、胫骨、腓骨	跗骨（7 块）、跖骨（5 块）、趾骨（14 块）

一、 上肢骨及其连结

（一）上肢带骨

1. 锁骨　为"～"形骨，架于胸廓前上方。内侧端粗大，为胸骨端，有关节面与胸骨柄相关节；外侧端扁平，为肩峰端，有小关节面与肩胛骨肩峰相关节。锁骨全长可在体表扪及，上面光滑，下面粗糙；内侧 2/3 凸向前，外侧 1/3 凸向后，骨折多发生于中、外 1/3 交界处（图 2-22）。

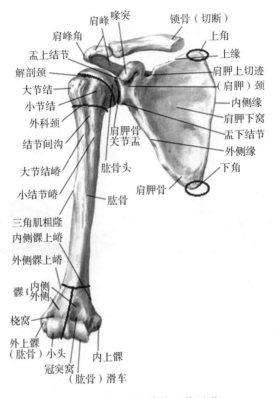

图 2-22　肩胛骨和肱骨（前面观）

2. **肩胛骨**　为三角形的扁骨，贴于胸廓的后外面，介于第 2 肋与第 7 肋之间（图 2-22，图 2-23）。肩胛骨有二面、三缘和三角。腹侧面或肋面与胸廓相对，为一大的浅窝，称肩胛下窝。背侧面有一横嵴，称**肩胛冈**。冈上、下方的浅窝，分别称冈上窝和冈下窝。肩胛冈向外侧延伸的扁平突起，称肩峰，与锁骨的肩峰端相接。上缘短而薄，外侧份有肩胛切迹，切迹外侧向前的指状突起称**喙突**。内侧缘薄而锐利，临近脊柱故又称脊柱缘。外侧缘肥厚，邻近腋窝，又称腋缘。上角为上缘与脊柱缘会合处，平对第 2 肋。下角为脊柱缘与腋缘会合处，平对第 7 肋或第 7 肋间隙，为计数肋的标志。外侧角为腋缘与上缘会合处，最肥厚，为朝向外侧方的梨形浅窝，称**关节盂**，与肱骨头相关节。关节盂上、下方各有一粗糙隆起，分别称盂上结节和盂下结节。肩胛冈、肩峰、肩胛骨下角、内侧缘及喙突都可在体表扪及。

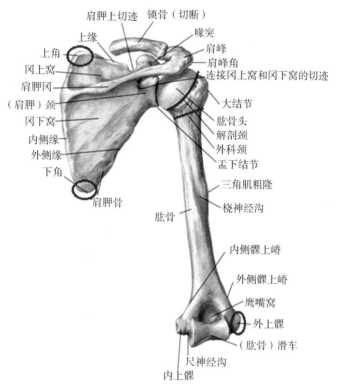

图 2-23　肩胛骨和肱骨（后面观）

（二）自由上肢骨

1. 肱骨　左右各一，分一体及上、下两端，为典型的长骨（图 2-22，图 2-23）。

上端有半球形的**肱骨头**，与肩胛骨的关节盂相关节。头周围的环状浅沟，称**解剖颈**。肱骨头的外侧和前方分别有隆起的大结节和小结节，它们向下各延伸的骨嵴，称大结节嵴和小结节嵴。两结节间的纵沟，称结节间沟。上端与体交界处稍细，称**外科颈**，易发生骨折。

肱骨体中部外侧面有粗糙的**三角肌粗隆**，为三角肌附着处。后面中部有一自内上斜向外下的浅沟，称**桡神经沟**，桡神经和肱深动脉由此沟经过，故肱骨中部骨折易损伤桡神经。

下端较扁，外侧部前面有半球状的肱骨小头，与桡骨相关节；内侧部有滑车状的肱骨滑车，与尺骨形成关节。滑车前上方及后上方的深窝分别为冠突窝及鹰嘴窝。小头外侧和滑车内侧各有一突起，分别称外上髁和内上髁，在体表可扪及。内上髁后下方有一浅沟，称尺神经沟，尺神经由此经过。下端与体交界处，即肱骨内、外上髁稍上方，骨质较薄弱，受暴力可发生肱骨髁上骨折。

2. 尺骨　为长骨，居前臂内侧部，分一体两端。上端粗大，前面有一半圆形深凹，称**滑车切迹**，与肱骨滑车相关节。切迹后上方的突起称**鹰嘴**，前下方的较小突起称**冠突**。冠突外侧有**桡切迹**，与桡骨头相关节；冠突前下方的粗糙隆起称**尺骨粗隆**。尺骨体呈三棱柱状，外缘为锐利的骨间缘，下段较细易骨折。下端为尺骨头，其前、外、后有环状关节面与桡骨尺切迹相关节，下面借三角形的关节盘与腕骨隔开。头后内侧的锥状突起，称**尺骨茎突**，在正常情况下，尺骨茎突比桡骨茎突约高 1cm。鹰嘴、后缘全长、尺骨头和茎突在体表均可触及。

3. **桡骨** 为长骨，位于前臂外侧部，分一体两端。上端膨大称**桡骨头**，头上面有关节凹与肱骨小头相关节；头周缘的环状关节面与尺骨桡切迹相关节；桡骨头下方略细，称**桡骨颈**。颈的前内下方有一突起称**桡骨粗隆**。桡骨体呈三棱柱形，内侧缘为薄锐的骨间缘。下端较宽扁肥大，前凹后凸，外侧向下突出，称**茎突**。下端内面有**尺切迹**，与尺骨头相关节，下面有腕关节面与腕骨相关节。桡骨茎突和桡骨头在体表可扪及。

4. **手骨** 包括腕骨、掌骨和指骨 3 部分（图 2-24）。

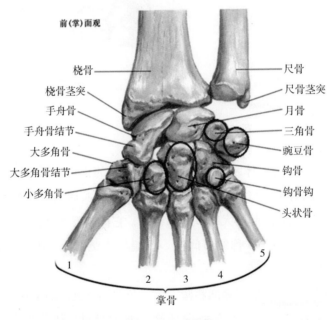

图 2-24　手掌骨

（1）**腕骨** 均属短骨，排成近、远二列。近侧列由桡侧向尺侧依次为：手舟骨、月骨、三角骨和豌豆骨；远侧列由桡侧向尺侧依次为：大多角骨、小多角骨、头状骨和钩骨。8 块腕骨连接形成一掌面凹陷的腕骨沟。相邻各骨之间形成腕骨间关节。

（2）**掌骨** 属长骨，共 5 块。由桡侧向尺侧依次为第 1~5 掌骨。

（3）**指骨** 属长骨，共 14 块。拇指有 2 节，分别为近节和远节指骨，其余各指为 3 节，分别为近节指骨、中节指骨和远节指骨。

（三）上肢骨的连结

上肢骨的连结分为上肢带骨的连结和自由上肢骨的连结。

1. 上肢带骨的连结

（1）胸锁关节　是上肢骨与躯干骨之间唯一的关节。由锁骨的胸骨端与胸骨柄的锁切迹及第1肋软骨的上面构成。关节囊坚韧并由胸锁前、后韧带，锁间韧带，肋锁韧带等囊外韧带加强。胸锁关节属于多轴关节，运动时，使锁骨外侧端向前、向后（垂直轴），向上、向下（矢状轴），并能做微小的旋转（冠状轴）和环转运动，将上肢撑离躯干，因而扩大了上肢的活动范围。

（2）肩锁关节　由锁骨的肩峰端与肩峰的关节面构成，属平面关节，活动度很小。

（3）喙肩韧带　为三角形的扁韧带，连于肩胛骨的喙突与肩峰之间，属于肩胛骨的固有连接。它与喙突、肩峰共同构成喙肩弓，架于肩关节上方，可防止肱骨头向上脱位。

2. 自由上肢骨的连结

（1）**肩关节**　由肱骨头与肩胛骨关节盂构成，也称盂肱关节，是典型的球窝关节。近似圆球的大肱骨头和浅而小的关节盂，虽然关节盂的周缘有纤维软骨构成的盂唇来加深关节窝，仍仅能容纳关节头的 1/4～1/3。肩关节的这种结构形状增加了运动幅度，但也降低了关节的稳定性，因此，关节周围的肌肉、韧带对其稳固性起了重要作用（图2-25）。

肩关节囊薄而松弛，其肩胛骨端附着于关节盂的周缘，肱骨端附于肱骨解剖颈，在内侧可达肱骨外科颈。关节囊的滑膜层可膨出形成滑液鞘或滑膜囊，以利于肌腱的活动。肱二头肌长头腱就在结节间滑液鞘内穿过关节囊。关节囊的上壁有喙肱韧带及肌腱纤维增强，前、后壁也有数条肌腱纤维加入，以增加关节的稳固性。但囊的下壁无肌腱纤维增强，为肩关节的薄弱处，故肩关节脱位时，肱骨头常从此发生前下方脱位。

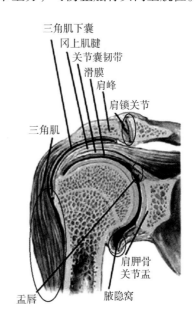

三角肌下囊
冈上肌腱
关节囊韧带
滑膜
肩峰
肩锁关节
三角肌
肩胛骨关节盂
盂唇
腋隐窝

图2-25　肩关节（冠状切面）

肩关节为全身最灵活的关节，属多轴关节，可做三轴运动，即冠状轴上的屈和伸，矢状轴上的收和展，垂直轴上旋内、旋外及环转运动。

（2）**肘关节**　是由肱骨下端与尺骨、桡骨上端构成的复关节，包括三个关节（图2-26）。

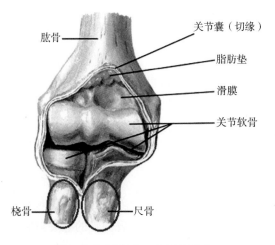

图 2-26　肘关节（右侧前面观）

①**肱尺关节**：由肱骨滑车与尺骨滑车切迹构成，属滑车关节。

②**肱桡关节**：由肱骨小头与桡骨头的关节凹构成，属球窝关节。

③**桡尺近侧关节**：由桡骨头环状关节面与尺骨桡切迹构成，属车轴关节。

上述 3 个关节包在一个关节囊内，关节囊前、后壁薄而松弛，两侧壁厚而紧张，分别形成桡侧副韧带和尺侧副韧带加强。附着于尺骨的桡骨切迹前、后方的环形纤维带环绕桡骨头，形成上口大而下口小的桡骨环状韧带，桡骨头在环内沿纵轴旋转而不易下脱。幼的桡骨头发育未全，环状韧带松弛，在前臂伸直位受到猛力牵拉时，可发生桡骨头半脱位。肘关节的运动以肱尺关节为主，主要行冠状轴上的屈、伸运动。由于囊的后壁最薄弱，常见桡、尺两骨向后脱位，移向肱骨的后上方。

（3）**桡尺骨连结**　桡、尺骨借桡尺近侧关节（见肘关节）、桡尺远侧关节和前臂骨间膜相连。

桡尺远侧关节由尺骨头环状关节面与桡骨的尺切迹构成，以关节盘与桡腕关节腔分隔。

前臂骨间膜是连结尺骨和桡骨的骨间缘之间的坚韧纤维膜，纤维方向是从桡骨斜向下内达尺骨。当前臂处于旋前或旋后位时，骨间膜松弛。前臂处于半旋前位时，骨间膜最紧张，这也是骨间膜的最大宽度。因此，处理前臂骨折时，应将前臂固定于半旋前或半旋后位，以防骨间膜挛缩，影响前臂愈后的旋转功能。桡尺近侧、远侧关节连同肱桡关节是联动关节，运动时能使前臂旋前和旋后。

（4）**手关节**　包括桡腕关节、腕骨间关节、腕掌关节、掌骨间关节、掌指关节和指骨间关节（图 2-24）。

①**桡腕关节**：又称腕关节，是典型的椭圆关节。由手舟骨、月骨和三角骨的近侧面组成关节头，桡骨腕关节面和尺骨头下方的关节盘组成关节窝而构成。关节囊松弛，周围均

有韧带加强，其中掌侧韧带最为坚韧，所以腕的后伸运动受限。桡腕关节可做屈、伸、展、收及环转运动。

②**腕骨间关节**：由 8 块腕骨相对面之间构成的微动关节。各腕骨间借韧带连结成一整体，各关节腔彼此相通。

③**腕掌关节**：由远侧列的腕骨与 5 个掌骨底构成。除拇指和小指的腕掌关节外，其余各指的腕掌关节运动范围极小。**拇指腕掌关节**由大多角骨与第 1 掌骨底构成，属于鞍状关节，为人类及灵长目动物所特有。

④**掌骨间关节**：是第 2 至 5 掌骨底相互之间的平面关节，其关节腔与腕掌关节腔交通。

⑤**掌指关节**：共 5 个，由掌骨头与近节指骨底构成，属球窝关节。

⑥**指骨间关节**：共 9 个，由各指相邻两节指骨的底和滑车构成，是典型的屈戌关节。

二、下肢骨及其连结

（一）下肢带骨

髋骨属不规则骨，由髂骨、耻骨和坐骨组成，交会处朝外的深窝为髋臼，16 岁前 3 块骨以软骨结合，此后完全融合。上部扁阔，中部窄厚，下部有耻骨和坐骨围成的闭孔。左右髋骨与骶、尾骨围成骨盆（图 2-27）。

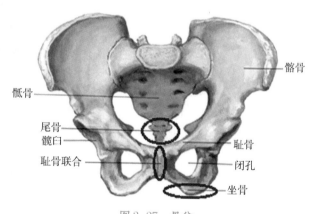

图 2-27 骨盆

1. **髂骨** 构成髋骨上部，分为体、翼两部。上部扁阔为髂骨翼，翼上缘肥厚，形成弓形的髂嵴。髂嵴前端为**髂前上棘**，后端为**髂后上棘**，髂前上棘后方 5～7cm 处髂嵴外唇向外的突起称**髂结节**，均为重要的体表标志。髂前、后上棘的下方各有一薄锐突起，分别称髂前下棘和髂后下棘。髂后下棘下方有深陷的**坐骨大切迹**。髂骨翼内面的浅窝称**髂窝**，髂窝下界有圆钝骨嵴，称**弓状线**。髂骨翼外面称为臀面，有臀肌附着。下部窄厚处为髂骨体，构成髋臼的上 2/5。

2. **坐骨** 构成髋骨后下部，分坐骨体和坐骨支。体组成髋臼的后下 2/5，体的后缘有尖形的**坐骨棘**，棘下方有**坐骨小切迹**。坐骨体下后部向前、上、内侧延伸出较细的坐骨支，其末端与耻骨下支结合。坐骨体与坐骨支移行处后部的粗糙隆起为**坐骨结节**，是坐骨最低部，可在体表扪及。

3. 耻骨　构成髋骨前下部，分上支、下支及体三部。耻骨体组成髋臼前下 1/5，与髂骨体结合处骨面粗糙，称髂耻隆起。由此向前内伸出耻骨上支，其末端急转向下方延伸为耻骨下支。上支上缘锐利，称**耻骨梳**，向后移行于弓状线，向前终于**耻骨结节**，是重要的体表标志。耻骨结节到中线的粗钝上缘为耻骨嵴，也可在体表扪及。耻骨上、下支相互移行处内侧的椭圆形粗糙面，称**耻骨联合面**，两侧联合面借软骨相接，构成耻骨联合。耻骨下支伸向后下外，与坐骨支结合，这样，耻骨与坐骨共同围成闭孔。

髋臼由髂骨、坐骨、耻骨的体合成。窝内半月形的关节面称月状面。窝的中央未形成关节面的部分，称髋臼窝。髋臼下缘的缺口称**髋臼切迹**。

(二) 自由下肢骨

自由下肢骨包括大腿骨、小腿骨和足骨三部分。下肢骨的主要功能是支持体重和运动，以及维持身体的直立姿势。下肢骨的形态结构为适应功能需要而变得更粗大强壮，适于支撑和抗拒机械重力，内部的骨小梁构造也呈现出特殊的重力线排列模式。

1. 大腿骨　包括股骨及髌骨。

(1) 股骨　是人体最长、最粗的长骨，长度约为身高的 1/4，分一体两端。上端有朝向内上前的股骨头，与髋臼相关节。头中央微凹称股骨头凹。头外下外方较狭细部称**股骨颈**，易发生骨折。颈与体以 120°～130°颈干角相连结。连结处上外侧的方形隆起，称**大转子**；内下方的隆起，称**小转子**，有肌肉附着。大、小转子之间，前面有转子间线，后面有转子间嵴。股骨体略弓凸向前，上段呈圆柱形，中段呈三棱柱形，下段前后略扁。体后面有纵行骨嵴，称粗线，其上端分叉，向上外延续于粗糙的臀肌粗隆，向上内侧延续为耻骨肌线。粗线下端也分为内、外两线，二线间的骨面为腘面。下端左右膨大形成内侧髁和外侧髁，两髁之间的深窝名髁间窝，两髁前方的关节面彼此相连，形成髌面，两髁侧面最突起处，分别为内上髁和外上髁。内上髁上方的小突起，称收肌结节。大转子是重要的体表标志，可在体表触及（图 2-28）。

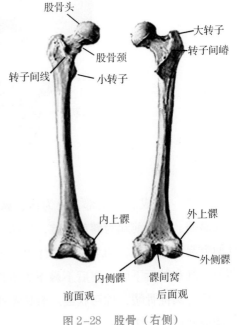

图 2-28　股骨（右侧）

说明文字：股骨头、大转子、股骨颈、转子间嵴、转子间线、小转子、内上髁、外上髁、内侧髁、髁间窝、外侧髁、前面观、后面观

（2）**髌骨** 是人体最大的籽骨，位于股骨下端前面，在股四头肌腱内，上宽下尖，前面粗糙，后面为关节面，与股骨髌面相关节（图2-1）。髌骨可在体表扪及。

2. **小腿骨** 包括胫骨和腓骨（图2-29）。

（1）**胫骨** 是位于小腿内侧的粗大长骨。上端膨大，向两侧突出，形成内、外侧髁，髁上面各有上关节面与股骨髁相关节。两上关节面之间的粗糙小隆起，称髁间隆起。外侧髁后下方有腓关节面与腓骨头相关节。上端前面的隆起称**胫骨粗隆**。胫骨体呈三棱柱形，较锐的前缘和平滑的内侧面直接位于皮下。胫骨下端稍膨大，其内下方的突起称内踝。内、外侧髁和胫骨粗隆及内踝均可在体表扪及。

（2）**腓骨** 是位于胫骨外后方的细长骨。上端稍膨大，称腓骨头；头下方缩窄，称**腓骨颈**。下端膨大形成外踝，其内侧有外踝窝，与距骨相关节。腓骨头和外踝都可在体表扪及。

3. **足骨** 包括跗骨、跖骨和趾骨（图2-30）。

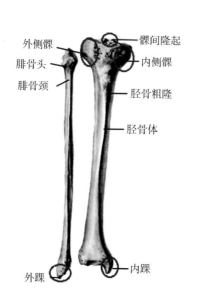

图2-29 胫骨和腓骨（右侧）

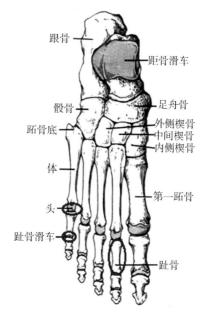

图2-30 足骨（右侧）

（1）**跗骨** 7块，属短骨，分前、中、后三列。后列包括上方的**距骨**和下方的**跟骨**；中列为位于距骨前方的**足舟骨**；前列为内侧楔骨、中间楔骨、外侧楔骨及跟骨前方的骰骨。

（2）**跖骨** 属长骨，共5块，由内侧向外侧依次为第1~5跖骨，形状和排列大致与掌骨相当，但比掌骨粗大。第5跖骨底外侧有明显的突出，称**第5跖骨粗隆**，可于体表触及。

（3）**趾骨** 属长骨，共 14 块。除姆趾为 2 节外，其余各趾均为 3 节。形态和命名与指骨相同。姆趾骨粗壮，其余趾骨细小。远节趾骨末端的下面粗糙，称**趾骨粗隆**。

（三）下肢骨的连结

1. 下肢带骨的连结

（1）**耻骨联合** 由两侧耻骨联合面借纤维软骨构成的耻骨间盘连结构成。耻骨间盘中往往出现一矢状位的裂隙，女性较男性的厚，裂隙也较大，孕妇和经产妇尤为显著（图 2-27）。

（2）**骶髂关节** 由骶骨和髂骨的耳状面构成，关节面凸凹不平，彼此结合十分紧密。关节囊紧张有骶髂前、后韧带加强；关节后上方尚有骶髂骨间韧带充填和连结。骶髂关节具有极强的稳固性，以适应支持体重的功能。

（3）**髋骨与脊柱间的韧带连结** 髋骨与脊柱之间常借下列韧带加固：①髂腰韧带：强韧肥厚，由第 5 腰椎横突横行放散至髂嵴的后上部；②骶结节韧带：位于骨盆后方，起自骶、尾骨后面外侧缘，呈扇形，集中附着于坐骨结节内侧缘；③骶棘韧带：位于骶结节韧带的前方，起自骶、尾骨前面外侧缘，呈三角形，止于坐骨棘，其起始部为骶结节韧带所遮掩。骶棘韧带与坐骨大切迹围成坐骨大孔，骶棘韧带、骶结节韧带和坐骨小切迹围成坐骨小孔，有肌肉、血管和神经等从盆腔经坐骨大、小孔达臀部和会阴。

（4）**髋骨的固有韧带** 即闭孔膜，它封闭闭孔并为盆内、外肌肉提供附着。膜的上部与闭孔沟围成闭膜管，有神经、血管通过。

（5）**骨盆** 由骶、尾骨和左右髋骨及其骨连结构成（图 2-27）。骨盆由骶骨岬向两侧经弓状线、耻骨梳、耻骨结节至耻骨联合上缘构成环形的**界线**，将骨盆分为上方的**大骨盆**（又称假骨盆）和下方的**小骨盆**（又称真骨盆）。大骨盆由界线上方的髂骨翼和骶骨构成。由于骨盆向前倾斜状，故大骨盆几乎没有前壁。小骨盆是大骨盆向下延伸的骨性狭窄部，可分为骨盆上口、骨盆下口和骨盆腔。**骨盆上口**由界线围成，呈圆形或卵圆形。**骨盆下口**由尾骨尖、骶结节韧带、坐骨结节、坐骨支、耻骨下支和耻骨联合下缘围成，呈菱形。两侧坐骨支与耻骨下支连成耻骨弓，它们之间的夹角称为**耻骨下角**，男性为 70°~75°，女性为 90°~100°。骨盆上、下口之间的腔为**骨盆腔**，也称为固有盆腔，容纳直肠、膀胱和部分生殖器官。从青春期开始，骨盆的形状出现性别差异，女性骨盆的形态有利于妊娠和分娩。

2. 自由下肢骨连结

（1）**髋关节** 由髋臼与股骨头构成，属球窝关节。髋臼的周缘附有纤维软骨构成的**髋臼唇**，以增加髋臼的深度。髋臼切迹被**髋臼横韧带**封闭，使半月形的髋臼关节面扩大为环形以紧抱股骨头。髋臼窝内充填有脂肪组织（图 2-31）。

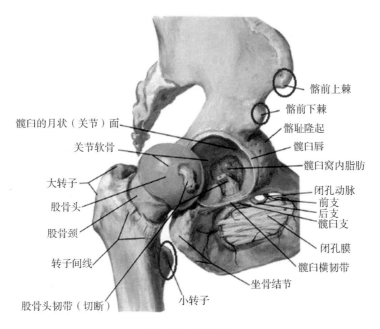

髋臼的月状（关节）面
关节软骨
大转子
股骨头
股骨颈
转子间线
股骨头韧带（切断）
小转子

髂前上棘
髂前下棘
髂耻隆起
髋臼唇
髋臼窝内脂肪
闭孔动脉
前支
后支
髋臼支
闭孔膜
髋臼横韧带
坐骨结节

图 2-31　髋关节

髋关节的关节囊坚韧致密，上附着于髋臼周缘及髋臼横韧带，下附着于股骨颈，前面达转子间线，后面包裹股骨颈的内侧 2/3，使股骨颈骨折有囊内、囊外骨折之分。关节囊周围及囊内有多条韧带加强：①髂股韧带：最为强健，起自髂前下棘，呈人字形向下经囊的前方止于转子间线，可限制大腿过伸。②股骨头韧带：位于关节囊内，连于股骨头凹和髋臼横韧带之间，为滑膜所包被，内含营养股骨头的血管。③耻股韧带：由耻骨上支向外下于关节囊前下壁与髂股韧带的深部融合，可限制大腿的外展及旋外运动。④坐股韧带：加强关节囊的后部，起自坐骨体，斜向外上与关节囊融合，附着于大转子根部，可限制大腿的旋内运动。⑤轮匝带：是关节囊的深层纤维围绕股骨颈形成的环形增厚，可约束股骨头向外脱出。

髋关节属多轴关节，可做三轴的屈、伸、展、收、旋内、旋外及环转运动。由于股骨头深藏于髋臼内，关节囊相对紧张而坚韧，又受多条韧带限制，其运动幅度远不及肩关节，但具有较大的稳固性，以适应其承重和行走的功能。髋关节囊的后下部相对较薄弱，脱位时，股骨头易向下方脱出。

（2）**膝关节**　由股骨下端、胫骨上端和髌骨构成，是人体最大、最复杂的关节。髌骨与股骨的髌面相接，股骨的内、外侧髁分别与胫骨的内、外侧髁相对（图 2-30）。

膝关节的关节囊薄而松弛，附着于各关节面的周缘，周围有韧带加固，以增加关节的稳定性。主要韧带有：①髌韧带：为股四头肌腱的中央部纤维索，自髌骨向下止于胫骨粗隆。髌韧带扁平而强韧，其浅层纤维越过髌骨连于股四头肌肌腱。②腓侧副韧带：为条索状坚韧的纤维索，起自股骨外上髁，向下延伸至腓骨头。③胫侧副韧带：呈宽扁束状，位于膝关节内侧后份。起自股骨内上髁，向下附着于胫骨内侧髁及相邻骨体，与关节囊和内侧半月板紧密结合。胫侧副韧带和腓侧副韧带在伸膝时紧张，屈膝时松弛，半屈膝时最松弛。④腘斜韧带：由半膜肌腱延伸而来，起自胫骨内侧髁，斜向外上方，止于股骨外上髁，可防止膝关节过伸。⑤膝交叉韧带：位于膝关节中央稍后方，非常强韧，由滑膜衬覆，可分为前、后两条。**前交叉韧带**起自胫骨髁间隆起的前方内侧，斜向后上方外侧，纤维呈扇形附着于股骨外侧髁的内侧。**后交叉韧带**较前交叉韧带短而强韧，并较垂直。起自胫骨髁间隆起的后方，斜向前上方内侧，附着于股骨内侧髁的外侧面。膝交叉韧带牢固地连结股骨和胫骨，可限制胫骨沿股骨向前、后移位。前交叉韧带在伸膝时最紧张，能限制胫骨前移。后交叉韧带在屈膝时最紧张，可限制胫骨后移。

膝关节囊的滑膜层是全身关节中最宽阔、最复杂的，附着于该关节各骨的关节面周缘，覆盖关节内除关节软骨和半月板以外的所有结构。

半月板是垫在股骨内、外侧髁与胫骨内、外侧髁关节面之间的两块半月形纤维软骨板，分别称为内、外侧半月板。内侧半月板，较大，呈"C"形，前端窄后份宽，外缘与关节囊及胫侧副韧带紧密相连。外侧半月板，较小，近似"O"形，外缘亦与关节囊相连。半月板使关节面更为相适，也能缓冲压力，吸收震荡，起弹性垫的作用。半月板还增大了关节窝的深度，又能连同股骨髁一起对胫骨做旋转运动。由于半月板随膝关节运动而移动，当膝关节在急骤强力动作时，常造成半月板损伤（图2-32）。

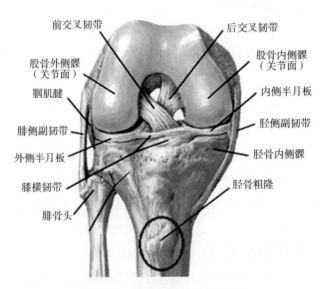

图2-32　膝关节（屈位前面观）

（3）胫腓骨连结　胫、腓两骨之间的连结紧密，上端由胫骨外侧髁与腓骨头构成微动的**胫腓关节**，两骨干之间有坚韧的**小腿骨间膜**相连，下端借胫腓前、后韧带构成坚强的韧带连结。小腿两骨间几乎不能活动。

（4）足关节　包括距小腿关节、跗骨间关节、跗跖关节、跖趾关节和趾骨间关节（图2-30）。

1）距小腿关节：亦称**踝关节**，由胫、腓骨的下端与距骨滑车构成，近似单轴的屈戌关节，在足背屈（伸）或跖屈（屈）时，其旋转轴是可变的。踝关节的关节囊附着于各关节面的周围，囊的前、后壁薄而松弛，两侧有韧带增厚加强。内侧有内侧韧带（或称三角韧带），为坚韧的三角形纤维索，起自内踝尖，向下呈扇形展开，止于足舟骨、距骨和跟骨。外侧韧带，由不连续的三条独立的韧带组成，前为**距腓前韧带**，中为**跟腓韧带**，后为**距腓后韧带**，三条韧带均起自外踝，分别向前、向下和向后内止于距骨及跟骨，均较薄弱，常因过度内翻而损伤。

2）跗骨间关节：是跗骨各骨之间的关节，以**距跟关节**（也称距下关节）、**距跟舟关节**和**跟骰关节**较为重要。距跟关节和距跟舟关节在功能上是联动关节，在运动时能使足内翻和外翻。

跗骨各骨之间还借许多坚韧的韧带相连结，主要的韧带有：**跟舟足底韧带**（又称跳跃韧带），为宽而肥厚的纤维带，位于足底，连结于跟骨与足舟骨之间，对维持足的内侧纵弓起重要作用。分歧韧带，为强韧的"Y"形韧带，起自跟骨前部背面，向前分为两股，分别止于足舟骨和骰骨。在足底尚有一些其他的韧带，连结跟骨、骰骨和跖骨底，对维持足弓都有重要意义。

3）跗跖关节：由3块楔骨和骰骨的前端与5块跖骨的底构成，属平面关节，可做轻微滑动。在内侧楔骨和第1跖骨之间可有轻微的屈、伸运动。

4）跖趾关节：由跖骨头与近节趾骨底构成，可做轻微的屈、伸、收、展运动。屈为跖屈，伸为背屈，收为向第2趾靠近，展为离开第2趾。

5）趾骨间关节：由各趾相邻的两节趾骨的底与滑车构成，可做屈、伸运动。

（5）足弓　跗骨和跖骨借其连结形成凸向上的弓，称为足弓。足弓的维持除依靠各骨的连结之外，足底的韧带及足底的长、短肌腱的牵引对维持足弓也起着重要作用。

第五节　肌

一、概述

全身骨骼肌共有600多块，广泛分布于头、颈、躯干及四肢，约占体重的40%。每块肌都有一定的形态、结构、位置和辅助装置，并有丰富的血管、淋巴管分布和神经支配，所以每块骨骼肌都是一个独立的器官（图2-33）。

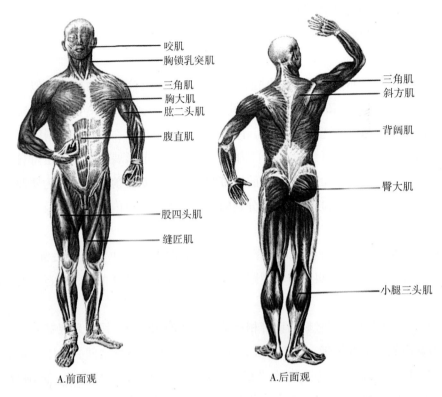

图 2-33 全身肌

A 前面观 B 后面观

（一）肌的形态和构造

肌的形态多种多样，可概括地分为长肌、短肌、阔肌和轮匝肌 4 种（图 2-34）。长肌多分布于四肢，收缩时显著缩短而引起大幅度的运动。短肌多分布于躯干深层，收缩引起的运动幅度小。阔肌扁薄宽大呈片状，多分布于躯干浅层，收缩时除了运动躯干外，还有保护和支持体腔器官的作用。轮匝肌呈环形，分布于孔、裂的周围，收缩时使孔裂关闭。

每块骨骼肌都由肌腹和肌腱两部分构成。肌腹由大量红色柔软的横纹肌纤维构成，有收缩能力；肌腱则由白色坚韧的腱纤维构成，一般位居肌腹的两端，而附着于骨面，无收缩能力，但能承受很大的牵引力。长肌的肌腹呈梭形，两端的腱较细小呈条索状。有的肌腱在两个肌腹之间，称为中间腱，这种肌称为二腹肌。有的肌有数个腱，将肌腹分为多个部分，如腹直肌，这种腱称为腱划。阔肌的肌腹和肌腱均呈片状，其肌腱则称为腱膜，如腹外斜肌腱膜等。

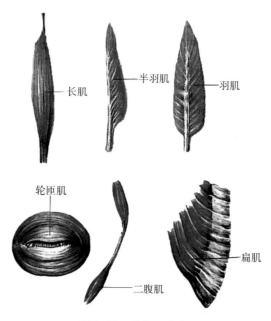

图 2-34 骨骼肌分类

（二）肌的起止和作用

肌一般都以两端附着于骨，中间跨过一个或几个关节。当肌收缩时，通常骨位置相对固定，另一骨的位置相对移动，从而产生动作。肌在固定骨的附着点称为起点或定点，在移动骨上的附着点称为止点或动点，由于运动中固定骨和移动骨在一定的条件下可以相互转换，所以肌的起、止点也是可以随时转换的。

肌的作用可分为两种，一种是静力作用，指肌收缩增加其紧张度，使身体各部之间保持一定的姿势，取得相对平衡，如站立、坐位、卧位，以及运动和劳动中的静态造型等；另一种是动力作用，即肌收缩改变其长度，使身体产生各种动作，如伸手取物、行走、跑跳等。骨骼肌除运动功能外，还是人体进行新陈代谢、储存能源和产生体温的重要器官。

（三）肌的辅助装置

肌的辅助装置主要有筋膜、滑膜囊和腱鞘，这些结构是由肌周围的结缔组织转化形成的，有保护和辅助肌运动的作用。

1. **筋膜** 位于肌的表面，分为浅筋膜与深筋膜两种（图 2-35）。

（1）浅筋膜 又称皮下筋膜或皮下组

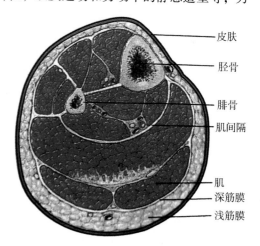

图 2-35 四肢肌的配布层次

79

织，位于皮肤的真皮层下，由富含脂肪的疏松结缔组织构成，内含浅血管、浅淋巴结、浅淋巴管及皮神经等。浅筋膜的厚薄因身体的部位、性别、个体的差异以及营养状况而各异。此筋膜有维持体温和保护深部的肌、神经、血管的作用，临床做皮下注射即是将药液注入此层内。

（2）深筋膜 又称固有筋膜，位于浅筋膜深面，由致密结缔组织构成，分别包被各部位所有的肌、肌群、大的血管、神经干和腺器官，形成肌的筋膜鞘、血管神经鞘和腺器官的被膜。在四肢深筋膜分别包绕各肌群并附着于长骨的骨面，形成肌间隔以分隔各肌群。深筋膜除保护作用外，还能在各肌或肌群收缩时起缓冲、减少摩擦的作用，还可作为部分肌的起止点，所形成的筋膜鞘有利于鞘内血管的舒张，有利于限制炎症脓液的扩散、蔓延。

2. 滑膜囊 为封闭的结缔组织小囊，内有少量滑液，其大小由直径几毫米至几厘米不等，有的独立存在，有的与关节腔相通。多位于肌腱与骨之间，可减少两者之间的摩擦，促进肌腱运动的灵活性。慢性损伤和感染可形成滑膜囊炎。

3. 腱鞘 为包围在长肌腱外面的双层结缔组织鞘管，存在于手足等活动度较大的部位，如腕部、踝部、手指掌侧和足趾跖侧等处。

腱鞘外层为纤维层，称为腱纤维鞘，由增厚的深筋膜和骨膜共同构成；内层为滑膜层，称为腱滑膜鞘，由滑膜构成。后者又分壁层和脏层，壁层紧贴腱纤维鞘内面，脏层则紧包于肌腱表面。壁、脏两层在肌腱深面的移行处称为腱系膜，有血管、神经通过，壁、脏两层之间有少许滑液，使运动时肌腱相互之间及与骨面之间的摩擦大大减少，腱鞘还有约束肌腱的作用，如果肌腱过度或不适当地运动，可导致腱鞘的炎症或损伤，严重时局部呈结节性肿胀，引起疼痛和活动受限。

二、头颈肌

（一）头肌

头肌可分为面肌和咀嚼肌两部分（图2-36）。

1. 面肌 为扁薄的皮肌，位置表浅，多起自颅骨的不同部位，止于皮肤，主要分布在口裂、眼裂和鼻孔周围。有环形的轮匝肌和放射状肌两种，收缩时可闭合或开大上述孔裂，并牵动面部皮肤显示出喜、怒、哀、乐等各种表情。

（1）枕额肌 覆盖于颅盖外面，阔而薄，由成对的枕腹、额腹及中间的帽状腱膜组成。枕腹（又称枕肌）起自枕骨，止于帽状腱膜；额腹（又称额肌）起自帽状腱膜，止于额部皮肤；帽状腱膜坚韧宽阔，以密集的纤维束穿过浅筋膜与皮肤紧密相连，三者共同构成头皮，与其深层的骨膜则仅以疏松结缔组织相连。所以头皮外伤时，易发生腱膜下血肿或头皮撕脱。

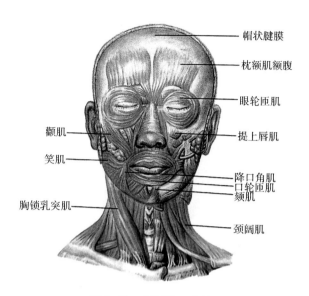

图 2-36 头颈肌（前层）

作用：枕腹收缩可向后牵拉帽状腱膜和头皮；额腹收缩可皱额、扬眉。

（2）眼轮匝肌 肌纤维环绕分布于眶和眼裂周围，呈扁椭圆形，收缩使眼裂闭合。

（3）口轮匝肌 肌纤维呈扁环形分布于口裂周围，收缩使口裂闭合。

（4）颊肌 是口袋周围众多放射状肌中的一对，位于面颊深部，紧贴口腔侧壁的黏膜，收缩时可使唇、颊紧贴牙齿以助吸吮和咀嚼。

2. 咀嚼肌 包括咬肌、颞肌、翼内肌和翼外肌，都起自于颅，止于下颌骨，收缩时运动下颌骨，参与咀嚼（图 2-37）。

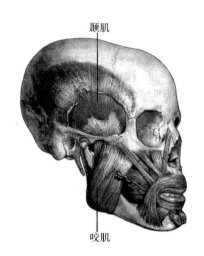

图 2-37 咀嚼肌

（1）咬肌 起自颧弓，肌束向下止于下颌角的咬肌粗隆。紧咬牙时，在颧弓下可清晰见到长方形的咬肌轮廓。

（2）颞肌 起自颞窝，肌束呈扇形向下聚集，经颧弓的深面止于下颌骨冠突。

（3）翼内肌和翼外肌 分别位于下颌骨内侧面，翼内肌偏下，翼外肌偏上。

作用：咬肌、颞肌和翼内肌为闭口肌，能上提下颌骨，使上、下颌牙齿相互咬合，翼外肌则为张口肌。翼内、外肌协同收缩还可形成下颌骨向侧方运动，即研磨运动。

（二）颈肌

颈肌按其位置可分为颈浅肌群、颈中肌群和颈深肌群（图 2-38）。

81

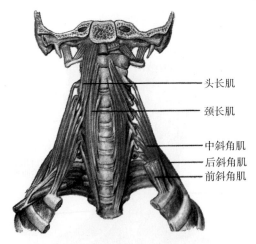

头长肌

颈长肌

中斜角肌

后斜角肌

前斜角肌

图 2-38 颈肌（深层）

1. 颈浅肌群　主要是胸锁乳突肌，该肌斜列于颈部两侧，为成对强有力的长肌，起自胸骨柄前方和锁骨的胸骨端，肌束斜向后上方止于颞骨乳突。

作用：两侧同时收缩使头向后仰；单侧收缩使头偏向同侧而面部转向对侧。单侧胸锁乳突肌因胎儿产伤可导致斜颈畸形。

2. 颈中肌群　包括舌骨上肌群和舌骨下肌群（图 2-38）。

（1）舌骨上肌群　位于舌骨和下颌骨之间，包括二腹肌、茎突舌骨肌、下颌舌骨肌和颏舌骨肌。其作用是上提舌骨。如舌骨固定，前三肌可拉下颌骨向下，协助张口。

（2）舌骨下肌群　位于颈前部，舌骨下方颈正中线两旁，居喉、气管和甲状腺的前方，共 4 对，均以起止点命名，有胸骨舌骨肌、胸骨甲状肌、甲状舌骨肌和肩胛舌骨肌。其作用是牵拉舌骨和喉向下，甲状舌骨肌在吞咽时还可提喉向上。

3. 颈深肌群　位于脊柱颈段的两侧，包括前斜角肌、中斜角肌和后斜角肌，均起自颈椎横突，前、中斜角肌向下止于第 1 肋，后斜角肌则止于第 2 肋。前、中斜角肌与第 1 肋之间的三角形裂隙称为斜角肌间隙，有臂丛神经和锁骨下动脉通过，故临床上可将麻醉剂注入此间隙施行臂神经丛阻滞麻醉。如果此间隙病理性狭窄，可引起臂丛神经或锁骨下动脉受压。

作用：收缩可上提第 1、2 肋，协助深吸气。如肋骨固定，一侧收缩可使颈屈向同侧，双侧同时收缩使颈前屈。

三、躯干肌

躯干肌分为背肌、胸肌、膈和腹肌。

（一）背肌

背肌指分布于躯干后面的肌群，可分为浅、深两层。浅层主要有斜方肌、背阔肌、肩胛提肌和菱形肌等；深层主要有竖脊肌（图2-39）。

1. **斜方肌**　位于项部及背上部皮下，为三角形阔肌，左右相合呈斜方形。起自枕外隆凸、项韧带及全部胸椎棘突，上部肌束斜向外下，下部肌束斜向外上，中部肌束则平行向外侧，止于锁骨外侧1/3段、肩峰及肩胛冈。

作用：全肌收缩使肩胛骨向脊柱靠拢，下部收缩可使肩胛骨下降，上部收缩可使肩胛骨上提，还可运动颈部使之偏向同侧。

2. **背阔肌**　位于背下部和胸廓后外侧，为全身最大的阔肌，以腱膜起自下6个胸椎棘突、全部腰椎棘突、骶正中嵴及髂嵴后份，肌束向外上方集中，以扁腱止于肱骨小结节嵴。

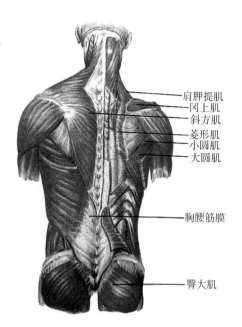

图2-39　背肌

作用：使肩关节内收、内旋和后伸。当上肢固定于上举位时，可上提躯干（如引体向上）。

3. **肩胛提肌**　位于项部两侧，斜方肌深面，起自上4个颈椎横突，肌束向外下止于肩胛骨内侧角。收缩可上提肩胛骨，若肩胛骨固定，可使颈屈向同侧。

4. **菱形肌**　位于斜方肌中部深面，由大、小菱形肌合成。起自下2个颈椎和上4个胸椎的棘突，肌束向外下止于肩胛骨内侧缘。收缩可使肩胛骨向脊柱靠拢并稍上提。

5. **竖脊肌**　又称骶棘肌，为背肌中最长、最大的肌，纵列于躯干背面、脊柱两侧的沟内，居上述各肌的深部。从外侧向内侧由髂肋肌、最长肌和棘肌三列肌束合成。起自骶骨背面和髂嵴的后份，肌纤维向上，沿途分出许多肌束止于肋骨、椎骨及颞骨乳突。

作用：为强有力的伸肌，收缩时使脊柱后伸和仰头，对保持人体站立姿势有重要作用。破伤风患者此肌可强烈痉挛，呈特有的"角弓反张"体征；许多腰痛的患者，主要是由于此肌长期受累所致，即临床所谓的"腰肌劳损"。

竖脊肌深部还有数目众多、肌腹短小的短肌，呈节段性交错分布。大多起于下方椎骨的横突，上升一段距离后止于上方椎骨的棘突，总称为横突棘肌，少数存在于相邻横突或棘突之间，这些短肌可加强椎骨之间的连结和脊柱运动的灵活性。

胸腰筋膜是指包裹在竖脊肌周围的强韧筋膜，分浅、深两层。浅层在竖脊肌表面，向内侧附于棘突，其腰部显著增厚且与背阔肌的腱膜融为一体，于竖脊肌外侧缘与深层会合

图中标注：肩胛提肌、冈上肌、斜方肌、菱形肌、小圆肌、大圆肌、胸腰筋膜、臀大肌

而构成竖脊肌鞘；深层分隔竖脊肌与腰方肌，位于第12肋与髂嵴之间，向内侧附于腰椎横突。

（二）胸肌

胸肌指起自胸廓、止于上肢骨的胸上肢肌和起、止于胸廓本身的胸固有肌。前者主要有胸大肌、胸小肌、前锯肌，后者有肋间内肌、肋间外肌等（图2-40）。

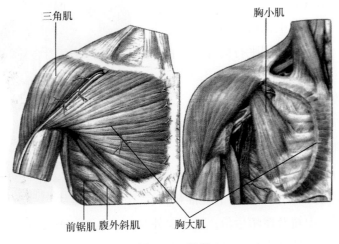

图2-40 胸肌

1. 胸大肌 位置表浅，覆盖胸廓前壁的大部，宽厚呈扇形，起自锁骨内侧半，胸骨和第1~6肋软骨等处，肌束向外上方集中，以扁腱止于肱骨大结节嵴。

作用：使肱骨内收和旋内。如上肢上举并固定，可牵引躯干向上，并上提肋骨，协助吸气。

2. 胸小肌 位于胸大肌深面呈三角形。起自第3~5肋前面，止于肩胛骨喙突。

作用：可拉肩胛骨向前下方，使其紧贴胸廓。如肩胛骨固定，则可上提第3~5肋，协助吸气。

3. 前锯肌 位于胸廓侧面，以肌齿分别起自上8个或9个肋骨骨面，肌束向后内行，经肩胛骨前面，止于肩胛骨内侧缘。

作用：可牵拉肩胛骨向前，使其紧贴胸廓。如肩胛骨固定，亦可提肋助吸气。前锯肌瘫痪时，肩胛骨内侧缘翘起，称为"翼状肩"。

4. 肋间外肌 位于各肋间隙浅层，起自各肋的下缘，肌束向前下方止于各下位肋的上缘。收缩时上提肋扩大胸廓以助吸气。

5. 肋间内肌 位于肋间外肌的深面，起自各下位肋的上缘，肌束向前上方与肋间外肌的肌束交叉，止于各上位肋的下缘，收缩时肋下降，缩小胸廓以助呼气。

（三）膈

膈为封闭胸廓下口，呈穹隆状的薄扁阔肌，介于胸腔和腹腔之间，成为胸腔的底和腹腔的顶。其周围为肌性部，起自胸廓下口内面及腰椎前面，各部肌束向中央集中移行为腱，称为中心腱（图2-41）。

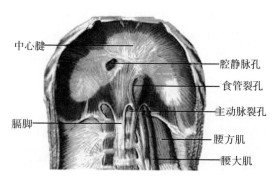

图2-41 膈

膈表面有3个裂孔。①主动脉裂孔：在第12胸椎的前方，膈与脊柱之间，有主动脉和胸导管通过；②食管裂孔：在主动脉裂孔的左前上方，约平第10胸椎高度，有食管和左右迷走神经通过；③腔静脉孔：位于食管裂孔右前上方的中心腱内，约平第8胸椎高度，有下腔静脉通过。

作用：膈为主要的呼吸肌，收缩时圆顶下降，胸腔容积扩大，引起吸气；舒张时圆顶上升恢复原位，胸腔容积变小，引起呼气。如此完成腹式呼吸。膈与腹肌同时收缩则能增加腹压，协助完成排便、呕吐、分娩等行为。

（四）腹肌

腹肌介于胸廓下口与骨盆上缘之间，构成腹腔的肌性壁，可分为后群和前外侧群（图2-42）。

1. 后群　有腰大肌和腰方肌。

腰方肌位于腹后壁脊柱两侧，其后方有竖脊肌，起自髂嵴，止于第12肋。收缩时可降第12肋，并使脊柱腰段侧屈。

2. 前外侧群　包括腹直肌、腹外斜肌、腹内斜肌和腹横肌。

（1）腹直肌　位于腹前壁正中线两旁，各自被包于腹直肌鞘中，起自耻骨联合与耻骨结节之间，肌束向上止于胸骨剑突及第

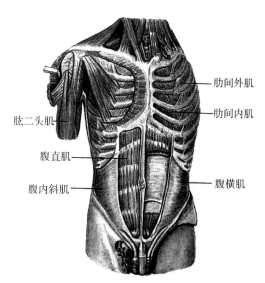

图2-42 腹肌

5~7肋软骨的前面。全肌被3~4条横行的腱划分隔成数段。腱划由结缔组织构成，与腹直肌鞘前壁粘着紧密。

（2）腹外斜肌 为位于腹前外侧壁浅层的宽扁阔肌，起自下8个肋的外面，肌束由后外上方斜向前内下方，下部肌束止于髂嵴前部，上中部肌束移行为腹外斜肌腱膜，经过腹直肌前面参与构成腹直肌鞘前壁，然后与对侧在腹正中线上汇合形成白线。腹外斜肌腱膜的下缘向内卷曲增厚，架于髂前上棘与耻骨结节之间，形成腹股沟韧带，在耻骨结节的外上方，腹外斜肌腱膜有一小的裂孔，称为腹股沟管浅环（又称腹肌沟管皮下环）。

（3）腹内斜肌 位于腹外斜肌的深面，起始于胸腰筋膜、髂嵴和腹股沟韧带的外侧半，大部分肌束向内上方，小部分肌束则向内下方呈放射状，在腹直肌外缘移行为腹内斜肌腱膜。此腱膜分为前后两层包裹腹直肌，参与构成腹直肌鞘前、后壁，然后在腹正中线止于白线。该肌下缘呈弓状游离边缘，边缘内侧腱部与腹横肌下缘腱部共同形成腹股沟镰（又称联合腱），止于耻骨。男性此肌最下部的少量肌束与腹横肌最下部少量肌束一同随精索出腹股沟管浅环进入阴囊，包绕精索和睾丸，称为提睾肌，收缩时可上提睾丸。

（4）腹横肌 位于腹内斜肌深面，起自下6肋内面、胸腰筋膜、髂嵴和腹股沟韧带外侧1/3段，肌束向前内方横行，移行为腹横肌腱膜，经过腹直肌后面，参与构成腹直肌鞘后壁，然后止于白线。腱膜下缘内侧部及最下部的少量肌束分别参与腹股沟镰和提睾肌的构成。

腹前外侧肌群的作用：共同构成腹腔壁以保护和支持腹腔脏器。收缩时可紧张腹壁，缩小腹腔，配合膈增加腹压以协助呼吸、排便、分娩、呕吐及咳嗽等活动，该肌群还可使脊柱前屈、侧屈和旋转。

3. 腹肌形成的肌间结构

（1）腹部筋膜 包括浅筋膜、深筋膜和腹内筋膜3部分。浅筋膜在脐上部为一层，脐下部则为双层，浅层为富含脂肪的脂肪层，深层为含弹性纤维的膜性层。深筋膜可分为数层，分别覆盖于腹壁各肌的表面和深面。

腹内筋膜贴附于腹腔和盆腔各壁的内表面，依所在的部位可分为膈筋膜、髂腰筋膜、腹横筋膜和盆筋膜，其中腹横筋膜范围最大，贴附于腹横肌、腹直肌鞘后壁及弓状线以下腹直肌的内表面。

（2）**腹直肌鞘** 是由腹部3层阔肌的腱膜所形成的膜性封套，包裹腹直肌。前壁由腹外斜肌腱膜和腹内斜肌腱膜前层愈合而成，后壁由腹内斜肌腱膜的后层和腹横肌腱膜愈合而成。但在脐下4~5cm以下，腹内斜肌腱膜后层和腹横肌腱膜全部行走到腹直肌前面参与鞘前壁的构成，以致此处鞘后壁缺如，鞘后壁的游离下缘呈弓状，称为弓状线（又称半环线），此线以下的腹直肌后面直接与腹横筋膜相贴。

（3）**腹股沟管** 位于腹股沟韧带内侧半上方一条斜行的肌间裂隙，长约4.5cm，管的内口称腹股沟深环（腹环），管的外口称为腹股沟浅环（皮下环）。在男性其内容物为精索，女性为子宫圆韧带。

（4）**腹股沟三角（海氏三角）** 位于腹前壁下部，由腹直肌外缘、腹股沟韧带和腹壁下动脉围成的三角区，腹股沟管和海氏三角都是腹壁下部的薄弱区。在病理情况下，腹腔内容物若经腹股沟管从皮下环膨出，称为腹股沟斜疝；若腹腔内容物从海氏三角膨出，则称为腹股沟直疝。

（5）**腹白线** 位于腹前壁正中线上，介于腹直肌鞘之间的条索状致密结缔组织。向上起自剑突，向下止于耻骨联合。为外科手术常用切口。

四、 四肢肌

（一）上肢肌

上肢肌按部位可分为肩肌、臂肌、前臂肌和手肌（图2-43）。

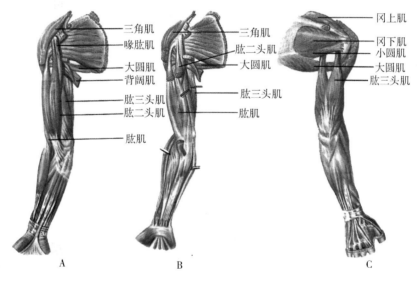

图2-43 上肢肌

1. **肩肌** 位于肩关节周围，均起自上肢带骨，跨越肩关节，止于肱骨，能运动肩关节和加强肩关节的稳固性。

（1）**三角肌** 位于肩部，呈三角形，起自锁骨外侧段、肩峰和肩胛冈，肌束从前、后、外侧三方包围肩关节，并向外下方集中，止于肱骨三角肌粗隆。肱骨上端由于三角肌的包盖，使肩关节呈圆隆形，如肩关节下脱位或三角肌瘫痪萎缩，则可形成"方肩"体征。三角肌是肌内注射的部位之一。

作用：主要使肩关节外展，其前部肌纤维收缩可使肩关节前屈并略旋内；后部肌纤维收缩可使肩关节后伸并略旋外。

（2）冈上肌　位于斜方肌深面。起自冈上窝骨面，肌束向外经肩峰的深面，跨肩关节上方止于肱骨大结节上部，收缩使肩关节外展。当此肌损伤或炎症时，肩部外展即有疼痛感。

（3）冈下肌　位于冈下窝，大部分被斜方肌和三角肌遮盖，起自冈下窝骨面，肌束向外上经过肩关节后方止于肱骨大结节中部，收缩使肩关节旋外。

（4）小圆肌　位于冈下肌下方，起自肩胛骨外侧缘后面，肌束斜向外上，跨过肩关节后方，止于肱骨大结节下部，收缩使肩关节旋外。

（5）大圆肌　位于小圆肌下方，起自肩胛骨外侧缘和下角，肌束向前外上方，绕到肩关节前方止于肱骨小结节嵴，收缩使肩关节内收和旋内。

（6）肩胛下肌　位于肩胛骨前面，起自肩胛下窝骨面，肌束向外上方，经肩关节前方，止于肱骨小结节，收缩使肩关节内收和旋内。

肩胛下肌、冈上肌、冈下肌、小圆肌在经过肩关节前方、上方和后方时，其腱纤维紧密附着于关节囊形成"肩袖"，所以上述肌肉的收缩对稳定肩关节起着重要的作用。

2. 臂肌　位于肱骨周围，分为前、后两群。前群为屈肌群，主要有肱二头肌、喙肱肌和肱肌；后群为伸肌群，主要为肱三头肌（图 2-43）。

（1）肱二头肌　位于臂前部浅层，为一梭形长肌，起端有长、短两头，长头以长腱起自肩胛骨关节盂上缘，穿肩关节囊经结节间沟下降；短头起自肩胛骨喙突，两头在臂中部会合成肌腹，向下延续为肌腱，止于桡骨粗隆。止点腱上有腱膜分出，向下越过肘窝，移行于前臂筋膜。

此肌肌腹两侧有沟，分别称为肱二头肌内侧沟和外侧沟。内侧沟内有重要的血管、神经通过。

作用：主要为屈肘关节，长头协助屈肩关节并使已旋前的前臂做旋后动作。

（2）喙肱肌　位于肱二头肌短头的内侧深面，起自肩胛骨喙突，肌束向下止于肱骨中段内侧骨面，收缩能屈和内收肩关节。

（3）肱肌　位于肱二头肌深面，起自肱骨中段骨面，肌束向下止于尺骨粗隆，收缩可屈肘关节。

（4）肱三头肌　位于臂后面，起始端有 3 个头，长头起自肩胛骨关节盂下缘，外侧头起自肱骨后面桡神经沟的外上方，内侧头起自桡神经沟的内下方，三头合为一个肌腹，向下以扁腱止于尺骨鹰嘴。

作用：主要为伸肘关节，长头还可协助肩关节后伸。

3. 前臂肌　位于桡、尺骨周围，数目众多，可分为前、后两群，每群又分为浅、深两层（图 2-44）。其肌腹多集中在前臂上半部，向下形成细长的肌腱。许多肌腱可在腕前、后面的皮下触及。

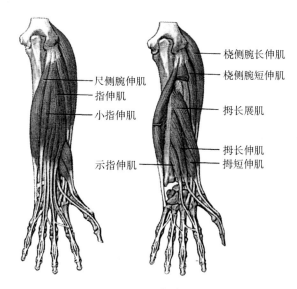

图 2-44　前臂肌

（1）前群　为屈肌群，位于前臂的前面，共9块，具有屈肘、屈腕、屈指和使前臂旋前等功能。

1）浅层：有6块，自桡侧向尺侧依次为肱桡肌、旋前圆肌、桡侧腕屈肌、掌长肌、指浅屈肌和尺侧腕屈肌。

2）深层：有3块，即桡侧的拇长屈肌、尺侧的指深屈肌和桡、尺骨下段前面的旋前方肌。

（2）后群　为伸肌群，位于前臂的后面，共10块，有伸肘、伸腕、伸指和使前臂旋后等作用。

1）浅层：有5块，由桡侧向尺侧依次为桡侧腕长伸肌、桡侧腕短伸肌、指伸肌、小指伸肌和尺侧腕伸肌。

2）深层：有5块，由近侧向远侧依次为旋后肌、拇长展肌、拇短伸肌、拇长伸肌和示指伸肌。

4. 手肌　参与运动手指的肌肉除来自前臂的长肌腱外，还有许多短小的手肌，能运动手指，完成精细的技巧性动作。这些肌肉都集中在手掌面，可分为外侧群、中间群和内侧群（图2-45）。

（1）外侧群　较发达，以4块肌在手掌拇

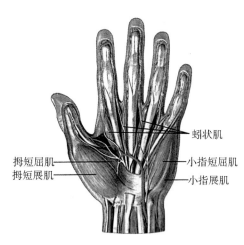

图 2-45　手肌

指侧构成的隆起，称为鱼际。它包括拇短屈肌、拇短展肌、拇对掌肌和拇收肌，分别使拇指做屈、展、对掌和内收动作。拇指功能十分重要，尤其是拇对掌肌是人类所独有的一块进化肌。

（2）内侧群 在手掌小指侧以3块肌构成小鱼际。它包括小指展肌、小指短屈肌和小指对掌肌，可分别使小指外展、前屈和对掌运动。

（3）中间群 位于大、小鱼际之间，共11块，包括4块蚓状肌和7块骨间肌。

1）蚓状肌：第1~4蚓状肌分别起自指深屈肌腱桡侧，肌束向下分别止于第2~5指骨背面，有屈掌指关节和伸指间关节的作用。

2）骨间肌：包括3块骨间掌侧肌和4块骨间背侧肌。前者收缩使第2、4、5指向中指靠拢；后者收缩使第2、3、4指外展（以中指为中心）。

5. 上肢的局部解剖结构

（1）上肢筋膜 包括浅、深两层。浅层与躯干上部浅筋膜相移行，深筋膜主要有以下几种。①臂筋膜较发达，呈鞘状包裹臂部各肌并伸入屈肌群与伸肌群之间，附着于肱骨体，于三角肌粗隆下方形成臂内、外侧肌间隔。②前臂筋膜：甚为发达，在腕部尤为发达，增厚形成强韧的伸肌支持带和屈肌支持带（又称腕横韧带），有约束腕部肌腱，防止其滑脱的作用。③掌筋膜：于中间部增厚坚韧，称为掌腱膜，连于掌长肌腱。

（2）**腋窝** 指位于臂上端与胸外侧壁之间的锥形腔隙，容纳臂丛神经、腋动静脉和腋淋巴结等结构，并有大量脂肪充填。

（3）**肘窝** 指肘关节前方呈三角形的浅窝，由肱骨内、外上髁间的连线，肱桡肌和旋前圆肌围成，内有血管、神经通过。

（4）**腕管** 由腕骨沟和屈肌支持带围成。管内有拇长屈肌腱，指浅、深屈肌腱和正中神经通过。在外伤、炎症、水肿等病理情况下，管内结构可能受压和损伤，造成手功能障碍。

（二）下肢肌

下肢肌按部位可分为髋肌、大腿肌、小腿肌和足肌。下肢肌比上肢肌粗壮强大，这与维持直立姿势、支持体重和行走有关。

1. 髋肌 多起自骨盆内侧面，跨越髋关节，止于股骨，能运动髋关节。它可分为前、后两群。

（1）前群 包括髂腰肌和阔筋膜张肌。

1）髂腰肌：由起自腰椎体及横突的腰大肌和起自髂窝的髂肌合成，肌束向下经腹股沟韧带深面止于股骨小转子。收缩使髋关节前屈和旋外。若下肢固定，可使躯干和骨盆前屈。腰大肌被筋膜鞘包绕，故腰椎结核时，脓液可沿此鞘流入髂窝或大腿根部。

2）阔筋膜张肌：位于大腿前外侧，起自髂前上棘，肌腹被阔筋膜包裹，向下移行为髂胫束，止于胫骨外侧髁，收缩可屈髋关节并紧张阔筋膜。

（2）后群　包括臀大肌、臀中肌、臀小肌、梨状肌、闭孔内肌、闭孔外肌和股方肌等（图2-46）。

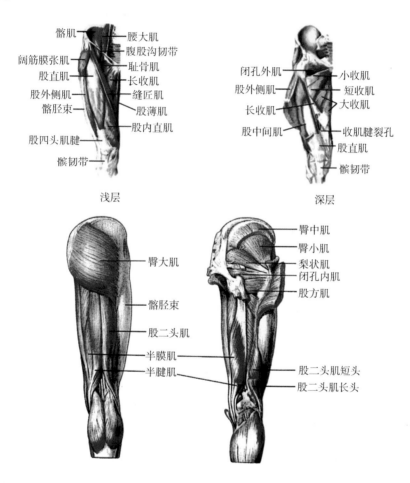

图 2-46　下肢肌

1）臀大肌：位于臀部皮下，人类受直立因素的影响，此肌大而肥厚，形成特有的臀部膨隆。臀大肌起自髂骨外面和骶尾骨背面，肌束斜向外下，止于股骨的臀肌粗隆和髂胫束。臀大肌外上部无重要血管神经，故为肌内注射的最佳部位。

作用：为强有力的伸髋关节肌，并能使髋关节旋外。当下肢固定时，能伸直躯干，防止其前倾，维持身体的平衡。

2）臀中肌和臀小肌：均起自髂骨外面，两肌向下止于股骨大转子，收缩可外展髋关节。

3）梨状肌：起自骶骨前面的骶前孔外侧，向外出坐骨大孔，止于股骨大转子，收缩使髋关节旋外。穿坐骨大孔时，此肌上、下缘与骨和韧带之间均有空隙，分别称为梨状肌上、下孔，孔中有血管、神经通过。

4）股方肌：起自坐骨结节，止于股骨转子间嵴，收缩可使髋关节旋外。

5）闭孔内肌和闭孔外肌：分别起自闭孔膜的内、外面及附近骨面。闭孔内肌经坐骨小孔出骨盆，闭孔外肌经股骨颈后方向外行，两肌均止于股骨大转子内侧。两肌的共同作用是使髋关节旋外。

2. 大腿肌　位于股骨周围，可分为前群、后群和内侧群。

（1）前群　指股骨前方的缝匠肌和股四头肌。

1）缝匠肌：为全身最长的肌，呈扁带状，起自髂前上棘，斜向内下经大腿前面达膝关节内侧，止于胫骨上端内侧面。收缩能屈髋关节和膝关节，并使小腿旋内。

2）股四头肌：为全身体积最大的肌，有4块肌，分别称为股直肌、股中间肌、股外侧肌和股内侧肌。股直肌位于大腿前面，起自髂前下棘；股内侧肌和股外侧肌分别起自股骨粗线内、外侧唇；股中间肌位于股直肌深面，在股内外侧肌之间，起自股骨体的前面。四肌向下形成一个腱，包绕髌骨的前面和两侧缘，延续为髌韧带，止于胫骨粗隆。

作用：是唯一的伸膝关节肌，强壮有力，股直肌还能屈髋关节。小腿屈曲时，叩击髌韧带可引起膝跳反射。

（2）内侧群　即内收肌群，位于大腿内侧，有耻骨肌、长收肌、短收肌、大收肌和股薄肌5块，均起自耻骨和坐骨，除股薄肌止于胫骨上端内侧面外，其余各肌皆止于股骨粗线。其作用主要使髋关节内收。

（3）后群　位于大腿后面，有股二头肌、半腱肌、半膜肌。

1）股二头肌：位于大腿后面外侧，有长、短两个头，长头起自坐骨结节，短头起自股骨粗线，两头合并后下降，以长腱止于腓骨头。

2）半腱肌：位于股二头肌内侧，肌腱圆且细长，几乎占肌的一半，起自坐骨结节，止于胫骨上端内侧。

3）半膜肌：位于半腱肌深面，以扁薄腱膜起自坐骨结节，其腱膜几乎占肌肉长度的一半，止于胫骨内侧髁的后面。

作用：后群三肌收缩可伸髋关节和屈膝关节。前者还可使小腿旋外，后两者可使小腿旋内。

3. 小腿肌　分为前群、外侧群和后群（图2-47）。

（1）前群　位于小腿骨前方，自胫侧向

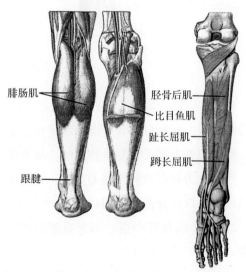

腓肠肌
跟腱
胫骨后肌
比目鱼肌
趾长屈肌
蹬长屈肌

图2-47　小腿肌

腓侧依次为胫骨前肌、蹞长伸肌、趾长伸肌和第 3 腓骨肌，收缩能伸趾、使距小腿关节背屈（伸），胫骨前肌、第 3 腓骨肌能使足外翻。

（2）外侧群　位于腓骨的外侧，有腓骨长肌和腓骨短肌两块。收缩主要使足外翻和跖屈（屈）距小腿关节。

（3）后群　位于胫、腓骨及其骨间膜的后面，分为浅、深两层。

1）浅层：即强大的小腿三头肌，由浅面的腓肠肌和深面的比目鱼肌组成。腓肠肌有内、外侧两个头，分别起自股骨内、外侧髁的后面；比目鱼肌起自胫、腓骨上端的后面，三头汇合形成膨隆的肌腹，向下移行为人体内最粗大的肌腱——跟腱，止于跟骨结节。

作用：可跖屈距小腿关节（上提足跟），腓肠肌可屈膝关节。在站立时，此肌能制约和固定膝关节和距小腿关节，防止身体前倾，对维持人体的直立姿势有着重要的作用。一旦此肌损伤或跟腱撕裂，则足跟不能上抬，严重影响行走、跑及跳跃。

2）深层：共 4 块，除上方膝关节囊后面的腘肌外，下方的 3 块自胫侧向腓侧依次为趾长屈肌、胫骨后肌和蹞长屈肌。三肌均可屈趾，胫骨后肌能使足内翻，上方的腘肌则可屈膝关节和使小腿旋内。

4. 足肌　包括足背肌和足底肌。

（1）足背肌　位于足背，较弱小，有内侧的蹞短伸肌和外侧的趾短伸肌，收缩能背屈蹞趾和 2～4 趾。

（2）足底肌　相当于手掌肌，也可分为内侧群、外侧群和中间群。

1）内侧群：有 3 块，即蹞展肌、蹞短屈肌和蹞收肌，分别有外展、屈和内收蹞趾的作用。

2）外侧群：有 3 块，即小趾展肌、小趾短屈肌和小趾对跖肌（不恒定），分别有外展和屈小趾作用。

3）中间群：共 13 块，分 3 层配布，其表面有跖筋膜覆盖。浅层为趾短屈肌，中层有足底方肌和 4 条蚓状肌，深层有 3 块骨间足底肌和 4 块骨间背侧肌，分别有屈、内收和外展足趾的作用。

足底诸肌除能配合小腿肌运动足部各关节外，还有维持足弓的重要作用。

5. 下肢的局部解剖结构

（1）下肢筋膜　分浅、深两层。浅筋膜与躯干下部的浅筋膜相延续。深筋膜发达，主要有以下几种：①大腿筋膜称为阔筋膜，是全身最厚的深筋膜，呈鞘状包裹大腿各肌，并伸入肌群之间，形成 3 个肌间隔，附着于股骨后面，以分隔大腿各肌群。阔筋膜的外侧部分特别增厚，形成髂胫束，阔筋膜张肌肌腱终止并增强髂胫束，有维持下肢站立姿势的作用。在耻骨结节外下方约 3cm 处，阔筋膜有一卵圆形被窝，称为隐静脉裂孔（又称卵圆窝），有大隐静脉通过。②小腿筋膜：包绕小腿各肌，并形成小腿前、后肌间隔。在距小腿关节附近，小腿筋膜增厚，形成前面的伸肌上、下支持带和内踝后方的屈肌支持带。这些支持带对深面的肌腱有约束作用。③足底筋膜：在足底中间部增厚，形成致密坚韧的跖筋膜，有加强足底纵弓的作用。

（2）**股三角** 指腹股沟韧带、缝匠肌内侧缘和长收肌内侧缘围成的倒三角形区域。三角内有股动脉、股静脉、股神经、股管和淋巴结等。三角的尖向下通收肌管（缝匠肌、股内侧肌和大收肌之间的裂隙），股动脉、股静脉经此管达腘窝。

（3）**股管** 位于股静脉内侧，为腹横筋膜在腹股沟韧带内侧端深面向下突出的盲管，长约2cm，其上口称为股环，与腹腔相通；下端伸入隐静脉裂孔。管内充填疏松结缔组织和淋巴结。腹腔或盆腔内容物经股环进入股管则形成股疝。

（4）**腘窝** 指膝关节后方的菱形窝，其上外侧界为股二头肌，上内侧界为半腱肌和半膜肌，下内、外侧界分别为腓肠肌内、外侧头。腘窝底为膝关节囊，窝内有腘动脉、腘静脉、胫神经、腓总神经、淋巴结和脂肪组织等结构。

【附一】 主要的肌性体表性标志

1. 咬肌 当上下牙咬紧时，在下颌角的前上方，可见呈条状隆起。

2. 胸锁乳突肌 当面部转向对侧时，可明显看到从前下方斜向后上方，呈长条状隆起。

3. 胸大肌 胸前壁外上部，较膨隆，其外下缘构成腋前襞。

4. 腹直肌 在腹前壁正中线两侧，明显看到其轮廓，外侧以半月线为界。肌收缩时，可在脐上见到3条横沟，相当于腹直肌的腱划。

5. 三角肌 肩部成圆隆状的外形。

6. 肱二头肌 在臂前面，在此肌的内、外侧各有一纵行的浅沟，内侧沟较明显。肱二头肌腱在肘窝处可以触及。

7. 肱三头肌 在臂后面，三角肌后缘下方可见肱三头肌长头。

8. 掌长肌腱和桡侧腕屈肌腱 将手指半屈，同时屈腕并使腕外展可见2条隆起，外侧为桡侧腕屈肌腱，内侧为掌长肌腱。

9. 尺侧腕屈肌腱 当握拳屈腕时，其内侧隆起即是。

10. 指伸肌腱 伸手指时手背可见。

11. 臀大肌 臀部形成圆隆外形。

12. 股四头肌 在大腿做前屈、外展和旋外时可见轮廓清楚。

13. 股二头肌 作腘窝的上外界。

14. 半腱肌和半膜肌腱 作腘窝的上内界。

15. 腓肠肌腱 两个头作成腘窝的下界，肌腹形成"小腿肚"。

16. 跟腱 距小腿关节后方呈粗索状，向下止于跟骨。

【附二】 运动四肢主要关节的肌

1. 运动肩关节的肌

屈 三角肌前部纤维、胸大肌、喙肱肌和肱二头肌。

伸 三角肌后部纤维、背阔肌、大圆肌和肱三头肌长头。

内收 胸大肌、背阔肌等。

外展 三角肌、冈上肌等。

旋内 胸大肌、背阔肌、肩胛下肌等。

旋外 冈下肌、小圆肌等。

2. 运动肘关节的肌

屈 肱二头肌、肱肌、肱桡肌等。

伸 肱三头肌等。

3. 运动腕关节的肌

屈 桡侧腕屈肌、尺侧腕屈肌、指浅屈肌、指深屈肌和拇长屈肌等。

伸 桡侧腕长伸肌、桡侧腕短伸肌、尺侧腕伸肌等。

内收 尺侧腕屈肌和尺侧腕伸肌同时收缩。

外展 桡侧腕屈肌和桡侧腕长、短伸肌同时收缩。

4. 运动髋关节的肌

屈 髂腰肌、股直肌等。

伸 臀大肌、大腿肌后群。

内收 大腿肌内侧群。

外展 臀中肌、臀小肌等。

旋内 臀中肌、臀小肌的前部纤维等。

旋外 髂腰肌、臀大肌、梨状肌、臀中肌和臀小肌的后部纤维等。

5. 运动膝关节的肌

屈 大腿肌后群和腓肠肌。

伸 股四头肌。

6. 运动距小腿关节和跗关节的肌

足背屈 小腿肌前群。

足跖屈 小腿肌后群和外侧群。

足内翻 胫骨前肌、胫骨后肌、踇长屈肌和趾长屈肌。

足外翻 腓骨长、短肌。

复习思考

1. 运动系统的基本组成及功能？

2. 骨按照形态可分为哪几类？什么是骺软骨？骨的构造包括哪几部分？

3. 关节的基本构造包括哪些？关节的辅助结构有哪些？什么是关节盘？

4. 触摸并说出躯干骨有哪些？脊柱由哪些骨参与构成？成人脊柱有哪些弯曲，有什么意义？椎孔和椎间孔有什么区别？说说典型椎骨的形态结构。

5. 第 1 颈椎、第 2 颈椎、第 7 颈椎各有什么特点？哪一块常作为体表标志？

6. 胸廓是什么形状的？构成胸廓的骨有哪些？胸廓是怎么运动的？胸骨可分为几部分？何谓胸骨角，有什么临床意义？何谓肋弓？

7. 脑颅骨、面颅骨各有多少块，说出它们的名称及位置。

8. 颅底内面观由前向后可分为几部分？

9. 骨性鼻腔的围成和交通？骨性鼻中隔如何构成？有哪些结构分别开口于上、中、下鼻道？

10. 请分析颞下颌关节组成、特点和运动。

11. 上肢骨由哪些骨组成？从骨的形态来说，有几种骨参与上肢骨的构成？

12. 上肢带骨连结主要包括哪些关节和韧带？

13. 为何说肩关节是全身最灵活的关节，它的结构基础是什么？

14. 肘关节包括哪几部分？腕关节由什么组成的？

15. 骨盆是由哪些骨参与围成的？大、小骨盆的分界依据？小骨盆的上、下口如何围成？坐骨大、小孔如何围成？

16. 请分析膝关节组成、特点和运动，试解释踢足球时内侧半月板为何易发生损伤？

17. 有关节唇的关节有哪些？有典型关节盘的关节有哪些？有囊内韧带的关节有哪些？有肌腱通过的关节是哪个？有半月板的关节是哪个？

18. 简述膈的起止、作用及三大裂孔的名称、位置和裂孔内通过的结构。

19. 试述腹前外侧肌群的组成、位置、纤维方向及形成的主要结构。

20. 试述臀大肌、股四头肌、小腿三头肌的起止点和作用。

21. 参与肩关节屈、伸、收、展、旋内和旋外运动的肌分别有哪些？

22. 参与膝关节屈、伸运动的肌各有哪些？

23. 肱骨外科颈骨折和三角肌粗隆以下骨折时，骨折的近端和远端将如何移位，为什么？

24. 列表分述身体 5 处主要肌性标志的名称、位置及其标志意义。

第 三 章

消化系统

【学习目标】

　　掌握消化系统的组成；上、下消化道的定义；口腔的结构、分部；咽峡的概念；牙的形态、分部、构造；舌的形态、分部、构造；咽的位置、分部及交通；食管的三处狭窄；胃的形态、分部、位置；十二指肠的分部及各部的特点；大肠的分部；阑尾根部的体表投影；直肠的形态、构造；肝的形态和位置；胆囊的位置、形态及分部；胆囊底的体表投影；输胆管道的组成。

　　熟悉口腔的境界；食管的形态、位置；胰的形态、位置和分部；盲肠的形态、位置；肛管的结构。消化管的组织结构；肝的组织结构。

　　了解结肠的分部；空肠、回肠的主要区别；肝和胆囊的功能；胰的组织结构。

第一节　内脏概述

一、 内脏的定义

　　内脏（viscera）是消化、呼吸、泌尿和生殖 4 个系统的总称。内脏所属的主要器官位于人体体腔（胸腔、腹腔和盆腔）内，在形态结构上借孔道直接或间接与外界相通，在功能上参与新陈代谢和繁衍后代。**内脏器官**是指这四个系统中位于胸腔、腹腔和盆腔内的器官。

二、 胸部和腹部标志线及分区

　　内脏器官大部分位于胸腔、腹腔和盆腔内，位置相对固定。为了便于描述各器官的位置及其体表投影，在胸、腹部表面确定若干标志线和划分一些区域。常用的标志线和分区如下（图3-1）。

（一）胸部的标志线

1. 前正中线　沿身体前面正中所做的垂直线。

2. 胸骨线　通过胸骨外侧缘所做的垂直线。

3. 锁骨中线　通过锁骨中点所做的垂直线。该线在男性经过乳头，故又称**乳头线**。

4. 胸骨旁线　通过胸骨线与锁骨中线之间连线的中点所做的垂直线。

5. 腋前线　通过腋前襞所做的垂直线。

6. 腋后线　通过腋后襞所做的垂直线。

7. 腋中线　通过腋前、后线之间连线的中点所做的垂直线。

8. 肩胛线　通过肩胛骨下角所做的垂直线。

9. 后正中线　沿人体后面正中所做的垂直线。

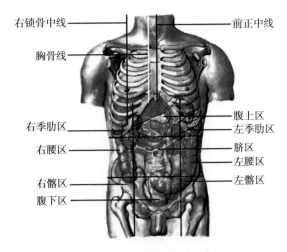

图3-1　胸部的标志线及腹部分区

（二）腹部的标志线和分区

腹部分区的方法较多，临床上常用的分区方法有四分法和九分法两种（图3-1）。

1. 四分法　为临床常用的简便方法。通过脐中央做水平线与垂直线，将腹部分为四个区。这两条标志线将腹部分为左上腹、右上腹、左下腹、右下腹4个区。

2. 九分法　是临床更实用的分法。是用两条水平线和两条垂线，将腹部分为三部九区。上水平线是连结两侧肋弓最低点（或第10肋的最低点）的连线；下水平线是连结两侧髂结节的连线，上、下水平线将腹部分为上、中、下腹三部。左、右垂直线是经两侧腹股沟韧带中点向上所做的垂直线。这四条标志线将腹部分成九个区，包括上腹部的腹上区和左、右季肋区；中腹部的脐区和左、右腹外侧区（腰区）；下腹部的腹下区（耻区）和左、右腹股沟区（髂区）。

三、消化系统

消化系统由（alimentary system）**消化管**和**消化腺**组成（图3-2）。

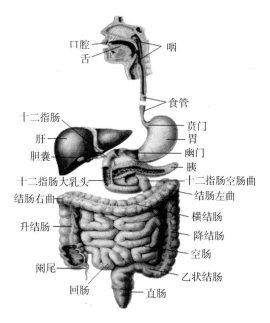

图 3-2　消化系统模式图

  消化管是从口腔至肛门之间的粗细不等的弯曲管道，长约 9m。包括口腔、咽、食管、胃、小肠（十二指肠、空肠、回肠）和大肠（盲肠、阑尾、结肠、直肠、肛管）。临床上把口腔到十二指肠的一段消化管称为**上消化道**，空肠以下的消化管称为**下消化道**。

  消化腺是分泌消化液的腺体，包括大消化腺和小消化腺两种。大消化腺为肉眼可见、独立存在的器官，其分泌的消化液经导管流入消化管腔内，如大唾液腺、肝、胰等；小消化腺是分布于消化管壁内的微小的管状腺，分泌的消化液直接排入消化管腔内，如食管腺、胃腺和肠腺等。

  消化系统的主要功能是摄取食物、消化食物、吸收营养、排出食物残渣等。此外，口腔、咽等还参与呼吸、发音和语言等活动。

第二节　消化管

一、口腔

（一）口腔的构造

  口腔（oral cavity）是消化管的起始部，向前经口裂与外界相通，向后经咽峡与咽相通。口腔的上壁为腭，即口腔顶，下壁为口腔底，前壁为口唇，两侧壁为颊。口腔内有牙、舌等器官（图 3-3）。

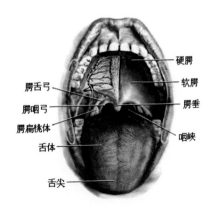

图3-3 口腔与咽峡

硬腭
软腭
腭垂
咽峡
腭舌弓
腭咽弓
腭扁桃体
舌体
舌尖

1. 口腔的前壁 为**口唇**，自外向内，由皮肤、口轮匝肌、黏膜构成。口唇的游离缘是皮肤与黏膜的移行部，呈红色，称**唇红**，是体表毛细血管最丰富的部位之一，当缺氧时呈暗红色或紫蓝色，临床称发绀。口唇分为上唇和下唇，上、下唇围成的裂隙称**口裂**。口裂的两端，上、下唇的结合处称**口角**。上唇外面正中有一纵行浅沟，称**人中**，为人类所特有。人中的中、上 1/3 交界处为**人中穴（水沟穴）**，为急救穴，临床上常针刺该穴位以抢救昏迷患者。上唇外面的两侧与颊交界处有斜行的浅沟，**称鼻唇沟**，是上唇与颊分界，面肌瘫痪时，此沟变浅或消失。

2. 口腔的侧壁 为**颊**，位于口腔两侧，自外向内，由皮肤、颊肌和黏膜构成。在平对上颌第 2 磨牙的颊黏膜处，有腮腺导管的开口。

3. 口腔的上壁 为**腭**，是口腔的顶，呈穹隆状，分隔鼻腔和口腔，由硬腭和软腭两部分构成。腭的前 2/3 以骨腭为基础，表面覆以黏膜构成，称**硬腭**；后 1/3 以骨骼肌和黏膜构成，称**软腭**。软腭前部水平，后部逐渐向后下方倾斜，称**腭帆**，其正中部向下悬垂的乳头状突起，称**腭垂**，又叫悬雍垂。自腭垂两侧向外下方分出两对弓形的黏膜皱襞，前方的一对续于舌根两侧，称**腭舌弓**；后方的一对移行于咽侧壁，称**腭咽弓**。腭垂、两侧的腭舌弓及舌根共同围成**咽峡**（isthmus of fauces），是口腔与咽的分界。

4. 口腔的底 由封闭口腔底的软组织和舌构成。

（二）口腔的分部

口腔以上、下牙弓（包括牙槽突、牙列）为界分为前部的**口腔前庭**和后部的**固有口腔**。当上、下牙咬合时，口腔前庭可经磨牙后方的间隙与固有口腔相通。对牙关紧闭的患者，可经此间隙撬开，或插管注入营养物质。

（三）口腔内器官

口腔内主要器官是牙和舌。

1. 牙（teeth） 是人体最坚硬的器官，镶嵌在上、下颌骨的牙槽内，分别排列成上牙弓和下牙弓。牙具有咀嚼食物、辅助发音等功能。

（1）牙的分类和萌出 人的一生先后有两套牙发生，按萌出的先后，分乳牙和恒牙。乳牙一般在出生后 6 个月开始萌出，3 岁左右出齐。6～7 岁时，乳牙开始陆续脱落，逐渐被长出的恒牙所代替。大部分恒牙在 12 岁左右出齐。第 3 磨牙，又称**迟牙**或**智牙**，一般在 17～25 岁才萌出，有的人可能萌出时间更迟甚至终生不出。

（2）牙的名称、排列及牙式 按牙的形态和功能，乳牙分为乳切牙、乳尖牙和乳磨牙，共20颗（图3-4）；恒牙有切牙、尖牙、前磨牙和磨牙，恒牙全部出齐共32颗（图3-5）。

一般用罗马数字Ⅰ～Ⅴ表示乳牙的牙位，用阿拉伯数字1～8表示恒牙的牙位（图3-4，图3-5）。

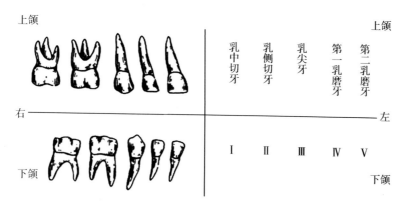

图3-4 乳牙的名称及符号

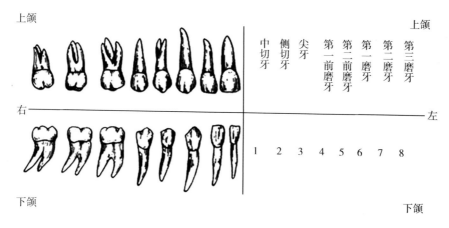

图3-5 恒牙的名称及符号

牙式是临床上记录牙的类型、位置和名称的方式，常以被检查者的解剖方位为准，以"+"符号中的横线划分上、下颌，垂线区分左、右两侧，共4区。用罗马数字Ⅰ～Ⅴ表示乳牙，阿拉伯数字1～8表示恒牙，例如：Ⅳ|表示右下颌第1乳磨牙，|6表示左上颌第1磨牙，余依此类推。

（3）牙的形态 牙在外形上分牙冠、牙根和牙颈3部分（图3-6）。暴露在口腔内的部分为**牙冠**；嵌于牙槽内的部分为**牙根**；介于牙冠和牙根交界部分为**牙颈**。

（4）牙的构造 牙主要由牙质（牙本质）、釉质、牙骨质和牙髓构成（图3-6）。**牙质**构成牙的主体。在牙冠的牙质表面覆有**釉质**，釉质的钙化程度最高，也是人体最坚硬的组织。在牙颈和牙根部牙质的表面覆盖有**牙骨质**。牙冠内的空腔，称牙冠腔；牙根内的管

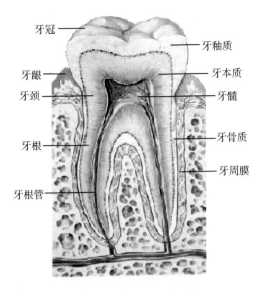

图3-6 牙的形态和构造（冠状切面）

状空腔称牙根管，牙冠腔和牙根管合称牙腔。牙腔借牙根尖端的根尖孔与牙槽相通，牙腔内容纳牙髓。**牙髓**由结缔组织、血管、淋巴管和神经共同组成，含有丰富的感觉神经末梢，感染可致牙髓炎，产生剧烈疼痛。

（5）牙周组织 牙周组织包括牙槽骨、牙周膜和牙龈3部分。**牙槽骨**即构成牙槽的骨质。**牙周膜**也称牙槽骨膜，是牙根与牙槽骨之间的致密结缔组织膜，能使牙根牢固地固定于牙槽内。**牙龈**是覆盖在牙槽弓和牙颈表面的口腔黏膜，血管丰富，色淡红，坚韧而有弹性，直接与骨膜

紧密相连。牙周组织对牙具有保护、支持和固定的作用。老年人由于牙龈和骨膜的血管萎缩，营养降低，牙根萎缩，并逐渐松动以致牙齿脱落。

2. 舌（tongue） 是由骨骼肌和黏膜构成的肌性器官，位于口腔底，具有搅拌食物、协助吞咽食物、感受味觉和辅助发音等功能。

（1）舌的形态 舌分上、下两面，舌的上面隆起，称舌背。后部有"∧"形的**界沟**，将舌分为前2/3的舌体和后1/3的舌根。舌体前端较狭窄，称舌尖（图3-7）。舌下面的黏膜在舌的中线处有一条连于口腔底的黏膜皱襞，称舌系带。舌系带根部两侧的黏膜，各形成一个小圆形隆起，称**舌下阜**，舌下腺的大管及下颌下腺导管均开口于此。舌下阜的后外侧，有口腔底部黏膜形成的斜行皱襞，称**舌下襞**，舌下腺的小管开口于此，其深面有舌下腺等结构（图3-8）。

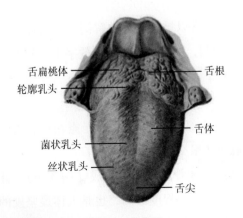

图3-7 舌背面

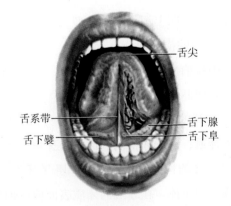

图3-8 舌下面（右侧黏膜剥离，显示舌下腺等结构）

（2）**舌的构造**　舌由表面的黏膜和深部的骨骼肌（舌肌）构成。

①**舌黏膜**：呈淡红色。舌体背面的黏膜形成许多小突起，称**舌乳头**。舌乳头的形态、功能不一，主要有4种：丝状乳头小而多，呈白色丝绒状，遍布舌背前2/3；菌状乳头色红而稍大，呈圆点状，散布在丝状乳头之间，舌尖和舌体两侧缘较多；叶状乳头分布于舌外侧缘的后部，人类不发达；轮廓乳头体积最大，有7～11个，排列在界沟前方，乳头中央有隆起，周围有环形沟。菌状乳头、叶状乳头和轮廓乳头都含有味觉感受器（味蕾），能感受味觉。而丝状乳头中因无味蕾，故只能感受一般感觉。

舌根部的黏膜表面有许多丘状隆起，其深部有淋巴滤泡组成的小结节，称**舌扁桃体**，属于淋巴组织。

②**舌肌**：为骨骼肌，可分为舌内肌和舌外肌两群（图3-9）。舌内肌的起、止点均在舌内，构成舌的主体，其肌纤维呈纵、横、垂直三个方向排列，收缩时可改变舌的外形。舌外肌起自舌周围的结构而止于舌内，收缩时可改变舌的位置。其中较为重要的是**颏舌肌**，该肌起自下颌骨体后面的颏棘，肌纤维向后上呈扇形进入舌内。双侧颏舌肌同时收缩，使舌前伸；单侧收缩时，舌尖伸向对侧。若一侧颏舌肌瘫痪，伸舌时舌尖偏向患侧。

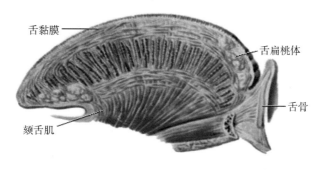

图 3-9　舌的矢状切面

二、咽

（一）咽的形态和位置

咽（pharynx）是一前后略扁的漏斗形肌性管道，位于第1～6颈椎体的前方，上附于颅底，向下于第6颈椎体下缘（平环状软骨弓）与食管相续，长约12cm（图3-10）。咽有前壁、后壁及侧壁，咽后壁及侧壁完整，前壁不完整，自上而下分别与鼻腔、口腔和喉腔相通（图3-10，图3-11）。咽腔是消化道和呼吸道的共同通道。

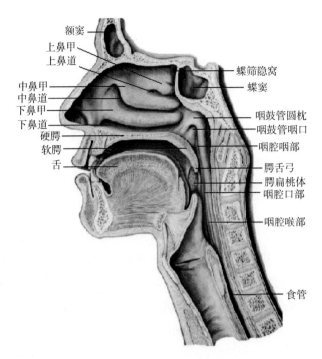

图 3-10 头颈部正中矢状切面

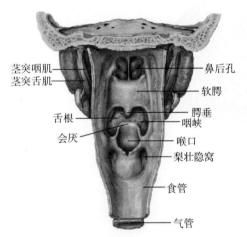

图 3-11 咽腔内面观（切开咽后壁）

（二）咽的分部

咽以腭帆后缘和会厌上缘为界，分为鼻咽、口咽、喉咽 3 部分（图 3-10，图 3-11）。

1. 鼻咽 位于鼻腔的后方，介于颅底与软腭后缘平面之间，向前经鼻后孔通鼻腔。在鼻咽后上壁的黏膜下有丰富的淋巴组织，称**咽扁桃体**，在幼儿时期最为发达，6~7 岁后开始萎缩，至 10 岁后几乎完全退化。在鼻咽的两侧壁上，相当于下鼻甲后方约 1.5cm 处，各有一个三角形的**咽鼓管咽口**，经咽鼓管与中耳鼓室相通。咽鼓管咽口的后上方有半环形的隆起，称**咽鼓管圆枕**，是寻找咽鼓管咽口的标志。咽鼓管圆枕的后上方与咽后壁之间有一纵行隐窝，称**咽隐窝**，是鼻咽癌的好发部位。

2. 口咽 位于口腔的后方，介于腭帆后缘与会厌上缘平面之间，上续鼻咽，下通喉咽，向前经咽峡通口腔。口咽的前壁主要为舌根的后部，此处有一黏膜皱襞与会厌相连，称舌会厌正中襞。口咽的外侧壁，在腭舌弓与腭咽弓之间有一凹窝，称腭扁桃体窝，窝内容纳腭扁桃体。**腭扁桃体**呈卵圆形，主要由淋巴组织构成，属于淋巴器官。腭扁桃体内侧面朝向咽腔，表面被覆黏膜。黏膜上皮内陷形成许多小凹，称扁桃体小窝，此处是食物残渣、脓液等异物滞留之处，易形成感染病灶。

咽扁桃体、腭扁桃体和舌扁桃体在鼻腔、口腔通咽处，共同形成一个淋巴组织环，称**咽淋巴环**，对消化道和呼吸道具有重要的防御和保护功能。

3. 喉咽 在会厌上缘平面以下，至第6颈椎体下缘平面处续接食管，向前经喉口与喉腔相通，是咽腔中最狭窄的部分。在喉口的两侧，各有一深窝，称**梨状隐窝**，为异物易于滞留的部位（图3-11）。

三、 食管

（一）食管的形态、位置和分部

食管（esophagus）为输送食团的肌性管道，其前后略扁、宽窄不一。上端在第6颈椎体下缘平面处接续咽，向下沿脊柱的前面下降，经胸廓上口入胸腔，穿膈的食管裂孔进入腹腔，下端于第11胸椎体的左侧与胃的贲门相续，全长约25cm（图3-12）。

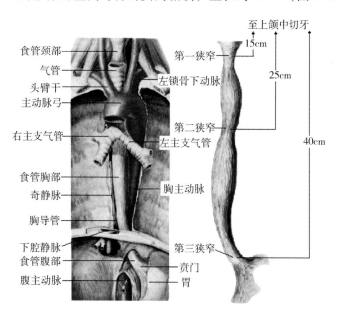

图3-12 食管（前面观及三处狭窄）

食管按其行程可分为颈、胸、腹3部（段）：颈部是指平第6颈椎体下缘至胸骨的颈静脉切迹平面之间的一段，长约5cm，其前壁与气管相贴，后方与脊柱相邻，两侧有颈部的大血管和神经等；胸部是指胸骨的颈静脉切迹平面至膈的食管裂孔之间的一段，胸部最长，长18～20cm，此段行于脊柱前方，气管、气管杈和心包的后方，胸主动脉右侧；腹部位于膈食管裂孔至胃的贲门之间，腹部最短，长1～2cm。

（二）食管的狭窄

食管的全长呈现3处生理性狭窄（图3-12）。

1. **第一狭窄** 位于食管的起始处（或咽与食管相续处），平对第6颈椎体下缘平面，距中切牙约15cm。

2. **第二狭窄** 位于食管与左主支气管交叉处，平第4、5胸椎体之间，距中切牙约25cm。

3. **第三狭窄** 位于食管穿经膈的食管裂孔处，平第10胸椎体平面，距中切牙约40cm。

这些狭窄是食物、异物易滞留处，也是食管炎症和肿瘤的好发部位。临床上进行食管内插管和胃镜检查时，要注意食管的狭窄，根据插入的距离可推知器械已经到达的部位。

四、胃

胃（stomach）是消化管中最膨大的部分，上连食管，下续十二指肠，具有容纳食物、分泌胃液、初步消化食物的功能。成人胃的容量为1500mL左右，新生儿胃的容量约为30mL。

（一）胃的形态和分部

胃的形态受年龄、体位、体型和充盈度等因素的影响而变化。胃为前后略扁的囊状器官，有两口、两壁和两缘（图3-13）。两口即入口和出口，入口称**贲门**，与食管相续，在贲门的上缘，食管与胃之间的凹陷，称贲门切迹；出口称**幽门**，与十二指肠相接。两壁即前壁和后壁，前壁朝向前上方，后壁朝向后下方。两缘即上缘和下缘，上缘较短，凹向右上方，称**胃小弯**，胃小弯的最低点明显转折处，称角切迹；下缘较长，凸向左下方，称**胃大弯**。

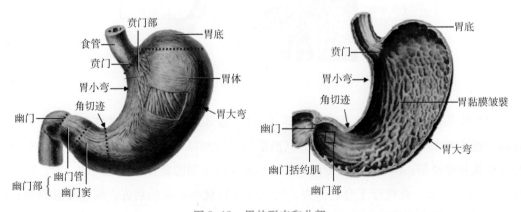

图3-13 胃的形态和分部

胃可分四部（图3-13）：①**贲门部**：指围绕贲门周围的部分，与胃体无明显分界。②**胃底**：指贲门切迹水平面以上，凸向膈穹隆的部分。③**胃体**：指贲门切迹平面与角切迹向下延长线之间的部分。④**幽门部**：指角切迹延长线至幽门之间的部分，临床常称此部为**胃窦**。在幽门部大弯侧有一不太明显的浅沟，称中间沟。幽门部又以中间沟为界，分为左侧的**幽门窦**和右侧的**幽门管**。

（二）胃的位置和毗邻

胃的位置受体型、体位和充盈程度等多种因素的影响。胃在中等充盈时，大部分位于左季肋区，小部分位于腹上区。但贲门和幽门的位置比较固定，贲门位于第11胸椎的左侧，幽门位于第1腰椎的右侧。

胃前壁的右侧与肝左叶下面相邻；左侧与膈相邻，并被左肋弓所遮盖；在胸骨剑突的下方仅少部分胃前壁直接与腹前壁相贴，此处是临床上进行胃的触诊部位（图3-14）；胃后壁与横结肠、左肾、左肾上腺和胰等器官相邻（图3-15）；胃底与膈和脾相邻。

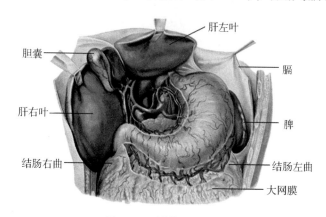

图3-14　胃前面的毗邻

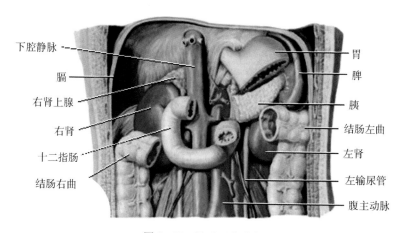

图3-15　胃后面的毗邻

五、小肠

小肠（small intestine）是消化食物和吸收营养物质的主要器官，成人长 5~7m，为消化管中最长的一段。小肠盘曲在腹腔内，上接幽门，下续盲肠，自上而下依次分为十二指肠、空肠和回肠 3 部分。

（一）十二指肠

十二指肠（duodenum）为小肠的起始段，全长约 25cm。上端起自幽门，下端续于空肠。十二指肠呈"C"形，从右侧包绕胰头，除起始部分和终端外，其余部分都紧贴腹后壁，位置较深，几乎无活动度。按位置可分为上部、降部、水平部和升部 4 部分（图 3-16）。

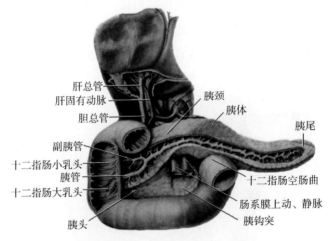

肝总管　肝固有动脉　胆总管　副胰管　十二指肠小乳头　胰管　十二指肠大乳头　胰头　胰颈　胰体　胰尾　十二指肠空肠曲　肠系膜上动、静脉　胰钩突

图 3-16　胆道、十二指肠和胰（前面观）

1. **上部**　在第 1 腰椎的右侧起自幽门，行向右后，至肝门下方，急转向下行，延续为降部。上部靠近幽门的部分，肠壁较薄，腔大，黏膜光滑，无环状皱襞，X 线透视呈球状，称**十二指肠球**，是十二指肠溃疡的好发部位。

2. **降部**　在第 1~3 腰椎的右侧下降，至第 3 腰椎下缘平面弯向左续接水平部。降部的黏膜形成许多环状皱襞，其后内侧壁上有一纵行皱襞，纵襞下端有一突起称**十二指肠大乳头**，是胆总管和胰管的共同开口处。在十二指肠大乳头的稍上方有十二指肠小乳头，是副胰管的开口处。

3. **水平部**　又称下部，横行向左到第 3 腰椎的左侧续于升部。

4. **升部**　升部自第 3 腰椎的左侧斜向左上方至第 2 腰椎体左侧，急转向前下方续于空肠，此肠管弯曲称十二指肠空肠曲。此曲被十二指肠悬肌固定于腹后壁。十二指肠悬肌和包绕其下段表面的腹膜皱襞共同构成**十二指肠悬韧带**（又称为 Treitz 韧带，是手术中识别空肠起端的重要标志。

（二）空肠和回肠

空肠（jejunum）和**回肠**（ilium）位于腹腔的中下部，在腹腔内迂曲盘旋形成肠襻，并借小肠系膜固定于腹后壁。空肠上端起自十二指肠空肠曲，回肠下端接续盲肠，空肠与回肠之间无明显分界线。通常空肠占空肠、回肠全长的上 2/5，回肠占空肠、回肠全长的下 3/5。空肠主要位于腹腔的左上部，管径较粗，管壁较厚，血供丰富，颜色较红，环状皱襞密而高，有散在的孤立淋巴滤泡；回肠位于腹腔的右下部，管径略细，管壁较薄，血管较少，颜色较淡，环状皱襞疏而矮，有孤立淋巴滤泡和集合淋巴滤泡，尤其在回肠下部多见（图3-17）。肠伤寒的病变多侵犯集合淋巴滤泡，可并发肠穿孔或肠出血。空肠、回肠的主要区别见表3-1。

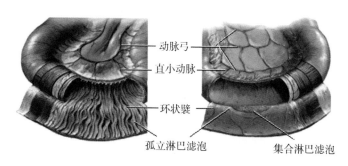

动脉弓
直小动脉
环状襞
孤立淋巴滤泡
集合淋巴滤泡

图3-17　空肠和回肠

表3-1　空肠和回肠比较

项目	空肠	回肠
位置	腹腔的左上部	腹腔的右下部
长度	占空肠、回肠全长的上 2/5	占空肠、回肠全长的下 3/5
管径	较粗	较细
管壁	较厚	较薄
血管	丰富	较少
颜色	较红	较淡
环状襞	密而高	疏而矮
淋巴滤泡	孤立淋巴滤泡	孤立淋巴滤泡和集合淋巴滤泡

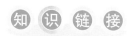

消化性溃疡

消化性溃疡是指发生在胃和十二指肠黏膜的慢性溃疡性病变，是消化系统常见病、多发病。溃疡的形成有多种因素，但主要原因是胃液中的胃酸和胃蛋白酶对黏膜的消化作用所致，常引起上腹部周期性、反复性疼痛。

六、大肠

大肠（large intestine）是消化管的下段，全长约 1.5m，略呈方框形围绕在空肠、回肠的周围。在右髂窝内起于盲肠，末端终于肛门，分为盲肠、阑尾、结肠、直肠和肛管 5 部分。大肠主要功能是吸收水分、维生素和无机盐等，分泌黏液，并将食物残渣形成粪便排出体外。

盲肠和结肠有结肠带、结肠袋和肠脂垂三种特征性结构（图 3-18）：**结肠带**由肠壁的纵行肌增厚形成，共 3 条，沿肠管纵轴排列，汇集于阑尾根部；**结肠袋**是由于结肠带较肠管短，使肠壁向外膨出，形成许多由横沟隔开的袋状的结构；**肠脂垂**是脂肪组织沿结肠带两侧聚集而成的大小不等、形态各异的突起。这三种特征性结构是肉眼区别大肠和小肠的重要依据。

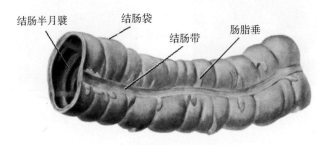

图 3-18　盲肠和结肠的特征结构

（一）盲肠

盲肠（cecum）位于右髂窝内，是大肠的起始部，呈囊袋状，长 6～8cm。以盲端起始，左接回肠，上续结肠，其后内壁上有与回肠相通的回盲口。在回盲口处，有回肠末端突入盲肠内形成上、下两个唇状的皱襞，称**回盲瓣**。回盲瓣的深部有增厚的环行肌。回盲瓣既可控制回肠内容物过快进入盲肠，又有阻止大肠内容物向回肠返流的作用。在回盲口的下方，有一小的阑尾口（图 3-19）。

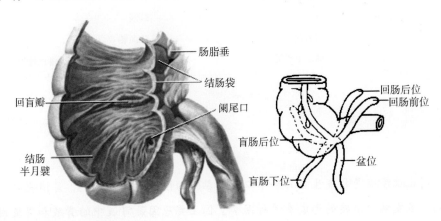

图 3-19　盲肠和阑尾

（二）阑尾

阑尾（vermiform appendix）（图 3-19）形似蚯蚓，又叫蚓突，长 6～8cm。阑尾位于右髂窝内，根部连于盲肠的后内侧壁，末端游离，但根部的位置较恒定。阑尾根部的体表投影，通常在脐与右髂前上棘连线的中、外 1/3 交界处，此点称为**麦氏点**（Mc Burney），急性阑尾炎时，该处常有明显的压痛。盲肠的三条结肠带恰在阑尾根部汇合，阑尾切除术时，沿结肠带向下追寻，是寻找阑尾的可靠方法。

（三）结肠

结肠（colon）始于盲肠，终于直肠，略呈方框状围绕在空肠、回肠的周围，可分为升结肠、横结肠、降结肠和乙状结肠 4 部分（图 3-20）。

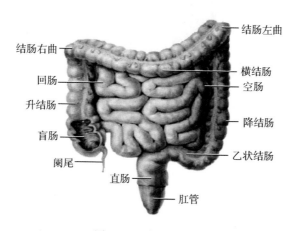

图 3-20　小肠和大肠

1. **升结肠**　在右髂窝内起于盲肠，沿右侧腹后壁上升至肝右叶下方，转向左移行为横结肠。其转折处的弯曲部称结肠右曲（肝曲）。

2. **横结肠**　起自结肠右曲，向左横行至脾的下方，转折向下移行为降结肠。其转折处弯曲部称结肠左曲（脾曲）。横结肠的活动度较大，常形成下垂的弓形弯曲。

3. **降结肠**　起自结肠左曲，沿左侧腹后壁下降，至左髂嵴处续于乙状结肠。

4. **乙状结肠**　在左髂嵴处起于降结肠，沿左髂窝呈“乙”字形弯曲，转入盆腔内，至第 3 骶椎平面向下移行于直肠。

（四）直肠

直肠（rectum）位于小骨盆腔的后部，长 10～14cm。在第 3 骶椎的前方起于乙状结肠，沿骶骨、尾骨的前面下行，穿过盆膈，与肛管相连。男性直肠前邻膀胱、前列腺、精囊等；女性直肠前邻子宫和阴道，直肠指诊可触及这些器官。

直肠并不直，在矢状面上有两个弯曲，上段行于骶骨的前方，形成一凸向后的弯曲，称**骶曲**；下段在尾骨尖的前方转向后下，形成一凸向前的弯曲，称**会阴曲**。直肠下段肠腔膨大，称**直肠壶腹**。直肠内面有2~3个由环行肌和黏膜共同形成的半月形皱襞，称**直肠横襞**，其中最大、位置最恒定的一个，位于直肠壶腹的前右壁，距肛门约7cm（图3-21）。临床上做直肠镜、乙状结肠镜检查时，需注意直肠的弯曲和横襞，以免损伤肠管。

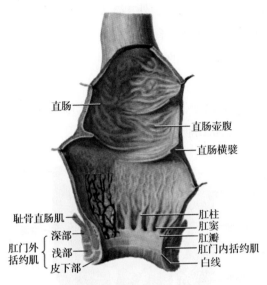

图3-21　直肠和肛管内面观

（五）肛管

肛管（anal canal）上端在盆膈的平面起于直肠，末端终于肛门，长3~4cm（图3-21）。肛管内面有6~12条纵行的黏膜皱襞，称**肛柱**。连于肛柱下端之间的半月形黏膜皱襞称**肛瓣**。肛瓣与相邻两个肛柱下端共同形成开口向上的小陷窝，称**肛窦**，窦内常积存粪屑，易诱发感染引起肛窦炎。

各肛柱的下端与肛瓣的游离缘连成一锯齿状的环行线，称**齿状线**或肛皮线，是黏膜和皮肤的分界线，齿状线以上的腔面被覆黏膜，齿状线以下的腔面覆以皮肤（其上皮为无角化层的复层扁平上皮）。在肛管的黏膜下和皮下有丰富的静脉丛，病理情况下静脉瘀血曲张形成痔（痔核、痔疮）。以齿状线为界，发生在齿状线以上的称**内痔**；齿状线以下的称**外痔**；跨越齿状线上、下的称**混合痔**。齿状线也是动脉供应、静脉回流和神经支配的分界线，具有重要的临床意义。在齿状线下方有宽约1cm略凸起的环形区，称**肛梳**或痔环。肛梳的下端有一环形浅沟，称**白线**，活体指诊时可以触到，是肛门内外括约肌的分界线。在肛管和肛门的周围有肛门内括约肌和外括约肌环绕。肛门内括约肌属平滑肌，为肛管处环形平滑肌增厚而形成，有协助排便的作用，但无括约肛门的功能。在肛门内括约肌的周围和下方，有由骨骼肌构成的肛门外括约肌，受意识支配，可随意括约肛门，有控制排便的功能。

七、消化管组织结构

（一）消化管的一般组织结构

除口腔与咽外，消化管由内向外分为黏膜、黏膜下层、肌层与外膜4层（图3-22）。

1. **黏膜** 位于管壁最内层，由上皮、固有层和黏膜肌层组成。黏膜内有腺体，分泌消化液和黏液，是消化管进行消化、吸收的重要结构。

（1）**上皮** 因消化管各段的功能不同，其上皮形态结构也有所不同。胃、小肠和大肠为单层柱状上皮，以消化吸收功能为主。口腔、咽、食管和肛门为复层扁平上皮，以保护功能为主。

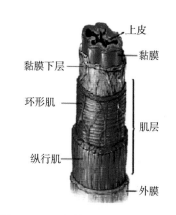

图3-22 消化管壁一般结构模式图

（2）**固有层** 位于上皮下，由疏松结缔组织组成，内含血管、神经和淋巴管。胃肠道的固有层内还有小消化腺，开口于上皮。

（3）**黏膜肌层** 位于固有层下，由1~2层平滑肌组成。其收缩可使黏膜活动，促进固有层内腺体分泌物的排出和血液、淋巴的运行，有利于食物消化和营养物质的吸收。

2. **黏膜下层** 又称**黏膜下组织**，由疏松结缔组织构成，内含丰富的毛细血管、毛细淋巴管、淋巴组织、黏膜下神经丛和腺体。在食管及十二指肠的黏膜下层内分别有食管腺和十二指肠腺。在消化管的某些部位，黏膜与黏膜下层共同向管腔内突起，形成纵行或环行的皱襞，扩大了黏膜的表面积。

3. **肌层** 又称**肌织膜**，一般由内侧的环形肌和外侧的纵形肌两层构成，肌层间有肌间神经丛。除口腔、咽、食管上段与肛门外括约肌为骨骼肌外，其余均为平滑肌。肌层的收缩与舒张，可使消化管蠕动，以利于消化和吸收。

4. **外膜** 位于消化管的最外层，在咽、食管和直肠下部等处的外膜由薄层结缔组织构成，称**纤维膜**；其他大部分的外膜由结缔组织及表面的间皮共同构成，称**浆膜**，能分泌浆液，使其表面光滑，减少摩擦，利于消化管活动。

（二）食管的组织结构

食管具有消化管典型的4层结构（图3-23）。食管在空虚时，黏膜向腔内突起形成数条纵行的皱襞，随食团的通过而消失。

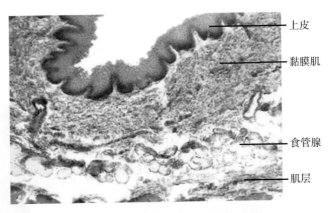

图3-23　食管组织结构（HE 染色 低倍）

　　1. **黏膜**　食管黏膜上皮为未角化的复层扁平上皮，耐摩擦，对深层结构有保护作用。在食管与胃贲门部连接处转变为单层柱状上皮，是食管癌的好发部位。黏膜肌层为较厚的纵行平滑肌。

　　2. **黏膜下层**　含有食管腺、血管、淋巴管和神经。食管腺为黏液腺，导管穿过黏膜开口于食管腔，分泌的黏液有利于食团的通过。

　　3. **肌层**　分为内环、外纵两层。在食管各段肌纤维分布不同，食管上 1/3 段为骨骼肌，中 1/3 段由骨骼肌与平滑肌混合组成，下 1/3 段为平滑肌。

　　4. **外膜**　为纤维膜。

（三）**胃壁的组织结构**

　　胃壁自内而外由黏膜、黏膜下层、肌层和浆膜 4 层结构组成（图 3-24）。胃收缩时腔面可见黏膜和部分黏膜下层形成的黏膜皱襞，在胃充盈时皱襞减少或消失。

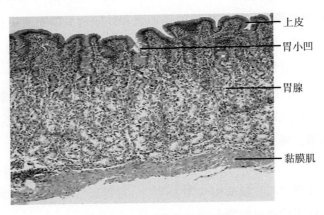

图3-24　胃壁的组织结构

　　1. **黏膜**　胃黏膜呈淡红色，柔软，空虚时形成许多黏膜皱襞，在胃小弯处有数条较为恒定的纵行皱襞；在幽门处黏膜形成环形的皱襞，称**幽门瓣**，可阻止胃内容物过快进入十二指肠。黏膜表面遍布许多不规则的针尖大小的小窝，称**胃小凹**，每个胃小凹底部是胃腺的开口。胃黏膜自内向外由胃上皮、固有层和黏膜肌层组成。

（1）**上皮** 为单层柱状上皮，由表面黏液细胞组成，可分泌含高浓度 HCO_3^- 的不溶性黏液，覆盖于上皮细胞的游离面，可防止胃液对黏膜的消化侵蚀。

（2）**固有层** 由致密结缔组织构成，含有大量紧密排列的管状胃腺，根据所在部位和结构的不同，分为**胃底腺**、**贲门腺**和**幽门腺**。

胃底腺分布于胃底和胃体部，是数量最多、功能最重要的胃腺。主要由主细胞、壁细胞和颈黏液细胞组成（图3-25）。①**主细胞**：又称**胃酶细胞**，数量最多，主要分布于腺底部。细胞呈柱状，核圆形，位于基部，胞质呈强嗜碱性，主细胞分泌胃蛋白酶原。②**壁细胞**：又称**泌酸细胞**、**盐酸细胞**。分布于腺的体、颈部。细胞数量少，体积大，多呈圆锥形。核圆而深染，居中。胞质呈明显的嗜酸性。壁细胞分泌盐酸，盐酸能激活胃蛋白酶原，盐酸还有杀菌等作用。此外，壁细胞还分泌内因子，促进回肠上皮细胞吸收维生素B_{12}。③**颈黏液细胞**：又称**黏液细胞**，较少，位于胃底腺颈部，分泌黏液，主要成分为糖蛋白。黏液覆盖在胃黏膜表面，起润滑和保护胃黏膜的作用。

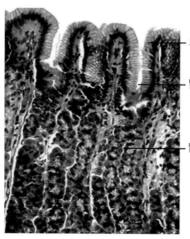

图3-25 胃底腺（HE染色）

贲门腺分布于贲门部，为黏液腺，主要分泌黏液，起润滑和保护胃黏膜的作用。

幽门腺分布于幽门部，为黏液腺，主要分泌黏液，起润滑和保护胃黏膜的作用。

2. 黏膜下层 由较致密结缔组织构成，内含丰富的血管、淋巴管和神经。

3. 肌层 较厚，由内斜行、中环行和外纵行三层平滑肌构成。环行肌在幽门部增厚，形成**幽门括约肌**，与幽门瓣共同控制胃内容物进入十二指肠，同时防止十二指肠内容物逆流入胃内。

4. 外膜 为浆膜。

（四）小肠的组织结构

小肠各段的管壁均由 4 层构成（图 3-26），但十二指肠、空肠和回肠又各有不同的结构特点。

1. 黏膜　小肠黏膜的主要特点是形成环形皱襞、绒毛和微绒毛（图 3-26），三者可扩大小肠吸收面积。小肠黏膜和黏膜下层向肠腔突出形成许多**环状皱襞**；黏膜上皮和固有层向肠腔内突出形成小肠特有的**肠绒毛**；肠绒毛表面上皮有**微绒毛**。环形皱襞、绒毛和微绒毛使小肠的吸收面积增加了 600 ~ 750 倍。小肠黏膜上皮在肠绒毛根部下陷至固有层形成管状的**小肠腺**，小肠腺直接开口于肠腔。

（1）上皮　为单层柱状上皮。绒毛部上皮主要由吸收细胞和杯状细胞构成。上皮凹陷到固有层形成管状的小肠腺（图 3-27），小肠腺上皮除吸收细胞和杯状细胞外，还有潘氏细胞等。

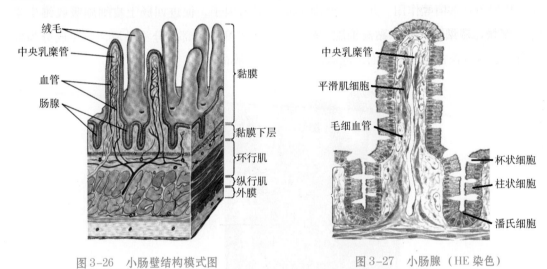

图 3-26　小肠壁结构模式图　　　　　图 3-27　小肠腺（HE 染色）

①**吸收细胞**：数量最多。细胞呈高柱状，核椭圆形，位于细胞基底部。细胞的游离面有密集而规则排列的微绒毛，称纹状缘。

②**杯形细胞**：散在于吸收细胞之间，分泌黏液，对小肠黏膜起润滑和保护作用。从十二指肠至回肠末端，杯状细胞逐渐增多。

③**潘氏细胞**：是小肠腺的特征性细胞。成群的分布于腺底部，细胞呈锥体形，胞质内含粗大的嗜酸性颗粒，内含溶菌酶等，有杀灭细菌的作用。

（2）固有层　除有大量的小肠腺外，还有丰富的毛细血管、毛细淋巴管、散在的平滑肌纤维、淋巴细胞、浆细胞、巨噬细胞等。在肠绒毛中央有 1 ~ 2 条纵行的毛细淋巴管，称**中央乳糜管**，可吸收大分子物质。在十二指肠和空肠还有孤立淋巴滤泡，在回肠有孤立淋巴滤泡和集合淋巴滤泡。

（3）**黏膜肌** 为薄层的内环外纵平滑肌。

2. 黏膜下层 为疏松结缔组织，含较多的血管和淋巴管。十二指肠的黏膜下层内有大量的**十二指肠腺**，为复管泡状腺，分泌黏稠的碱性黏液，保护十二指肠黏膜免受酸性胃液的侵蚀。

3. 肌层 由内环行与外纵行两层平滑肌组成。

4. 外膜 十二指肠后壁为纤维膜，小肠其余部分为浆膜。

第三节 消化腺

一、唾液腺

唾液腺（salivary glands）又称口腔腺、涎腺，分大、小两种。小唾液腺数目多，如唇腺、颊腺、腭腺等。大唾液腺主要有腮腺、舌下腺、下颌下腺三对（图3-28）。唾液腺分泌唾液，排入口腔，具有湿润口腔黏膜、帮助消化等作用。

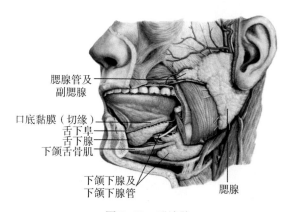

图3-28 唾液腺

（一）腮腺

腮腺（parotid gland）是最大的唾液腺。腺体略呈不规则的三角形，位于耳郭的前下方，上达颧弓，下至下颌角附近。腮腺导管从腮腺前缘的上部发出，在颧弓下方一横指处横过咬肌表面至咬肌前缘，向内侧穿经颊肌，开口于平对上颌第二磨牙的颊黏膜上。

（二）舌下腺

舌下腺（sublingual gland）位于口腔底舌下襞的深面，导管开口于舌下阜；有数条小导管开口于舌下襞。

（三）下颌下腺

下颌下腺（submandibular gland）位于下颌体内面的下颌下腺凹内，略呈卵圆形，导管开口于舌下阜。

二、 肝脏及肝外胆道

（一）肝

肝（liver）是人体最大的消化腺，重约1350g。肝可分泌胆汁，参与脂肪的消化和吸收，还具有代谢、解毒、防御等功能。

1. 肝的形态 肝呈楔形，红褐色，质软而脆，受暴力打击易发生破裂出血。肝可分为前、后两缘和上、下两面。肝前缘锐利，后缘钝圆（图3-29，图3-30）。

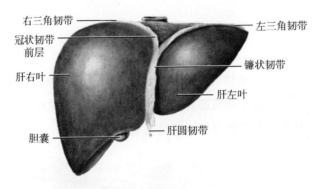

图3-29 肝的膈面

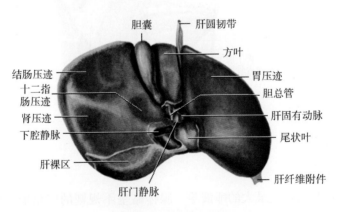

图3-30 肝的脏面

肝的上面隆凸，与膈相贴，称为**膈面**。膈面后部有左右位的**冠状韧带**；前部有前后位的**镰状韧带**，借镰状韧带将肝分为小而薄的左叶和大而厚的右叶。肝在膈面的后部无腹膜覆盖的部分，称裸区（图3-29）。

肝的下面凹凸不平，邻腹腔器官，称为**脏面**。脏面有呈"H"形的三条沟，即左纵沟、右纵沟和横沟。左纵沟窄而深，前部有肝圆韧带裂，内有肝圆韧带，是胎儿期脐静脉闭锁后的遗迹；后部为**静脉韧带裂**，内有**静脉韧带**，是胎儿期静脉导管闭锁后的遗迹。右纵沟的前部为**胆囊窝**，容纳胆囊；后部为**腔静脉沟**，有下腔静脉通过。横沟称**肝门**，是肝管、肝固有动脉、肝门静脉、淋巴管和神经等出入肝的部位。出入肝门的结构被结缔组织包裹，称为**肝蒂**。在腔静脉沟的上端，有肝左、中、右静脉出肝后在此注入下腔静脉，称**第二肝门**。肝的脏面借三条沟分为四叶：左侧纵沟的左侧为**肝左叶**；右侧纵沟的右侧为**肝右叶**；横沟前方为**方叶**，横沟后方为**尾状叶**（图 3-30）。

2. **肝的位置和毗邻** 肝大部分位于右季肋区和腹上区，小部分位于左季肋区。

肝的上面邻膈，膈上有右侧胸膜腔、右肺和心等；在腹上区，左、右肋弓间部分直接与腹前壁相接触。肝的下面，肝右叶从前向后分别邻结肠右曲、十二指肠、右肾和右肾上腺；肝左叶大部分与胃前壁相邻。

3. **肝的体表投影** 肝的上界与膈穹窿一致，一般在右侧锁骨中线平第 5 肋；前正中线平胸剑结合的交点；在左侧锁骨中线平第 5 肋间隙。肝的下界即肝下缘，右侧与右肋弓大体一致，在腹上区左、右肋弓之间，肝下缘可达剑突下 3 ~ 5cm。左侧被左肋弓掩盖，故体检时在右肋弓下不能触及肝。但在 3 岁以下的小儿，肝的体积相对较大，肝的下界可超出右肋弓下缘 1 ~ 2cm，7 岁以后接近成人的位置。肝的位置可随呼吸而上、下移动，在平静呼吸时，肝可上、下移动 2 ~ 3cm。

4. **肝的组织结构** 肝表面被覆结缔组织被膜，裸区以外还有间皮。肝门部的结缔组织随肝门静脉、肝固有动脉、肝管、神经和淋巴管的分支伸入肝实质内，将肝实质隔成许多的多面棱柱体，称为**肝小叶**（图 3-31）；相邻肝小叶之间的区域称为**门管区**。

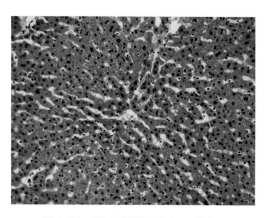

图 3-31 肝小叶横切面（HE 染色）

（1）**肝小叶** 肝小叶是肝的基本结构和功能单位。呈不规则的多面棱柱体，长约 2mm，宽约 1mm。肝小叶中央有一条沿其长轴走行的**中央静脉**。肝细胞以中央静脉为中心，向周围排列成单行有孔的板状结构，称**肝板**。相邻肝板吻合连结，形成迷路样结构，其断面呈索状，因此又称**肝索**。肝板之间的间隙为肝血窦，血窦经肝板上的孔相通连。肝板内肝细胞膜凹陷围成的微细小管称**胆小管**（图3-31，图3-32）。

①**肝细胞**：呈多面体形，体积较大，核大而圆，居中央，核仁明显（图3-33）。肝细胞胞质呈嗜酸性。每个细胞有三种类型的功能面，即血窦面、胆小管面和肝细胞连接面。肝血窦面有发达的微绒毛，使肝细胞从血液吸收营养。胞质内含各种细胞器，如内质网、线粒体、溶酶体等，粗面内质网可合成蛋白质；滑面内质网可合成胆汁，参与物质代谢和解毒等。

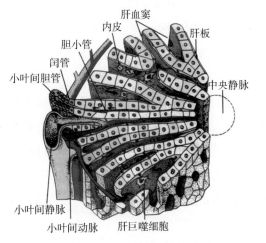

图3-32　肝小叶立体结构模式图

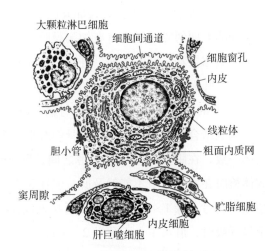

图3-33　肝细胞及相邻关系模式图

②**肝血窦**：位于肝板之间，腔大而不规则（图3-33）。窦壁的内皮细胞上有窗孔，无基膜，通透性大，除血细胞和乳糜微粒外的血浆成分均可通过。血窦内血流自肝小叶的周边流向中央静脉，流速缓慢，有利于与肝细胞进行物质交换。窦内有**肝巨噬细胞**，又称**库普弗细胞**（Kupffer cell），可吞噬和杀伤血液中的癌细胞、细菌、衰老的红细胞和血小板等，参与机体的免疫功能。

③**窦周隙**：又称 Disse 间隙，为肝血窦内皮细胞与肝细胞之间的狭小间隙（图3-33）。窦周隙内充满由肝血窦渗出的血浆，肝细胞血窦面的微绒毛伸入窦周隙，所以，窦周隙是肝细胞与血液之间进行物质交换的场所。窦周隙内还有**贮脂细胞**，此种细胞具有贮存脂肪、维生素 A 和合成网状纤维的功能。

④**胆小管**：由相邻肝细胞膜凹陷围成的微细管道，在肝板内连接成网状管道（图3-33）。肝细胞分泌胆汁进入胆小管内，胆汁从肝小叶中央流向周边，汇入肝门管区内的小叶间胆管。

靠近胆小管的相邻肝细胞膜形成紧密连接复合体，可封闭胆小管周围的细胞间隙，防止胆汁外溢至细胞间或窦周隙。当肝细胞发生变性、坏死或胆道堵塞致内压增大时，胆小管正常结构被破坏，胆汁溢入窦周隙，继而进入血窦，从而出现黄疸。

（2）**门管区** 位于相邻几个肝小叶之间的结缔组织区域称为门**管区**，内有小叶间动脉、小叶间静脉和小叶间胆管。小叶间动脉是肝固有动脉的分支，管腔小，管壁较厚；小叶间静脉是肝门静脉的分支，管腔较大而不规则，管壁薄；小叶间胆管的管壁为单层立方上皮组成，向肝门方向汇集，最后形成肝左管和肝右管经肝门出肝。

（二）肝外胆道

输胆管道简称胆道，是将胆汁输送至十二指肠的管道，分肝内胆道和肝外胆道两部分。肝内胆道包括胆小管和小叶间胆管；肝外胆道由胆囊、肝左管、肝右管、肝总管和胆总管等组成（图3-34）。

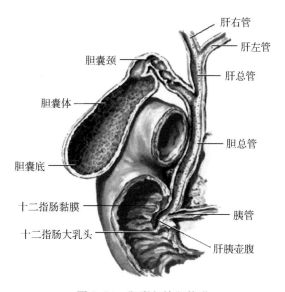

图3-34　胆囊与输胆管道

1. **胆囊** （gallbladder）位于胆囊窝内，上面借疏松结缔组织与肝相连，下面与十二指肠上部相邻。胆囊有贮存和浓缩胆汁的功能。

胆囊呈长梨形，容量为40～60mL，可分为胆囊底、胆囊体、胆囊颈、胆囊管4部分：前端圆钝，称**胆囊底**，常露出于肝的前缘，与腹前壁相接触，其体表投影在右锁骨中线（或右腹直肌外侧缘）与右肋弓交点处的稍下方；胆囊炎时，此处常有明显的压痛。与胆囊底相连的膨大部分为**胆囊体**。后部稍细为**胆囊颈**。由胆囊颈弯向左下缩细呈管状的部分称**胆囊管**，胆囊管长3～4cm，向下与肝总管以锐角汇合形成胆总管。胆囊颈和胆囊管的黏膜呈螺旋状突入管腔，形成螺旋襞，有调节和控制胆汁进出的作用（图3-34）。胆结石常嵌顿于此处。

2. **肝管与肝总管** 胆小管先合成小叶间胆管，后者逐渐汇合，分别形成肝左管和肝右管，两管出肝门后合成**肝总管**，肝总管下行与胆囊管汇合成胆总管（图3-34）。

胆囊管、肝总管和肝的脏面围成的三角形区域，称**胆囊三角**（Calot三角），内有胆囊动脉经过，是胆囊手术中寻找胆囊动脉的标志。

3. **胆总管**（common bile duct） 起于肝总管与胆囊管的汇合处，长 4~8cm，在肝十二指肠韧带内下行，经十二指肠上部的后方，至十二指肠降部与胰头之间与胰管汇合，形成略膨大的**肝胰壶腹**（Vater，壶腹），斜穿十二指肠降部的后内侧壁，开口于十二指肠大乳头。在肝胰壶腹的周围及胆总管、胰管的末端，环行平滑肌增厚，形成**肝胰壶腹括约肌**（图 3-34）。肝胰壶腹括约肌的收缩和舒张，可调控胆汁和胰液的排出。

肝胰壶腹括约肌平时保持收缩状态，肝细胞分泌的胆汁经肝左管、肝右管、肝总管和胆囊管进入胆囊内浓缩和储存。进食后，尤其是进高脂肪食物时，在神经、体液因素的调节下，肝胰壶腹括约肌舒张，胆囊收缩，胆汁经胆囊管、胆总管、肝胰壶腹及十二指肠大乳头排入十二指肠内。胆汁的排出途径，可归纳如图 3-35 所示。

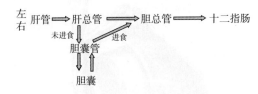

图 3-35 胆汁的排出途径

三、 胰

（一）胰的位置和形态

胰（pancreas）位于腹上区和左季肋区，居胃的后方，在第 1、2 腰椎水平横贴于腹后壁，其前面被有腹膜。

胰为灰红色，质地柔软，狭长的腺体。自右向左，分头、体、尾三部分：**胰头**为右端膨大部分，位于第 2 腰椎的右前方，被十二指肠包绕，其后方有胆总管、肝门静脉和下腔静脉。**胰体**为中间大部分，略呈棱柱状，横跨下腔静脉、腹主动脉、左肾及肾上腺前面。**胰尾**是左端狭细部，伸向脾门（图 3-16）。

在胰的实质内，有一条自胰尾沿胰长轴右行的输出管，称**胰管**，沿途收集各小叶导管，达胰头时与胆总管汇合形成肝胰壶腹，共同开口于十二指肠大乳头。在胰管的上方还有一小的**副胰管**，开口于十二指肠小乳头（图 3-16）。

（二）胰的组织结构

胰表面覆以薄层结缔组织被膜，被膜伸入实质内，将其分为许多的胰腺小叶。小叶间的结缔组织内有导管、血管、神经和淋巴管等。胰腺实质由外分泌部和内分泌部组成（图3-36）。

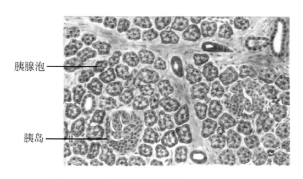

图 3-36 胰腺的组织结构（HE 染色）

1. 外分泌部　为浆液性腺，由腺泡和导管组成。腺泡由浆液性腺细胞围成（图 3-37）。腺细胞呈锥体形，核圆，位于细胞基底部。腺泡腔内常有着色浅淡的泡心细胞。导管为上皮性管道，由闰管、小叶内导管、小叶间导管、叶间导管和主导管（胰管）组成。闰管的一端由单层扁平上皮组成，伸入腺泡腔形成泡心细胞；另一端汇合成单层立方上皮组成的小叶内导管。小叶内导管出小叶后汇合成叶间导管，最后汇合成胰管。

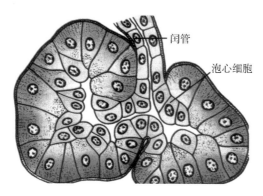

图 3-37　胰腺腺泡模式图

胰的外分泌部分泌胰液，含多种消化酶，如胰蛋白酶原、胰糜蛋白酶原、胰淀粉酶、胰脂肪酶等。胰液经导管排入十二指肠，参与糖、蛋白质和脂肪的消化。

2. 内分泌部　又称**胰岛**，是由内分泌细胞组成的球形细胞团，散在于外分泌部的腺泡之间。胰岛细胞呈团索状分布，细胞间有丰富的有孔毛细血管，细胞合成的激素由此释放入血。胰岛主要有 A、B、D、PP 四种细胞构成。

A 细胞又称 α 细胞，约占胰岛细胞总数的 20%。细胞体积大，多分布在胰岛的外周部。A 细胞分泌**胰高血糖素**，能促进肝糖原分解为葡萄糖，并抑制糖原合成，使血糖升高。

B 细胞又称 β 细胞，数量最多，约占细胞总数的 75%。B 细胞体积较小，主要位于胰岛的中央部。B 细胞分泌**胰岛素**，能促进肝细胞、脂肪细胞等吸收血液内的葡萄糖，合成糖原或转化为脂肪储存，并抑制糖原分解和糖异生，故使血糖浓度降低。

D 细胞数量少，约占细胞总数的 5%，散在于 A、B 细胞之间。D 细胞分泌**生长抑素**，抑制 A、B 细胞的分泌活动。

PP **细胞**数量很少，分泌**胰多肽**，能抑制胃肠运动、胰液的分泌和胆囊的收缩。

复习思考

1. 简述咽的分部及交通。
2. 简述食管三个狭窄的位置、距中切牙的距离及临床意义。
3. 简述胃的形态、分部和位置。
4. 简述肝的位置、形态和体表投影。
5. 简述胆汁的产生部位和排泄途径。

第 四 章

呼吸系统

【学习目标】

　　掌握鼻腔的分部及各部的形态结构；鼻旁窦的位置及开口部位；喉的位置、喉软骨的名称及主要体表标志；喉腔的分部和各部的形态结构；气管的位置、形态、分部和左、右主支气管的形态差别；肺的位置、形态和分叶；肺门与肺根的概念；胸膜和胸膜腔的概念；胸膜的分部及肋膈隐窝的概念和临床意义；胸膜下界、肺下界及胸膜顶的体表投影；纵隔的概念、分部。

　　熟悉上颌窦的形态特点；肺根的构成；肺内导气部和呼吸部的组成、结构特点；肺的血管。

　　了解外鼻的形态结构；喉软骨的形态结构；喉软骨的连结；喉肌的起止和作用；支气管肺段的概念；肺小叶的概念；纵隔各部的内容。

　　呼吸系统（respiratory system）由呼吸道和肺两部分组成。呼吸道包括鼻、咽、喉、气管、主支气管及其分支。临床上将鼻、咽、喉称**上呼吸道**，将气管、主支气管及其分支称**下呼吸道**（图4-1）。

　　呼吸系统的主要功能是进行机体与外环境间的气体交换，吸入氧气，排出二氧化碳，保证人体新陈代谢顺利进行。此外，鼻还有嗅觉功能，喉还有发声功能。

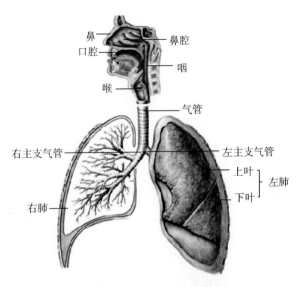

图 4-1　呼吸系统概观

第一节　呼吸道

一、鼻

鼻（nose）是呼吸道的起始部，也是嗅觉器官，并辅助发音。包括外鼻、鼻腔、鼻旁窦 3 部分。

（一）外鼻

外鼻以骨和软骨作支架，表面被覆皮肤。外鼻的上端为鼻根，向下延续为鼻背（鼻梁），下端为鼻尖。鼻尖两侧膨出部分为鼻翼，在呼吸困难时可出现鼻翼扇动，小儿更为明显。鼻尖和鼻翼等处的皮肤较厚，富含皮脂腺和汗腺，痤疮和酒糟鼻常发生于此。

（二）鼻腔

鼻腔是由骨和软骨为支架，内衬黏膜和皮肤构成。被鼻中隔分为左、右鼻腔，前以鼻孔通外界，后经鼻后孔通鼻咽。鼻中隔常稍向左偏曲。每侧鼻腔以鼻阈（鼻腔内皮肤和黏膜的分界线）为界分为鼻前庭和固有鼻腔两部分。

1. **鼻前庭**　为鼻腔的前下部，由鼻翼围成，内衬皮肤，生有鼻毛，能过滤和净化空气。鼻前庭皮肤富有皮脂腺和汗腺，是疖肿的好发部位。

2. **固有鼻腔**　为鼻阈以后的鼻腔，由骨性鼻腔内衬黏膜构成。外侧壁自上而下有近似水平排列的上鼻甲、中鼻甲和下鼻甲。各鼻甲的下方的空间分别称上鼻道、中鼻道和下鼻道。上鼻甲的后上方与蝶骨体之间的凹陷，称**蝶筛隐窝**。下鼻道的前部有鼻泪管的开口（图

4-2）。鼻腔顶部邻接颅前窝，当颅前窝（筛板）骨折时，脑脊液可由鼻腔流出，形成脑脊液鼻漏。

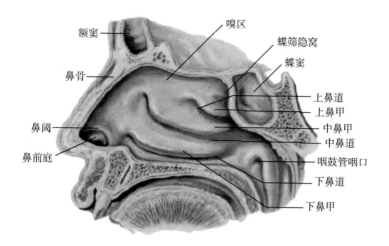

图4-2　鼻腔外侧壁（右侧）

根据固有鼻腔黏膜结构和功能的不同，可分为嗅区和呼吸区（图4-2）。嗅区位于上鼻甲内侧面及其平对的鼻中隔上部，黏膜内有嗅细胞，司嗅觉功能。呼吸区是嗅区以外的鼻黏膜，活体呈淡红色，含有丰富的血管、鼻腺和纤毛，可对吸入空气进行加温、湿润和净化。鼻中隔前下部的黏膜内血管丰富且位置表浅，易破裂，**称易出血区**（little 区），是鼻出血的常见部位。在临床工作中，经鼻腔插管操作时，应注意避开此区。

（三）鼻旁窦

鼻旁窦（paranasal sinuses），又称鼻窦，是鼻腔周围颅骨内与鼻腔相通的含气空腔（图4-3），内衬黏膜，并与鼻黏膜相延续，故鼻腔的炎症，可蔓延至鼻旁窦，引起鼻窦炎。

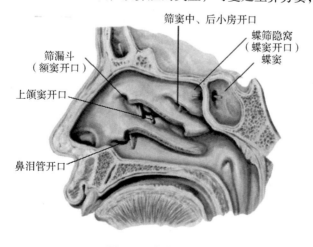

图4-3　鼻旁窦开口

127

鼻旁窦有4对，均开口于鼻腔。

1. **额窦**　居眉弓深面，左右各一，开口于中鼻道前部。

2. **筛窦**　也称筛小房，是筛骨的腔隙，呈蜂窝状，位于筛骨迷路内，分前、中、后三群。前、中群筛窦开口于中鼻道，后群筛窦开口于上鼻道。

3. **蝶窦**　在蝶骨体内，被内板隔成左、右两腔，向前开口于蝶筛隐窝。

4. **上颌窦**　在上颌体内，是最大的一对鼻旁窦。窦顶为眶下壁，底为上颌骨牙槽突，与第1、2磨牙及第2前磨牙紧邻。前壁的凹陷处称尖牙窝，骨质最薄。内侧壁即鼻腔外侧壁，借上颌窦裂孔通中鼻道。窦口高于窦底，直立时窦内液体不易自然引流。

二、喉

喉（larynx）既是呼吸管道，又是发音器官。

（一）喉的位置和毗邻

喉位于颈前部中份，成人约平第4~6颈椎高度，女性和小儿的位置较高。喉的上界是会厌上缘，下界达环状软骨下缘。喉的上方以喉口与喉咽相通，下连气管。喉的前方被皮肤、筋膜和舌骨下肌等所覆盖，后邻喉咽；两侧邻颈部大血管、神经和甲状腺侧叶等。喉可随吞咽或发音而上下移动。

（二）喉的结构

喉以软骨作支架，借关节、韧带和喉肌相连结，内面衬以黏膜构成。

1. **喉的软骨**　喉的软骨包括单个的**甲状软骨**、**环状软骨**、**会厌软骨**和成对的**杓状软骨**（图4-4）。

（1）**甲状软骨**　位于舌骨下方，环状软骨的上方，是喉软骨中最大的一块，组成喉的前外侧壁。由左、右两块略呈方形的甲状软骨板在前缘处以直角融合（女性为钝角），形成凸向前方的前角。前角的上部向前突出，称**喉结**，成年男性明显，为男性的第二性征。左、右软骨板的后缘分别向上、下各发出一对软骨突起，称上角和下角。上角借韧带与舌骨大角相连；下角与环状软骨相关节。

（2）**环状软骨**　位于甲状软骨的下方，形似指环，是喉软骨中唯一完整的软骨环，对保持呼吸道的通畅起着重要的作用。环状软骨前部低而窄，称环状软骨弓，其平对第6颈椎，体表易触及，是颈部重要的体表标志；后部高而宽，称环状软骨板，其上缘有杓关节面与杓状软骨相关节。前、后部交界处的外面有甲关节面与甲状软骨下角构成环甲关节。

（3）**会厌软骨**　由弹性软骨构成，上宽下窄，形似树叶，位于舌骨体的后上方，下端借甲状会厌韧带附着于甲状软骨前角的内面。会厌软骨与其表面的黏膜构成**会厌**，吞咽时，喉上升，会厌遮盖喉口，可防止异物进入喉腔。

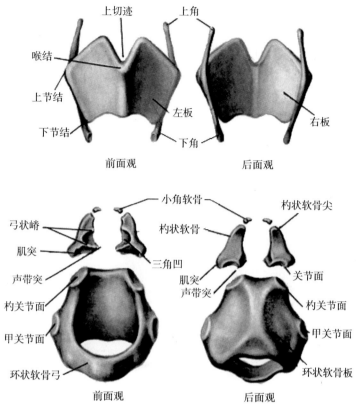

图 4-4　喉软骨

（4）杓状软骨　左右各一，呈三棱锥体形，位于环状软骨板上方。底部有两个突起，向前方的为声带突，有声韧带附着，声韧带是声带的组成部分，是发音的基本结构；向外侧的称肌突，有喉肌附着。杓状软骨可在环杓关节上沿垂直轴旋转，也可向左右滑行。

2. 喉的连结　包括喉软骨之间及喉软骨与舌骨和气管之间的连结（图 4-5）。

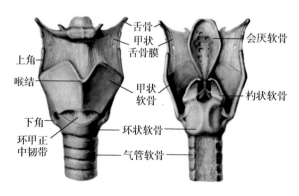

图 4-5　喉的连结

（1）**环甲关节**　由环状软骨的甲关节面与甲状软骨的下角构成。甲状软骨可沿此关节的冠状轴做前倾和复位运动，使声带紧张或松弛。

（2）**环杓关节**　由环状软骨板上缘的杓关节面与杓状软骨底构成，杓状软骨可沿此关节的垂直轴做旋转和滑动，使声门开大或缩小。

（3）**弹性圆锥**　又称**环甲膜**，为圆锥形的弹性纤维膜，其上缘游离，张于甲状软骨前角的后面与杓状软骨声带突之间，**称声韧带**，是构成声襞的基础。下缘附着于环状软骨上缘（图4-6）。弹性圆锥的前部正中较厚，张于甲状软骨下缘和环状软骨弓的上缘之间，**称环甲正中韧带**，当发生急性喉梗阻时，可在此进行穿刺或切开，建立暂时的呼吸通道。

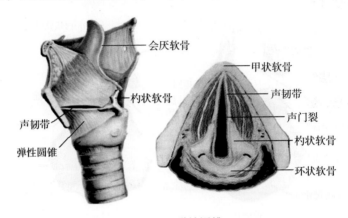

图 4-6　弹性圆锥

（4）**甲状舌骨膜**　是连于舌骨与甲状软骨上缘之间的结缔组织膜。

3. **喉肌**　为骨骼肌，按功能分两群，一群作用于环甲关节，使声带紧张或松弛；另一群作用于环杓关节，使声门开大或缩小（图4-7，图4-8）。喉肌是发音的动力器官，可控制发音的强弱和调节音调的高低。

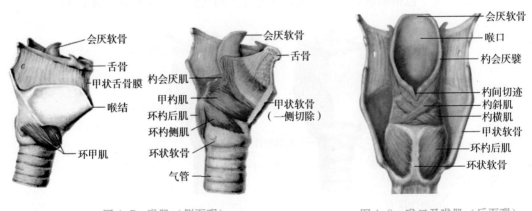

图 4-7　喉肌（侧面观）　　　　图 4-8　喉口及喉肌（后面观）

4. **喉黏膜**　喉黏膜贴于喉壁内面，与咽和气管黏膜相延续。在喉腔侧壁，黏膜形成上、下两对呈前后方向的黏膜皱襞，上方一对为前庭襞，其间的裂隙称前庭裂；下方一对为声襞，其间的裂隙称声门裂，声门裂是喉腔最狭窄的部位（图4-9）。声门裂的前3/5为膜间部，与发音有关，为喉癌的好发部位；后2/5为软骨间部，是喉结核的好发部位。声襞及其襞内的声韧带和声带肌等构成**声带**，气流通过此处引起声带振动而发音。

（三）喉腔

喉腔是喉壁围成的腔，喉的入口称喉口，朝向后上方，由会厌上缘、杓会厌襞和杓间切迹围成（图4-8）。喉向上经喉口通喉咽，向下通气管。

喉腔借前庭襞（或前庭裂）和声襞（或声门裂）分三部分（图4-9，图4-10）：喉口至前庭襞平面之间的部分为**喉前庭**；前庭襞平面至声襞之平面之间的部分为**喉中间腔**，该腔向两侧突出的梭形隐窝称**喉室**；声襞平面至环状软骨下缘平面之间的部分为**声门下腔**。声门下腔的黏膜下层组织结构疏松，炎症时易发生水肿，尤其是小儿的喉腔狭小，喉水肿时容易引起喉阻塞，造成呼吸困难。

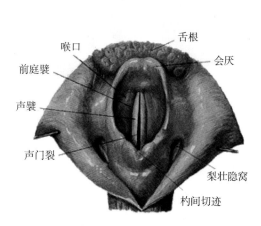

图 4-9 喉口与声门裂

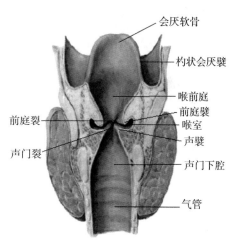

图 4-10 喉腔（冠状切面）

三、气管与主支气管

（一）气管

气管（trachea）后壁平坦，具有一定舒张性，长约10cm。由16~22个"C"字形气管软骨环、平滑肌和结缔组织，以及贴在腔面的黏膜共同构成。平滑肌和结缔组织在气管软骨环之间形成气管环状韧带，在各气管软骨环后壁的缺口形成的膜壁封闭（图4-11）。

气管位于食管的前方，上端在第6颈椎体下缘平面起自环状软骨的下缘，经颈前正中下行入胸腔，至胸骨角平面（第4、5胸椎体之间的平面）分为左、右主支气管，分杈处称**气管杈**。气管杈内面形成一个向上凸的半月形纵嵴，称**支气管隆嵴**，是支气管检查的定位标志。

气管以颈静脉切迹为界分为**颈部**和**胸部**。颈部居颈前正中，较短，位置表浅，在颈静脉切迹上方可触及。气管颈部的前面有舌骨下肌群，在 2～4 气管软骨前方还有甲状腺峡；两侧邻甲状腺左、右侧叶及颈部的大血管和神经等；后方紧贴食管。临床遇急性喉阻塞而出现窒息时，常在第 3～5 气管软骨处沿正中线行气管切开术。胸部是指颈静脉切迹平面至气管杈之间的一段，较长，行于上纵隔内，两侧纵隔胸膜之间，前方有胸腺、左头臂静脉、主动脉弓；后邻食管（图 4-12）。

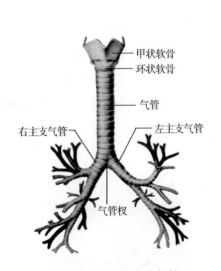

图 4-11　气管与主支气管

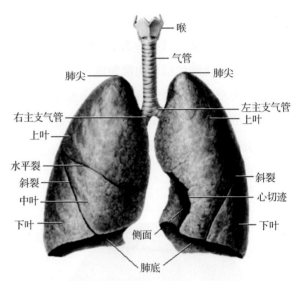

图 4-12　气管、主支气管和肺

（二）主支气管

主支气管（bronchi）由气管分出后，斜行向外，经肺门入肺。其形态、结构与气管相似。左主支气管细长，且走向较水平；右主支气管粗短，且走向较陡直，因此，气管异物多坠入右主支气管。

第二节　肺

一、肺的位置

肺位于胸腔内，膈之上，纵隔的两侧，左、右各一。

二、肺的形态

肺表面光滑，质地柔软，呈海绵状，富有弹性。婴幼儿的肺呈淡红色；成人的肺因吸入空气中的尘埃，颜色逐渐变为灰暗，并出现黑色斑点，长期吸烟者肺呈深黑色。左肺因心脏偏左较狭长；右肺因肝脏的压迫较粗短。

　　肺近似半圆锥形，有一尖、一底、二面和三缘（图 4-12 ~ 图 4-14）。肺上端圆钝为**肺尖**，经胸廓上口突入颈根部，高出锁骨内侧 1/3 上方 2 ~ 3cm；**肺底**邻膈，向上凹陷，与膈穹隆一致，称**膈面**。内侧面朝向纵隔，称**纵隔面**，其中央部凹陷，称**肺门**，是主支气管、肺动脉、肺静脉、淋巴管和神经出入肺的部位。出入肺门的结构被结缔组织包绕，称**肺根**。肺的外侧面宽阔膨隆，贴近肋和肋间肌，称**肋面**。肺的后缘圆钝，前缘和下缘锐薄。左肺前缘下部有明显的缺口，称**心切迹**，心切迹下方有一向前内方的舌状突起，称**左肺小舌**。

　　左肺被斜裂分为上、下两叶；右肺被斜裂和水平裂分为上、中、下 3 叶（图 4-12）。临床上大叶性肺炎即发生在肺叶的炎症。

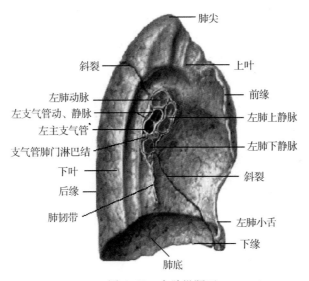

图 4-13　左肺纵隔面

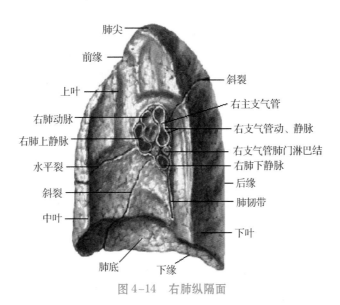

图 4-14　右肺纵隔面

三、 肺内支气管和支气管肺段

左右主支气管在肺门入肺后分出**肺叶支气管**，各肺叶支气管再分出**肺段支气管**，以后再反复分支，越分越多，越分越细，呈树状，故称支气管树。

每个肺段支气管及其分支与所属的肺组织称为**支气管肺段**，简称**肺段**（图4-15）。肺段呈圆锥形，尖朝向肺门，底位于肺表面，肺段间由少量结缔组织分隔。当肺段支气管阻塞时，该肺段内的氧气供应中断而致肺不张，因此，肺段在形态和功能上都有一定的独立性。临床上可根据病变的范围，进行定位诊断。

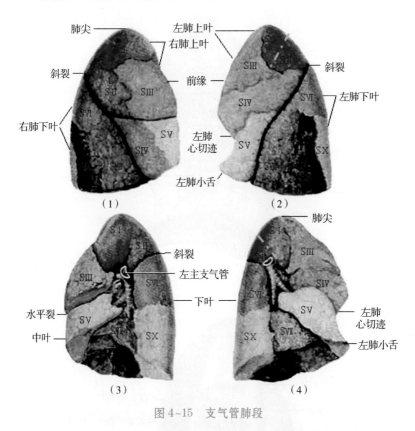

图4-15　支气管肺段

第三节　呼吸道及肺的组织结构

一、 呼吸道的组织结构

气管与支气管的管壁由内向外依次由黏膜、黏膜下层和外膜构成（图4-16）。

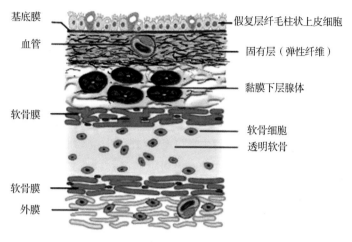

图 4-16　气管组织结构模式图

（一）黏膜

黏膜由上皮和固有层构成。上皮为假复层纤毛柱状上皮，由纤毛细胞、杯状细胞、刷细胞等组成。杯状细胞可分泌黏液；纤毛可规则协调地摆动，将黏附的细菌、尘埃推向咽喉部，以痰液形式咳出，具有清洁、保护呼吸道的作用。吸烟等有害气体可使纤毛减少、变形或消失。固有层由富含弹性纤维的结缔组织构成。

（二）黏膜下层

黏膜下层由疏松结缔组织构成，含丰富的气管腺，腺体分泌较稀薄的液体，有利于纤毛的正常摆动。

（三）外膜

外膜较厚，由软骨、平滑肌、结缔组织构成。

二、肺的组织结构

肺的表面是一层浆膜（即胸膜脏层）。肺组织结构分为肺实质和肺间质两部分。肺实质是指支气管树及终末的肺泡，支气管树由主支气管入肺后反复分支而成，从主支气管到肺泡依次为肺叶支气管、肺段支气管、小支气管、细支气管、终末细支气管、呼吸性细支气管、肺泡管、肺泡囊和肺泡等。每个细支气管及其分支所属的肺组织，称**肺小叶**，呈锥体形，尖朝向肺门，底朝向肺的表面。50～80 个肺小叶组成一个肺叶。临床上小叶性肺炎是指肺小叶范围内的病变。按结构和功能不同，肺实质分为导气部和呼吸部两部分；肺间质为肺内结缔组织及血管、淋巴管和神经等。

（一）导气部

肺导气部为肺叶支气管到终末细支气管的各级分支，是肺内传导气体的管道，不能进行气体交换。

肺导气部的结构与肺外支气管基本相似，也分为黏膜、黏膜下层和外膜3层。但随着分支的增多，管径渐小，管壁渐薄，管壁组织结构也逐渐发生变化。其变化特点是：①黏膜逐渐变薄，上皮由假复层纤毛柱状上皮逐渐变成单层柱状上皮；②杯状细胞逐渐减少至消失；③黏膜下层的腺体逐渐减少至消失；④管壁外膜上的软骨环逐渐变小成为软骨片，直至减少、消失；⑤平滑肌逐渐增多，直至形成完整的环形平滑肌。

（二）呼吸部

肺呼吸部是终末细支气管以下的部分，包括呼吸性细支气管、肺泡管、肺泡囊、肺泡等（图4-17），具有气体交换功能。

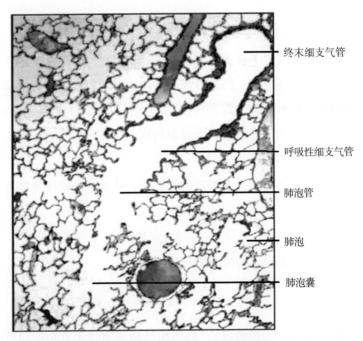

图4-17　肺组织（HE染色）

1. **呼吸性细支气管**　是终末细支气管的分支。管壁结构与终末细支气管相似，内衬单层立方上皮，上皮下有少量结缔组织和平滑肌。管壁不完整，有少量肺泡开口。

2. **肺泡管**　是呼吸性细支气管的分支，管壁上有许多肺泡和肺泡囊的开口。管壁极不完整，管壁结构很少，仅在相邻肺泡开口之间呈结节状膨大。上皮为单层立方或扁平上皮，上皮下有薄层结缔组织和少量环行平滑肌。

3. **肺泡囊**　与肺泡管相连续，为多个肺泡共同开口处，没有管壁结构。相邻肺泡开口之间没有环形平滑肌，仅有少量结缔组织。

4. **肺泡** 为多面体薄壁囊泡，开口于肺泡囊、肺泡管或呼吸性细支气管，是气体交换的部位，也是肺的主要结构（图4-18）。成人每侧肺约有3亿~4亿个肺泡，肺泡壁很薄，由单层肺泡上皮和基膜组成。肺泡上皮由Ⅰ型肺泡细泡和Ⅱ型肺泡细胞构成。

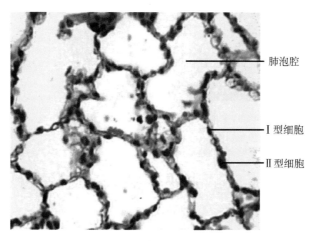

图4-18 肺泡（HE 染色）

Ⅰ型肺泡细胞为单层扁平细胞，数量少，占肺泡细胞总数25%，细胞扁平，覆盖肺泡97%表面积，是气体交换的部位。

Ⅱ型肺泡细胞为立方形或圆形细胞，数量多，约占肺泡总数的75%，散在于Ⅰ型肺泡细胞之间，覆盖肺泡约3%的表面积。Ⅱ型肺泡细胞能分泌**表面活性物质**（二棕榈酰卵磷脂），可降低肺泡表面张力，防止肺泡塌陷，维持肺泡的扩张状态。当肺泡表面活性物质的合成与分泌障碍时，可出现肺泡塌陷，肺萎缩，肺不张，影响肺泡的气体交换功能。早产儿因Ⅱ型肺泡细胞发育不完善，缺乏肺泡表面活性物质，出生后肺泡不能扩张，出现呼吸困难，甚至死亡。Ⅱ型肺泡细胞有分裂、增殖和分化为Ⅰ型肺泡细胞的潜能，故具有修复损伤上皮的作用。

（三）**肺泡隔**

肺泡隔是指肺泡之间的薄层结缔组织。肺泡隔内含有丰富的毛细血管、弹性纤维、成纤维细胞、肺巨噬细胞、浆细胞及肥大细胞等（图4-19）。毛细血管紧贴在肺泡壁外面，利于肺泡内 O_2 与血液中的 CO_2 交换；弹性纤维在吸气时被动拉长，呼气时协助扩张的肺泡自然回缩，若弹性纤维变形、断裂，则肺泡不能回缩，致使肺泡长期处于过度扩张状态，形成肺气肿；肺巨噬细胞由单核细胞分化而来，可游走入肺泡腔内，具有吞噬灰尘、细菌、异物等作用，吞噬灰尘后称**尘细胞**。

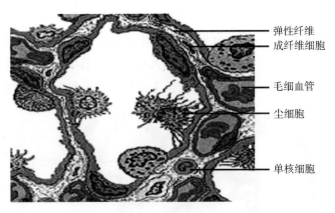

弹性纤维
成纤维细胞
毛细血管
尘细胞
单核细胞

图4-19　肺泡隔模式图

（四）肺泡孔

相邻肺泡之间有小孔相通，称**肺泡孔**，可平衡相邻肺泡内的气体压力，但感染时则成为炎症蔓延的通道。

（五）气血屏障

肺泡与血液之间进行气体交换时，必须经过含有表面活性物质的液体分子层、Ⅰ型肺泡细胞、肺泡上皮基膜、肺泡隔薄层结缔组织、毛细血管内皮基膜和毛细血管内皮细胞，这6层结构合称**气-血屏障**或**呼吸膜**（图4-20）。

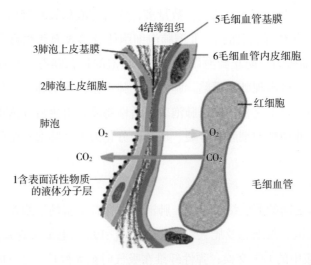

4结缔组织
5毛细血管基膜
3肺泡上皮基膜
6毛细血管内皮细胞
2肺泡上皮细胞
红细胞
肺泡
O_2　O_2
CO_2　CO_2
1含表面活性物质的液体分子层
毛细血管

图4-20　气-血屏障模式图

（六）肺的血管

肺有功能性血管、营养性血管两套血管系统。

1. **功能性血管**　包括肺动脉和肺静脉，肺动脉从肺门入肺后，其分支与支气管树伴行，直至肺泡隔毛细血管网。毛细血管与肺泡进行气体交换后汇入小静脉，再逐级汇合，至肺门形成一对肺静脉经肺门出肺。

2. 营养性血管 包括支气管动脉和支气管静脉，支气管动脉从肺门入肺后，其分支与支气管树伴行，在各级支气管管壁内形成毛细血管网，为肺组织细胞运输 O_2 和营养。物质交换后的毛细血管一部分汇入肺静脉，另一部分形成支气管静脉，与支气管树伴行，经肺门出肺。

第四节 胸 膜

一、 胸膜及胸膜腔的概念

胸膜（pleura）是贴于胸腔内面和肺表面的一层浆膜，分为脏、壁两层，分别称脏胸膜（肺胸膜）和壁胸膜。**脏胸膜**覆盖于肺表面，与肺实质紧密结合，并折入左、右肺的裂隙内，包被各肺叶。**壁胸膜**被覆于胸壁内面、膈上面、纵隔两侧和肺尖的上方。壁胸膜依其所贴覆部位不同可分为 4 部分：被覆于胸壁内面的部分称**肋胸膜**；覆盖于膈上面的部分称**膈胸膜**；贴覆于纵隔两侧的部分称**纵隔胸膜**；包在肺尖上方的部分称**胸膜顶**（图 4-21）。

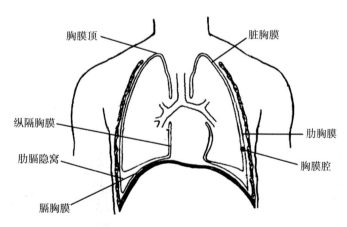

图 4-21 胸膜与胸膜腔

脏胸膜和壁胸膜在肺根处互相移行，在两肺的周围各自形成一个密闭腔隙，称**胸膜腔**。胸膜腔左右各一，互不相通。腔内呈负压，内有少量的浆液，可减少呼吸时脏、壁胸膜之间的摩擦。负压与浆液使脏层和壁层紧密粘连在一起，使肺能随胸廓的运动而扩张或回缩。

二、 胸膜隐窝

壁胸膜各部相互移行转折处形成一定的间隙，称**胸膜隐窝**。最大的胸膜隐窝是**肋膈隐窝**，即肋胸膜与膈胸膜反折处形成的半环形间隙，深吸气时肺下缘也不能深入其内，是胸膜腔最低部位（图 4-21），胸膜腔积液首先积存于此，故临床上常在此处进行胸膜腔穿刺。

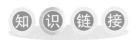

气胸与穿刺排气

胸膜腔为密闭潜在间隙，其内为负压，对肺泡扩张有决定性作用。若胸膜损伤，胸膜腔密闭性破坏，空气进入胸膜腔，造成气胸，使负压消失，肺泡塌陷，严重时甚至危及生命。临床上通常在第 2 肋间隙，近锁骨中线处穿刺进针排气。

三、 肺与胸膜的体表投影

（一）肺的体表投影

两肺尖的体表投影位于锁骨内 1/3 段上方 2~3cm 处，由此向内下移行为两肺前缘的体表投影，经胸锁关节后方至胸骨角中点处两肺前缘靠拢。右肺前缘由此垂直下行，至右侧第 6 胸肋关节处，移行为右肺下缘；左肺前缘垂直下行至第 4 胸肋关节处，斜向外下，形成略凸向外的弧形线，至第 6 肋软骨中点处移行为左肺下界。两肺下缘体表投影大致相同，在锁骨中线与第 6 肋相交；腋中线与第 8 肋相交；肩胛线与第 10 肋相交，最后在接近脊柱时平第 10 胸椎棘突的平面（图 4-22~图 4-25，表 4-1）。当深呼吸时，两肺的下界可向上、下移动 2~3cm。

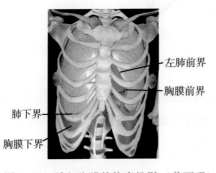

图 4-22 肺与胸膜的体表投影（前面观）

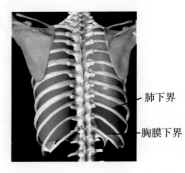

图 4-23 肺与胸膜的体表投影（后面观）

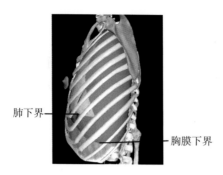

图 4-24　肺与胸膜的体表投影（左侧面观）

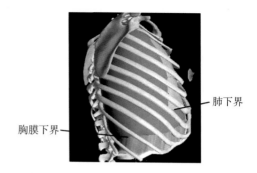

图 4-25　肺与胸膜的体表投影（右侧面观）

（二）胸膜的体表投影

壁胸膜各部相互转折处形成的胸膜返折线为胸膜腔的边界，标志着胸膜腔的范围。两侧胸膜顶和胸膜前界（即肋胸膜和纵隔胸膜的返折线）的体表投影，分别与肺尖和肺前缘的体表投影基本一致；两侧胸膜下界（即肋胸膜和膈胸膜的返折线）的体表投影比两肺下缘的体表投影约低两个肋，但在肩胛线上与第 11 肋相交，在接近脊柱时平第 12 胸椎棘突。肺下缘与胸膜下界的体表投影见表 4-1。

表 4-1　肺下缘与胸膜下界的体表投影

名称	锁骨中线	腋中线	肩胛线	后正中线
肺下缘	第 6 肋	第 8 肋	第 10 肋	第 10 胸椎棘突
胸膜下界	第 8 肋	第 10 肋	第 11 肋	第 12 胸椎棘突

第五节　纵　隔

一、纵隔的概念

纵隔（mediastinum）是指两侧纵隔胸膜之间所有器官和组织结构的总称（图 4-26）。

二、纵隔的位置及境界

纵隔呈矢状位，上窄下宽，位于胸腔的中部稍偏左。其前界为胸骨，后界为脊柱胸段，两侧界为纵隔胸膜，上界是胸廓上口，下界是膈。

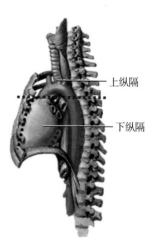

图 4-26　纵隔

上纵隔

下纵隔

三、 纵隔的分区和内容

通常以胸骨角和第 4 胸椎体下缘平面为界，将纵隔分为**上纵隔**和**下纵隔**。下纵隔再以心包为界分为前、中、后纵隔，**前纵隔**位于胸骨与心包之间；**中纵隔**位于心包处；**后纵隔**位于心包与脊柱胸段之间（图 4-26）。

（一） 上纵隔

上纵隔内主要有胸腺、出入心的大血管（主动脉及其 3 大分支、头臂静脉、上腔静脉等）、迷走神经、膈神经、喉返神经、食管、气管、胸导管等。

（二） 下纵隔

1. 前纵隔　有胸腺下部及疏松结缔组织等。

2. 中纵隔　有心包、心和出入心的大血管根部、膈神经等。

3. 后纵隔　有气管权及左主支气管、右主支气管、食管、胸主动脉、胸导管、奇静脉及半奇静脉、迷走神经、交感干等。

复习思考

1. 简述鼻旁窦的名称及开口部位。

2. 简述喉腔的分部及临床意义。

3. 简述左、右主支气管的形态位置特点及临床意义。

4. 试述吸气时氧气自鼻腔到达肺泡的途径。

泌尿系统

【学习目标】

　　掌握肾的位置、形态和结构；输尿管的走行及 3 处狭窄；膀胱三角的位置；女性尿道的结构特点。

　　熟悉膀胱的位置和形态；肾和膀胱的微细结构特点。

　　了解肾的被膜；肾段的概念。

　　泌尿系统（urinary system）由肾、输尿管、膀胱和尿道组成，主要功能是形成和排出尿液，保持内环境平衡和稳定（图 5-1）。

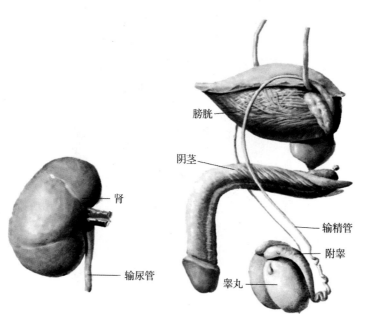

膀胱

阴茎

肾

输尿管

输精管

附睾

睾丸

图 5-1　泌尿生殖系统概观（男性）

第一节　肾

一、肾的形态

肾（kidney）形似蚕豆，呈红褐色，质地柔软，表面光滑。分前、后两面，上、下两端和内、外侧两缘。前面较凸，后面较平。上端宽而薄，下端厚而窄。外侧缘隆凸，内侧缘中部凹陷，称**肾门**，约平第 1 腰椎棘突平面，有肾的血管、神经、淋巴管及肾盂出入。进出肾门的结构被结缔组织包裹，称**肾蒂**，由于下腔静脉靠近右肾，故右侧肾蒂较左侧肾蒂略短。自肾门向内凹陷的腔隙，称**肾窦**，内含肾小盏、肾大盏、肾盂、肾血管、淋巴管、神经和脂肪组织等。

二、肾的位置和毗邻

肾是成对的实质性器官，位于脊柱两侧，呈外八字形排列，属腹膜外位器官（图5-2）。左肾上端平第 11 胸椎体下缘，下端平第 2 腰椎体下缘；右肾上端平第 12 胸椎体上缘，下端平第 3 腰椎体上缘。第 12 肋分别斜过左肾后面的中部和右肾后面的上部。竖脊肌外侧缘与第 12 肋之间的夹角区，称**肾区**，肾脏疾患时，此区可有叩击痛。

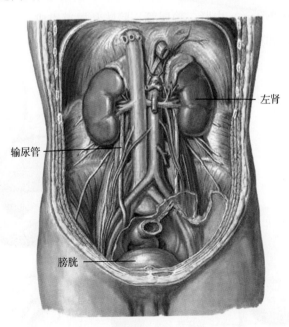

图5-2　肾及输尿管的位置

两肾的内上方有肾上腺。左肾前上邻胃后壁和脾，下部邻空肠祥和结肠脾曲，胰尾横过肾门。右肾前上邻肝右叶，前下与结肠肝曲相邻，内侧肾门处与十二指肠降部紧贴（图5-3）。肾后面与膈、腰方肌及腰大肌外侧缘相邻（图5-4）。

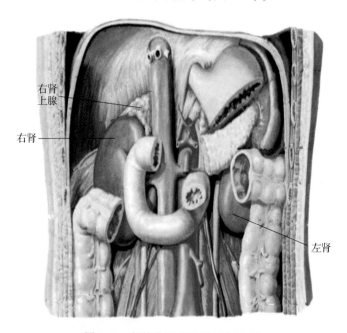

图5-3 肾的位置和毗邻（前面观）

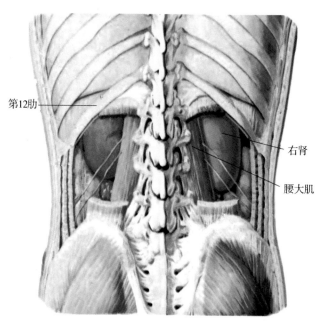

图5-4 肾的位置和毗邻（后面观）

三、 肾的被膜

肾表面由内向外覆盖有 3 层被膜，分别为纤维囊、脂肪囊和肾筋膜。

（一）纤维囊

纤维囊是肾表面的薄层致密结缔组织膜，富含弹性纤维。正常情况下纤维囊与肾连结疏松，易于剥离。

（二）脂肪囊

脂肪囊位于纤维囊外周，包裹肾的脂肪层。肾周脂肪经肾门进入肾窦，形成填充于肾窦的脂肪组织，对肾有缓冲震荡的作用。

（三）肾筋膜

肾筋膜在肾的外侧分为前、后两层，分别从前、后方包裹肾及肾上腺，有保护和固定肾脏的作用。在肾的下方，肾筋膜前后层分离，其间有输尿管通过。

四、 肾的剖面结构

冠状切面观察，肾实质分浅层的**肾皮质**和深层的**肾髓质**。肾皮质呈红褐色，富含血管。肾髓质色淡红，约占肾实质厚度的 2/3，可见 15 ~ 20 个呈圆锥形的**肾锥体**；伸入相邻肾锥体之间的肾皮质，称**肾柱**；肾锥体尖突入肾窦内形成**肾乳头**，顶端有孔，称**乳头孔**，尿液经乳头孔排入肾小盏。在肾窦内，**肾小盏**呈漏斗状包绕肾乳头，共有 7 ~ 8 个，承接排出的尿液。相邻 2 ~ 3 个肾小盏合成 1 个**肾大盏**，2 ~ 3 个肾大盏汇合成**肾盂**。肾盂在肾门处逐渐变细移行为输尿管（图 5-5）。

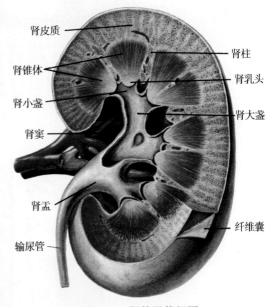

图 5-5　肾的冠状切面

五、 肾的组织结构

肾实质主要由肾单位和集合管组成；其间有少量结缔组织、血管和神经等构成肾间质（图 5-6）。

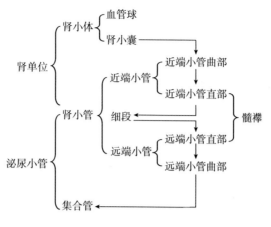

图 5-6 肾实质组成

（一）肾单位（nephron）

每侧肾有 100 万个以上的**肾单位**，由肾小体和肾小管组成（图 5-7）。

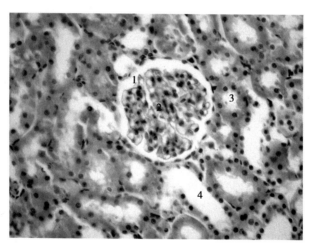

图 5-7 肾组织（皮质）

1. 肾小囊；2. 肾小球；3. 近端小管；4. 远端小管

1. **肾小体** 又称肾小球，由血管球和肾小囊组成，主要作用是滤过血液形成原尿。肾小体有 2 极，微动脉出入的一端，称**血管极**；与近端小管曲部相连的一端，称**尿极**。血管球由入球微动脉分支盘曲形成，后汇聚成出球微动脉从血管极离开肾小囊。肾小囊分壁层和脏层，两层间的间隙，称**肾小囊腔**，与近端小管曲部相通。肾小囊脏层由一层多突起的**足细胞**构成。足细胞体积较大，胞体伸出几个大的初级突起，继而再发出许多指状的次级突起，相邻次级突起互相嵌插成栅栏状，紧贴在毛细血管基膜外。次级突起间有宽约 25nm 的裂隙，称**裂孔**，孔上覆盖一层 4～6nm 的薄膜，即**裂孔膜**，足细胞突起内的微丝收缩可改变裂孔的宽度（图5-8）。

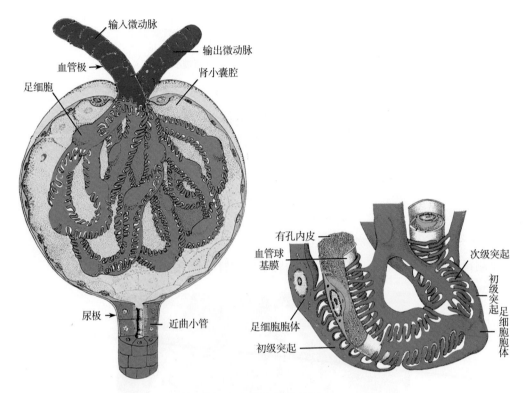

图5-8　肾小体模式图

2. 滤过屏障　肾小体犹如滤过器，当血液流经血管球毛细血管时，血浆内小分子物质经有孔内皮、基膜和足细胞裂孔膜滤入肾小囊腔，这3层结构称滤过屏障，又称**滤过膜**。滤入肾小囊腔的滤液，称**原尿**，其成分中除不含大分子蛋白质外，其余与血浆相似。若滤过屏障受损，则大分子蛋白质甚至血细胞均可通过滤过屏障漏出，出现蛋白尿或血尿。

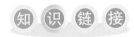

肾性贫血

肾性贫血是多种因素造成的肾脏促红细胞生成素（EPO）产生不足或尿毒症疾病导致红细胞生成和代谢障碍而导致的贫血症状，也是慢性肾病患者发展到终末期常见并发症状。血液生化指标显示当血肌酐值大于308μmol/L时，肾病患者多伴随肾性贫血症状。

3. **肾小管**　分为近端小管、细段和远端小管，有重吸收原尿和排泄等作用。**近端小**

管分曲部和直部。管壁为单层立方上皮，细胞分界不清，细胞胞体较大，胞质嗜酸性强，细胞核圆，近基底部。细胞游离面有**刷状缘**，有利于重吸收（图5-9）。

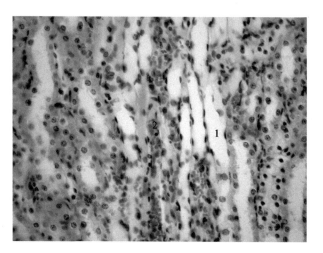

图5-9 肾组织（髓质）

1. 集合管　2. 毛细血管

近端小管的功能主要是重吸收，原尿中几乎所有葡萄糖、氨基酸、蛋白质以及大部分水、离子和尿素等被重新吸收；此外，近端小管还能向管腔内分泌 H^+、NH_3、肌酐和马尿酸等代谢产物；能转运和排除青霉素等药物。

细段管径细，管壁由单层扁平上皮构成，有利于水和离子通透。

远端小管管腔大而规则，包括直部和曲部。管壁为单层立方上皮，细胞着色较近端小管浅，分界较清楚；无刷状缘。远端小管曲部是离子交换的重要部位，能吸收水、Na^+ 和排出 K^+、H^+、NH_3 等，对维持体液的酸碱平衡有重要作用。醛固酮能促进此段吸 Na^+ 和排 K^+，抗利尿激素能促进水的吸收，使尿量减少。

近端小管直部、细段和远端小管直部构成的"U"形襻样结构，称髓襻。远端小管直部离开髓放线或肾锥体，又盘曲行走于肾小体周围，形成远端小管曲部，最后汇入集合管（图5-10）。

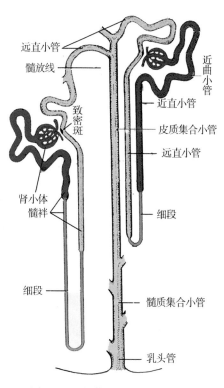

图5-10 肾单位和集合管模式图

（二）集合管

集合管开口于肾乳头，上皮由单层立方变为高柱状，细胞分界清楚，细胞质着色浅，核圆居中，着色深。集合管能进一步重吸收水和交换离子，受醛固酮、抗利尿激素和心房钠尿肽的调节。

成人两侧肾24小时可形成约180L的原尿，经过肾小管和集合管后，绝大部分水、营养物质和无机盐被重吸收，部分离子进行了交换，排出了某些代谢产物，最后形成的液体，称终尿。成人每天排出终尿1～2L，仅占原尿的1%左右。

（三）球旁器

球旁器位于肾小体血管极，由球旁细胞、致密斑和球外系膜细胞组成，也称球旁复合体（图5-11）。

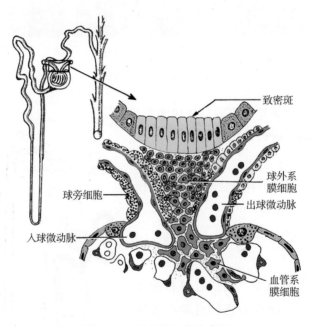

图5-11　球旁复合体模式图

1. 球旁细胞　是近肾小体血管极处的入球微动脉管壁平滑肌细胞分化而成的上皮样细胞。其功能是分泌肾素。肾素能使血浆中的血管紧张素原转化为血管紧张素，使血管平滑肌收缩，血压升高。同时血管紧张素还可刺激肾上腺皮质分泌醛固酮，促进肾远曲小管和集合管吸收 Na^+ 和水，导致血容量增大，血压升高。

2. 致密斑　为靠近肾小体侧的远端小管曲部上皮细胞增高、变窄、紧密排列而形成的椭圆形斑。致密斑是一种离子感受器，能感受远端小管内 Na^+ 浓度变化。当 Na^+ 浓度降低时，将信息传递给球旁细胞并促进其分泌肾素。

3. **球外系膜细胞**　位于致密斑、入球和出球微动脉组成的三角区内。形态结构与球内系膜细胞相似，与球旁细胞、球内系膜细胞之间有缝隙连接。在球旁复合体功能活动中起信息传递作用。

（四）肾间质

肾间质为肾内的结缔组织、血管和神经等。肾髓质的成纤维细胞特化因形态和功能较特殊，称间质细胞，能合成细胞外基质、前列腺素等。肾小管周围的血管内皮细胞能产生**促红细胞生成素**，刺激骨髓生成红细胞。

六、 肾的血液循环

肾的血液循环与肾功能密切相关，其特点是：①短粗的肾动脉直接连腹主动脉，血流量大、快，约占心输出量的1/4；②皮质血流量大（90%），流速快；髓质血流量小（10%）；③入球微动脉粗且短于出球微动脉，球内血压较高，有利于滤过；④形成两次毛细血管网，血管球毛细血管网起滤过作用，球后毛细血管网利于重吸收；⑤直小血管襻和髓襻相伴行，利于水的重吸收和原尿浓缩。

七、 肾段

肾段动脉分布到一定区域的肾实质，构成一个**肾段**。相邻肾段的交界处，血管分布与吻合支较少（图5-12）。

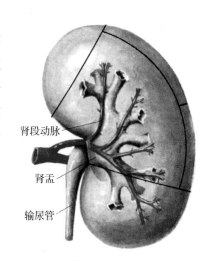

肾段动脉

肾盂

输尿管

图5-12　肾段

第二节　输尿管

一、 输尿管的走行和分段

输尿管（ureter）为成对肌性管道，位于后腹膜后方。上起肾盂末端，长20～30cm，末端终于膀胱。全长按位置分为腹段、盆段和膀胱壁内段（图5-2）。

输尿管腹段起自肾盂下端，经腰大肌前面下行，至小骨盆上口处。左输尿管越过左髂总动脉前方，右输尿管越过右髂外动脉前方进入盆腔。

输尿管盆段自小骨盆上口处，经盆腔侧壁下行至坐骨棘水平。男性输尿管走向前内下，在到达膀胱底外上角之前，其前上方有输精管由外侧向内侧跨过，然后经输精管腹壶与精囊之间进入膀胱底。女性输尿管经子宫颈外侧约2.0cm处，从子宫动脉后下方绕过，行向内下至膀胱底斜穿膀胱壁。

输尿管膀胱壁内段为输尿管在膀胱底外上角向内下斜穿膀胱壁的部分，长约 1.5cm，是输尿管最狭窄的部位，亦是输尿管结石常见的滞留之处。

二、 输尿管的狭窄

输尿管全长有 3 处狭窄：①肾盂与输尿管移行处；②与髂血管交叉处；③膀胱壁内部。输尿管结石易嵌顿于这些狭窄处。

三、 输尿管的组织结构

输尿管管壁由内向外分为黏膜、肌层和外膜 3 层。黏膜由变移上皮和固有层构成，肌层为平滑肌，外膜为疏松结缔组织。

第三节 膀　胱

膀胱（urinary bladder）是储存尿液的肌性囊状器官，其大小、形态和位置均随尿液充盈程度、年龄、性别不同而异。正常成人的膀胱容量为 350～500mL，最大容量为 800mL；新生儿膀胱容量约为成人的 1/10；老年人因膀胱肌张力降低而容量增大。

一、 膀胱的形态和结构

膀胱充盈时呈卵圆形；空虚时呈三棱锥体形，分膀胱尖、膀胱体、膀胱底和膀胱颈。膀胱尖朝向前上方；膀胱底朝向后下方，略呈三角形；膀胱尖与膀胱底之间的部分为膀胱体；膀胱的最下部称膀胱颈（图 5-1，图 5-13）。

取膀胱切开标本观察膀胱内面，可见膀胱壁在空虚时有平滑肌收缩形成的皱襞，充盈时皱襞消失。在膀胱底内面可见两输尿管口和尿道内口之间形成的一尖朝下的三角区，称**膀胱三角**；由于缺乏黏膜下层，黏膜与肌层相连，无论在膀胱充盈或空虚状态下都保持平滑状态，是肿瘤、结核和炎症的好发部位，膀胱镜检查时应特别注意。两输尿管口之间的横行皱襞，称**输尿管间襞**，呈苍白色，是膀胱镜检时寻找输尿管口的标志（图 5-14）。

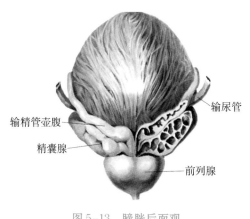

图 5-13 膀胱后面观

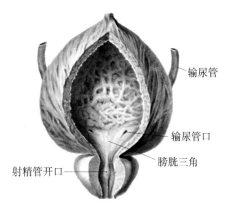

图 5-14 膀胱壁内面结构

图5-13标注：输精管壶腹、精囊腺、前列腺、输尿管

图5-14标注：输尿管、输尿管口、膀胱三角、射精管开口

二、 膀胱的位置与毗邻

膀胱空虚时位于耻骨联合的后方，膀胱尖一般不超过耻骨联合上缘。充盈时膀胱向上隆凸，腹前壁折向膀胱的腹膜返折线可移至耻骨联合上方，此时可在耻骨联合上方行膀胱穿刺术，不会损伤腹膜。

在男性，膀胱后面与精囊、输精管壶腹和直肠相邻，下面与前列腺底相接；在女性，膀胱后面邻子宫和阴道，下面邻接尿生殖膈。

三、 膀胱的组织结构

膀胱壁由内向外由黏膜、肌层和外膜3层构成。

1. 黏膜 由变移上皮和固有层组成。膀胱充盈时上皮变薄，仅有 3 ~ 4 层细胞，盖细胞也变扁。固有层含较多弹性纤维，除膀胱三角区外，其他部位近肌层的固有层部分含纤维少，结构疏松。

2. 肌层 较厚，由内纵行、中环行和外纵行 3 层平滑肌组成，各层肌纤维相互交错，分界不清。中层环形肌在尿道内口处增厚形成括约肌。

3. 外膜 除膀胱顶部为浆膜外，多为疏松结缔组织。

第四节　尿　道

男性尿道兼具排尿和排精功能，见男性生殖系统。

女性尿道（female urethra）仅有排尿功能，长 3 ~ 5cm，直径约 0.6cm，起始于膀胱的尿道内口，向前下穿尿生殖膈，终于阴道前庭的尿道外口。女性尿道较男性短、宽而直，故易引起泌尿系逆行性感染。

复习思考

1. 回顾肾脏的位置、结构和毗邻，说说在活体上怎么叩击肾脏。

2. 回顾肾脏的微细结构，说说尿液形成的途径？

3. 输尿管狭窄部位在哪里，它们与结石易嵌顿有什么关系？

4. 回顾膀胱三角的位置、肉眼观察特点和组织结构，说说膀胱炎症的好发部位。

5. 女性尿道有什么特点？请试着阐述女性为何好发尿道的逆行性感染。

第六章

生殖系统

【学习目标】

　　掌握生殖系统的组成；睾丸的位置与形态；输精管的分部；男性尿道的分部、狭窄、扩大、弯曲及其临床意义。卵巢的结构及功能；输卵管的位置、分部及临床意义；子宫的位置、形态、分部；阴道前庭的概念；乳房的位置、形态、组织结构特点。

　　熟悉前列腺的位置、形态与分叶；卵巢的位置、韧带名称；阴道的形态和位置。卵巢的位置、形态；子宫壁的组织结构、月经周期的概念；阴道的位置和毗邻。

　　了解外生殖器的组成和结构特点。卵巢的年龄变化；会阴的概念及分部。

　　生殖系统包括男性生殖系统和女性生殖系统（图6-1，图6-2）。男、女性生殖系统都包括内生殖器和外生殖器。内生殖器多位于盆腔内，包括生殖腺、生殖管道和附属腺；外生殖器显露于体表。生殖系统的主要功能是产生生殖细胞，繁衍后代，分泌性激素，促进生殖器官的发育和维持两性的性功能，激发和维持第二性征。

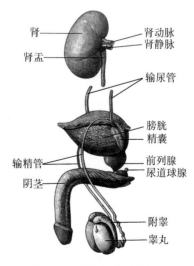

图6-1　男性生殖系统概观

155

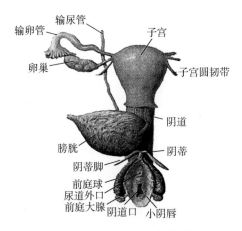

图 6-2 女性生殖系统概观

第一节 男性生殖系统

男性内生殖器包括睾丸、附睾、输精管、射精管、精囊、前列腺、尿道球腺，外生殖器包括阴囊和阴茎。

一、内生殖器

（一）睾丸

睾丸具有产生男性生殖细胞精子和分泌男性激素的功能。

1. 睾丸的位置和形态　睾丸左、右各一，位于阴囊内。呈扁椭圆形，表面光滑。睾丸分上、下两端，前、后两缘和内侧、外侧两面。睾丸的上端和后缘有附睾贴附，血管、神经和淋巴管经后缘进出睾丸（图 6-1，图 6-3）。睾丸的前缘游离。性成熟期以前睾丸发育较慢，随性成熟而迅速生长发育，至老年随性功能的衰退而萎缩变小。睾丸除后缘外均被有腹膜，称睾丸鞘膜。睾丸鞘膜分脏、壁两层，脏层紧贴睾丸的表面，壁层贴附于阴囊的内面。睾丸鞘膜的脏、壁两层在睾丸后缘处相互移行，构成一个封闭的腔，称鞘膜腔。鞘膜腔内含有少量液体，起润滑作用。如鞘膜腔内因炎症液体增多，临床称睾丸鞘膜积液。

2. 睾丸的组织结构　睾丸的表面有一层坚厚的致密结缔组织膜，称白膜。白膜坚韧、缺乏弹性，当睾丸发生急性炎症肿胀或受外力打击时，由于白膜限制而产生剧痛。睾丸白膜在睾丸后缘处增厚，并伸入睾丸内形成睾丸纵隔。从睾丸纵隔又发出许多睾丸小隔，呈放射状伸入睾丸实质，将睾丸实质分成许多呈锥体形的睾丸小叶（图 6-4）。

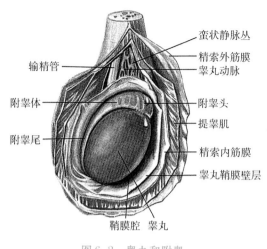

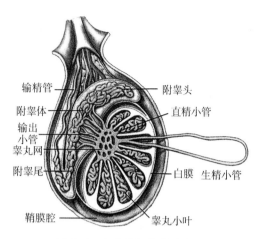

图 6-3 睾丸和附睾   图 6-4 睾丸微细结构模式图

睾丸实质约分成 250 个睾丸小叶。每个睾丸小叶内含有 1~4 条细长弯曲的生精小管。生精小管在近睾丸纵隔处变为短而直的直精小管。直精小管进入睾丸纵隔相互吻合成睾丸网，由睾丸网形成 12~15 条睾丸输出小管进入附睾。生精小管之间的结缔组织，称睾丸间质（图 6-5）。

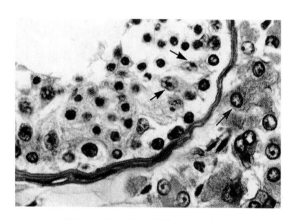

图 6-5 睾丸微细结构（HE 染色）

（1）**生精小管**　生精小管是产生精子的部位。生精小管的管壁上皮由支持细胞和生精细胞构成。

1）**支持细胞**：细胞较大，略呈长锥体形，细胞基部贴于基膜，顶端伸向生精小管管腔。支持细胞对生精细胞有支持和营养作用。

2）**生精细胞**：生精细胞是一系列不同发育阶段的男性生殖细胞的总称。细胞多呈圆形，由基膜到管腔面，呈多层排列，依次为精原细胞、初级精母细胞、次级精母细胞、精子细胞和精子。从青春期开始，在垂体促性腺激素的作用下，精原细胞不断分裂增殖发育成精子。精子生成后，游动于生精小管内，经直精小管、睾丸网、睾丸输出小管，入附睾储存。

精子形似蝌蚪，可分为头、尾两部分。精子头由精子细胞的细胞核浓缩而成，头前2/3有顶体覆盖。顶体为一扁平囊，囊内含有透明质酸酶和蛋白分解酶等。在受精时，精子释放顶体内的酶，分解卵细胞表面结构，使精子进入卵子。精子的尾细长，能摆动，使精子向前游动（图6-6）。

（2）睾丸间质 为富含血管和淋巴管的疏松结缔组织，其内有**间质细胞**；这种细胞呈圆形或多边形，单个或成群分布，能分泌雄激素，有促进生殖器官发育、精子形成以及激发和维持第二性征的作用。

（二）附睾

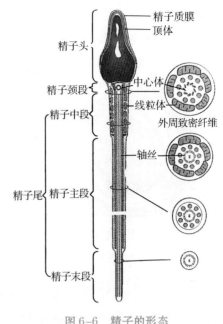

图 6-6 精子的形态

附睾贴附于睾丸的上端和后缘，上部膨大，下部狭细，可分头、体、尾三部（图6-3，图6-4）。附睾头由十多条睾丸输出小管盘曲而成，后者相互汇合形成附睾管。附睾管极度弯曲，沿睾丸后缘下降，形成附睾体和附睾尾，附睾管末端折而上升与输精管相续。精子在附睾管内约两周后，在附睾管上皮细胞分泌物的作用下，进一步成熟获得较强的运动能力。附睾和睾丸都可在活体触摸到。

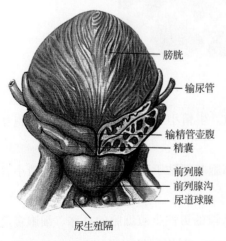

图 6-7 精囊、前列腺和尿道球腺

（三）输精管和射精管

1. **输精管** 输精管是附睾管的延续，长约50cm。输精管沿睾丸后缘上行，经阴囊根部和腹股沟管进入腹腔，继而弯向内下进入小骨盆腔，至膀胱底的后方，与精囊的排泄管汇合成射精管（图6-1，图6-7）。

输精管的管壁较厚，管腔细小，活体触摸时呈较硬的细圆索状，分为睾丸部、精索部、腹股沟管部、盆部四部，精索部在阴囊根部、睾丸的后上方，位置表浅，是临床输精管结扎术常选取的部位。

2. **射精管** 射精管是输精管末端与精囊的

排泄管汇合而成的管道，长约2cm，向前下穿入前列腺实质，开口于尿道的前列腺部。

3. 精索　精索为柔软的圆索状结构，从腹股沟管深环经腹股沟管延至睾丸上端。精索的主要结构有输精管、睾丸动脉、蔓状静脉丛、淋巴管和神经等。精索外面包有三层被膜，从外向内依次为精索外筋膜、提睾肌和精索内筋膜。

（四）精囊

精囊又称精囊腺，位于膀胱底的后方、输精管末端的外侧（图6-7）。精囊是一对长椭圆形的囊状器官，表面有许多囊状膨出，下端缩细为排泄管，与输精管末端汇合成射精管。精囊分泌淡黄色液体，参与精液的组成。

（五）前列腺

前列腺为不成对的实质性器官，位于膀胱与尿生殖膈之间，主要由腺组织、平滑肌和结缔组织构成，其内有尿道和射精管穿过。前列腺的后面与直肠相邻，经直肠指诊可以触及前列腺（图6-8）。前列腺分泌乳白色液体，参与精液的组成。

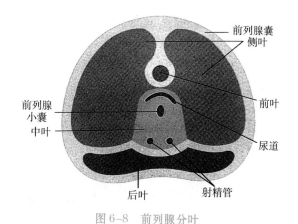

图6-8　前列腺分叶

前列腺形似前后稍扁的栗子，底向上、尖向下，后面正中有一浅的前列腺沟（图6-7）。前列腺一般分为五个叶：前叶、中叶、后叶和两个侧叶。前叶很小，位于尿道前方；中叶位于尿道和射精管之间；后叶位于中叶和侧叶的后方；两个侧叶位于尿道和中叶的两侧。当前列腺肥大，特别是中叶和侧叶肥大时，可压迫尿道，引起排尿困难。

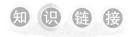

前列前随年龄变化的关系

小儿的前列腺较小，腺组织不发育，主要由平滑肌和结缔组织构成。至青春期，腺组织迅速生长。老年人，腺组织逐渐退化，前列腺体积逐渐缩小。中年以后，如果前列腺内结缔组织增生，则形成前列腺肥大。

（六）尿道球腺

尿道球腺位于尿生殖膈内，为一对豌豆大的球形腺体（图6-7）。尿道球腺的排泄管开口于尿道球部。尿道球腺的分泌物也参与精液的组成。

精液：精液为乳白色的液体，呈弱碱性。精液由生殖管道和附属腺体的分泌物和精子共同构成。正常成年男性，一次射精排出的精液2~5mL，含精子3亿~5亿个。每毫升精液含精子1亿~2亿个，若每毫升精液含精子的数量低于400万个，常可导致不育症。

二、外生殖器

（一）阴囊

阴囊位于阴茎的后下方，为一皮肤囊袋。它由阴囊中隔分为左、右两部，容纳睾丸、附睾和精索下部。

阴囊壁主要由皮肤和肉膜构成。阴囊皮肤薄而柔软，颜色深暗。肉膜是阴囊的浅筋膜，含有平滑肌纤维。平滑肌纤维的舒缩，可使阴囊皮肤松弛或皱缩，从而调节阴囊内的温度，使阴囊内的温度低于体温1~2℃，以适应精子的生存和发育（图6-9）。阴囊壁肉膜的深面有包被睾丸和精索的被膜，由外向内依次为：精索外筋膜、提睾肌、精索内筋膜和睾丸鞘膜。

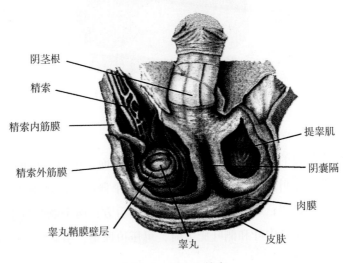

图6-9 阴囊和精索

（二）阴茎

阴茎悬垂于耻骨联合的前下方。

阴茎呈圆柱状，可分为根、体和头3部分。阴茎后端为阴茎根，附于耻骨弓和尿生殖膈；阴茎前端膨大，称阴茎头，其尖端有尿道外口；阴茎根和阴茎头之间的部分为阴茎体（图6-10）。

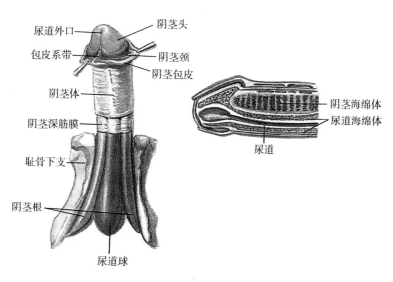

图 6-10　阴茎的外形

　　阴茎主要由两条阴茎海绵体和一条尿道海绵体构成，外面包有筋膜和皮肤，海绵体充血使阴茎勃起。阴茎海绵体左、右各一，位于阴茎的背侧。尿道海绵体位于阴茎海绵体的腹侧，有尿道贯穿其全长。尿道海绵体中部呈圆柱形，其前、后端均膨大，前端膨大为阴茎头，后端膨大为尿道球。阴茎的皮肤薄而柔软，富有伸展性。阴茎的皮肤在阴茎体的前端，向前形成双层游离的环形皱襞，包绕阴茎头，称阴茎包皮。阴茎包皮与阴茎头的腹侧中线处连有一条皮肤皱襞，称包皮系带（图 6-11）。

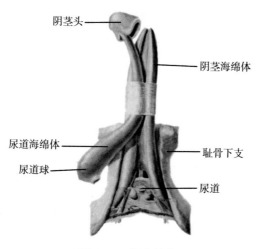

图 6-11　阴茎的构造

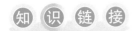

知 识 链 接

包皮与包茎

幼儿阴茎的包皮较长，包着整个阴茎头。随着年龄的增长，由于阴茎的不断增大而包皮逐渐向后退缩。若成年男子阴茎头仍被包皮包覆，能够上翻者称包皮过长；不能上翻者称包茎。包茎易藏包皮垢，长期刺激易患阴茎癌，故包茎患者应进行包皮环切术。作包皮环切手术时，注意勿伤及包皮系带，以免影响阴茎的正常勃起。

（三）男性尿道

男性尿道是尿液和精液排出体外所经过的管道。它起始于膀胱的尿道内口，终于阴茎头的尿道外口，长 16～22cm（图 6-12）。

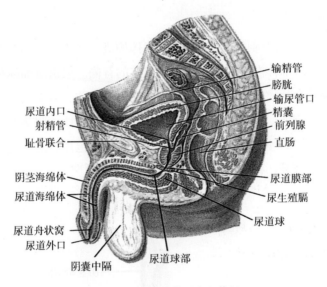

图 6-12　男性盆腔正中矢状切

1. **男性尿道的分部**　男性尿道全长可分为前列腺部、膜部和海绵体部三部分。临床上将尿道海绵体部称为前尿道，将尿道膜部和前列腺部合称为后尿道。

（1）前列腺部　前列腺部为尿道穿经前列腺的部分，长约 2.5cm，其后壁上有射精管及前列腺排泄管的开口。

（2）膜部　膜部为尿道穿经尿生殖膈的部分，长约 1.2cm，其周围有尿道括约肌环绕。尿道括约肌舒缩，可控制排尿。

（3）海绵体部　海绵体部为尿道穿经尿道海绵体的部分，长约 15cm。此部的起始段位于尿道球内，管腔稍扩大，称尿道球部，有尿道球腺的开口。尿道海绵体部在阴茎头内扩大成尿道舟状窝。

2. 男性尿道的形态特点　男性尿道全长有三处狭窄、三处扩大和两个弯曲。

（1）三处狭窄　分别位于尿道内口、尿道膜部和尿道外口，以尿道外口最为狭窄。尿道结石常易嵌顿在这些狭窄部位。

（2）三处扩大　分别位于尿道前列腺部、尿道球部和尿道舟状窝。

（3）两个弯曲　阴茎自然悬垂时，尿道呈现两个弯曲，一个是耻骨下弯，在耻骨联合的下方，凹向前上方，位于尿道前列腺部、膜部和海绵体部的起始段，此弯曲恒定不变；另一个是耻骨前弯，在耻骨联合的前下方，凹向后下方，位于尿道海绵体部，如将阴茎向上提起，此弯曲即消失。

临床上在使用尿道器械或插入导尿管时，应注意尿道的狭窄和弯曲，以免损伤尿道壁。在向男性尿道插入尿道器械或导尿管时，应将阴茎向上提起。

第二节　女性生殖系统

女性生殖系统包括内生殖器和外生殖器（图6-13）。内生殖器由生殖腺（卵巢），生殖管道（输卵管、子宫和阴道）以及附属腺（前庭大腺）组成。卵巢具有产生卵子和分泌女性激素的功能，卵子成熟后，由卵巢排至腹膜腔，经输卵管腹腔口进入输卵管，在输卵管壶腹部受精后移至子宫，植入子宫内膜发育成胎儿。分娩时，胎儿出子宫口，经阴道娩出。外生殖器即女阴，包括阴阜、大阴唇、小阴唇、阴道前庭、阴蒂和前庭球。

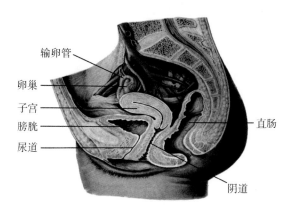

图6-13　女性盆腔正中矢状切面

一、内生殖器

(一)卵巢

1. 位置和形态 卵巢（ovary）是成对的实质性器官，位于小骨盆腔侧壁，髂内、外动脉夹角处的卵巢窝内。

卵巢呈扁卵圆形，可分为上、下两端，前、后两缘和内、外两侧面。上端借**卵巢悬韧带**连于骨盆壁，卵巢悬韧带为腹膜形成的皱襞，内有卵巢动脉、静脉、淋巴管和神经等。下端**借卵巢固有韧带**连于子宫底的两侧，卵巢固有韧带由结缔组织和平滑肌纤维构成，表面包有腹膜。前缘借卵巢系膜连于子宫阔韧带，中部略微凹陷，是卵巢血管、淋巴管和神经等出入的部位，称卵巢门。后缘游离。内侧面朝向盆腔。外侧面贴向盆腔侧壁的卵巢窝。

2. 卵巢的组织结构 卵巢表面被有一层生殖上皮，上皮的下方是一层致密结缔组织，称白膜。白膜深面的实质可分为外周的皮质和中央的髓质两部分（图6-14），二者之间无明显界限。皮质较厚，含不同发育阶段的卵泡、黄体和白体等，这些结构之间有特殊的结缔组织，主要由低分化的梭形基质细胞、网状纤维及散在的平滑肌纤维构成。髓质较狭小，由血管、淋巴管、神经和疏松结缔组织构成。

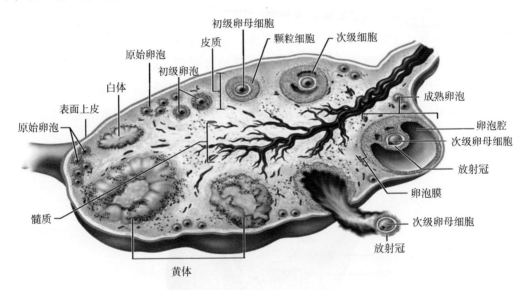

图6-14 卵巢模式图

卵巢有明显的年龄变化，幼女的卵巢较小，表面光滑。自青春期开始，卵巢在垂体分泌的促性腺激素的作用下，每隔28天左右有一个卵泡发育成熟并排卵，由于多次排卵，卵巢表面出现瘢痕，显得凹凸不平。更年期后，卵巢内结缔组织增生，卵巢功能逐渐减退，开始缩小。绝经期后卵巢不再排卵。

（1）卵泡的发育 卵泡是由中央的卵母细胞及其周围的卵泡细胞组成。卵泡的发育是一个连续过程，并无严格的阶段之分，但根据卵泡的某些结构特点，人为地把卵泡的发育分为原始卵泡、生长卵泡和成熟卵泡三个阶段。

①**原始卵泡**：位于皮质浅层，数量多，体积小，直径 $40\sim50\mu m$，为相对静止的卵泡。原始卵泡由中央的**初级卵母细胞**及周围单层扁平的**卵泡细胞**组成。初级卵母细胞为圆形，直径 $30\sim40\mu m$，胞质嗜酸性，核大而圆，染色浅，核仁明显。初级卵母细胞是在胚胎期由卵原细胞分裂分化而成，并长期（$12\sim50$ 年不等）停留在第一次成熟分裂前期，直至排卵前才完成分裂。卵泡细胞体积较小，与外周结缔组织之间有薄层基膜。

②**生长卵泡**：自青春期开始，部分原始卵泡开始生长发育，称生长卵泡。生长卵泡又可分为初级卵泡和次级卵泡两个阶段。

初级卵泡：卵泡开始生长到出现卵泡腔之前称为初级卵泡。其主要变化为：卵泡细胞由扁平变为立方或柱状、由单层增殖为多层；初级卵母细胞体积增大，但仍处于第一次成熟分裂前期；在卵母细胞和卵泡细胞之间出现了一层均质状嗜酸性膜，称为**透明带**，是由卵母细胞和卵泡细胞共同分泌形成的。随着初级卵泡的增大，卵泡周围的结缔组织逐渐分化成**卵泡膜**。在初级卵泡的形态变化的同时，逐渐向皮质深部迁移，向着次级卵泡发育。

次级卵泡：初级卵泡的卵泡细胞之间出现卵泡腔，称为次级卵泡。当卵泡细胞增殖至 $6\sim12$ 层时，卵泡细胞之间出现一些大小不等的腔隙，随着卵泡的继续发育，逐渐融合成一个较大的卵泡腔。卵泡腔内充满着由卵泡细胞分泌物和卵泡膜血管渗出物组成的**卵泡液**，内含营养物质、透明质酸酶和雌激素等。随着卵泡液的增多和卵泡腔的扩大，初级卵母细胞及其周围的卵泡细胞被挤至卵泡的一侧，形成一个凸向卵泡腔的丘状隆起，称**卵丘**。紧靠透明带周围的一层卵泡细胞逐渐变为柱状，并呈放射状排列，称为**放射冠**。分布在卵泡腔周边的卵泡细胞构成了卵泡壁，称为**颗粒层**，颗粒层的细胞称为**颗粒细胞**（图6-15）。此时卵泡膜也逐渐分化为内、外两层，内层含有较多的多边形或梭形的**膜细胞**以及丰富的毛细血管，外层有环形排列的胶原纤维和平滑肌纤维。

膜细胞具有分泌类固醇激素细胞的结构特征，可合成雄激素，雄激素透过基膜，在颗粒细胞内转化为雌激素，故雌激素是由两种细胞联合产生的。雌激素少量进入卵泡液，大部分进入血液循环，作用于子宫等靶器官。

③**成熟卵泡**：处于排卵前期，生长卵泡体积增大至直径 $1cm$ 左右，并向卵巢表面突出，称为成熟卵泡。成熟卵泡腔很大，由于颗粒细胞停止增殖，颗粒层相应变薄，仅有 $2\sim3$ 层细胞，排列整齐。

在排卵前 $36\sim48$ 小时，初级卵母细胞完成第一次成熟分裂，产生一个**次级卵母细胞**和一个很小的**第一极体**。次级卵母细胞随即进入第二次成熟分裂，停止在分裂中期。

两侧卵巢每个月均有若干卵泡发育，但只有一个卵泡发育成熟并排卵，其余卵泡均在不同发育阶段逐渐退化。退化的卵泡称为闭锁卵泡。

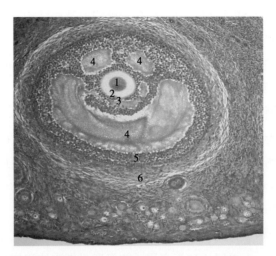

1. 初级卵母细胞；2. 透明带；3. 放射冠；4. 卵泡腔；5. 颗粒层；6. 卵泡膜

图 6-15　次级卵泡光镜下结构（HE 染色，100 倍）

（2）**排卵**　成熟卵泡破裂，卵母细胞自卵巢排出的过程称排卵。成熟卵泡内的卵泡液剧增，卵泡更向卵巢表面突出，卵泡壁、白膜和表面上皮都变薄而松散，局部缺血，最后破裂，次级卵母细胞、透明带和放射冠随卵泡液一起排出卵巢。正常情况下，青春期开始至绝经前，卵巢每 28 天排卵 1 次，排卵时间约在每个月经周期的第 14 天，通常是左、右卵巢交替排卵，每次排 1 个卵，偶尔也可同时排 2 个或以上，女性一生约排出 400 个卵。

排出的卵细胞如果 24 小时内不受精，次级卵母细胞退化消失；若受精，次级卵母细胞则迅速完成第二次成熟分裂，产生一个成熟的卵细胞和一个第二极体。第二极体也位于卵细胞和透明带之间的腔隙内，由于第一极体也分裂，因此前后共有三个极体生成。卵母细胞经过两次成熟分裂后，染色体数目减半，即 23，X。

（3）**黄体的形成和发育**　排卵后，卵泡颗粒层和卵泡膜向腔内塌陷，卵泡膜的结缔组织和毛细血管也伸入其中，形成一个具有内分泌功能的细胞团，新鲜时呈黄色，称为**黄体**。黄体由粒黄体细胞和膜黄体细胞组成，**粒黄体细胞**由卵泡壁的颗粒细胞转化而成，常位于黄体中央，数量多，胞体大，染色浅；**膜黄体细胞**来自卵泡膜内层的膜细胞，常位于黄体边缘，数量少，胞体小，染色深。

黄体的发育因受精与否而不同。若卵细胞未受精，黄体较小，维持 14 天左右即退化，这种黄体称为**月经黄体**；如果卵细胞受精，黄体继续增大，一般可维持 5~6 个月，这种黄体称为**妊娠黄体**。无论何种黄体，最终均萎缩退化而逐渐被结缔组织取代，形成**白体**。

3. 卵巢的内分泌功能

（1）**雌激素**　由膜细胞和颗粒细胞共同分泌，能促进女性生殖器官的发育，维持女性第二性征（乳房发育、音调较高、皮下脂肪增多、骨盆宽大、臀部肥厚等）和性功能。

（2）**孕激素** 由粒黄体细胞分泌，能促使子宫内膜增厚及子宫腺的分泌。

（3）**松弛素** 由妊娠黄体的粒黄体细胞分泌，可使妊娠子宫平滑肌松弛，以维持妊娠；分娩时使子宫颈部平滑肌松弛，以利胎儿娩出。

（二）输卵管

1. 位置和形态 输卵管（uterine tube）是一对弯曲的输送卵子的肌性管道，长 10 ~ 14cm，包在子宫阔韧带上缘内，连于子宫底两侧。其外侧端游离，以**输卵管腹腔口**开口于腹膜腔，内侧端连于子宫，以**输卵管子宫口**开口于子宫腔。故女性腹膜腔经输卵管、子宫、阴道可与外界相通。输卵管全长由内向外分四部分（图6-16）。

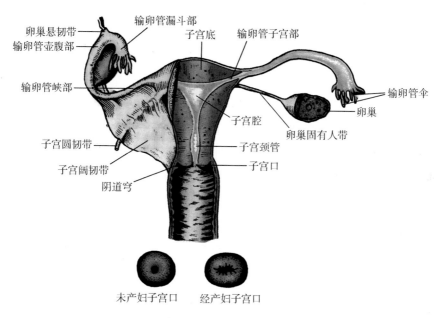

图 6-16 女性内生殖器

（1）**子宫部** 为贯穿子宫壁的一段，以输卵管子宫口通子宫腔。

（2）**峡部** 紧贴子宫底外侧较细的一段，短而直，管壁较厚，水平向外移行为壶腹部。输卵管结扎术常在此部进行。

（3）**壶腹部** 约占输卵管全长的2/3，粗而弯曲，血管丰富。是卵细胞和精子结合形成受精卵的地方，也是异位妊娠好发的部位。

（4）**漏斗部** 为输卵管末端膨大的部分，呈漏斗状。漏斗的末端有输卵管腹腔口开口于腹膜腔，卵巢排出的卵由此进入输卵管。漏斗末端的游离缘形成许多细长突起，称**输卵管伞**，盖在卵巢的表面，是手术时识别输卵管的标志。

2. 输卵管壁的结构 输卵管壁可分三层，由内向外为：黏膜层、肌层和外膜。黏膜形成许多纵行而分支的皱襞，以壶腹部最发达。黏膜上皮为单层柱状上皮，由纤毛细胞和分泌细胞构成。纤毛向子宫方向摆动，有助于卵子向子宫移动，分泌细胞的分泌物参与输卵管液的组成。固有层为薄层细密的结缔组织。肌层为平滑肌，峡部最厚，漏斗部最薄。外膜为浆膜。

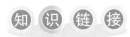

异位妊娠

异位妊娠是指妊娠时受精卵着床于子宫腔以外，是常见的妇科急腹症之一。异位妊娠中 90% 以上是输卵管妊娠，慢性输卵管炎是输卵管妊娠的主要原因，炎症可造成输卵管粘连、管腔狭窄、管形扭曲及管壁肌肉蠕动减弱等，妨碍受精卵的通过和顺利输送。

（三）子宫

子宫（uterus）为壁厚腔小的肌性器官，是孕育胎儿、产生月经和白带的器官。

1. 形态和分部　成年未产妇的子宫略呈倒置的梨形，前后稍扁，长 7～9cm，最大宽径为 4～5cm，厚 2～3cm。子宫分底、体、颈三部分，两侧输卵管子宫口以上圆凸的部分为**子宫底**；下段狭窄呈圆柱状的部分为**子宫颈**；底与颈之间的部分为**子宫体**。子宫颈下端伸入阴道内的部分称**子宫颈阴道部**；阴道以上的部分称**子宫颈阴道上部**。子宫颈上端与子宫体连接部狭细称**子宫峡**，长约 1cm，妊娠末期可延长至 7～11cm，产科常在此处进行剖宫术。

子宫内腔较狭窄，分为子宫腔和子宫颈管两部。子宫底与体围成的腔称**子宫腔**，呈底向上、尖向下的三角形；位于子宫颈内的腔称**子宫颈管**，呈梭形。子宫颈管上口通子宫腔，下口通阴道，称**子宫口**。未产妇的子宫口为圆形，边缘光滑而整齐；分娩后呈横裂状。子宫口的前、后缘分别称前唇和后唇，后唇较长，位置也较高。

2. 子宫的位置及固定装置　子宫位于盆腔中央，膀胱与直肠之间。成人子宫的正常姿势呈前倾前屈位，**前倾**即整个子宫向前的倾斜，使子宫长轴与阴道长轴之间形成一个向前开放的角，稍大于 90°，**前屈**是指子宫体与子宫颈之间形成的一个向前开放的钝角，约 170°。子宫依靠盆底肌的承托和韧带的牵拉维持其正常位置，对子宫正常位置起固定作用的韧带有 4 对，分别是子宫阔韧带、子宫圆韧带、子宫主韧带、骶子宫韧带。

（1）**子宫阔韧带**　是连于子宫两侧与骨盆侧壁间的双层腹膜皱襞。其上缘游离，包绕输卵管，后层包被卵巢，两层间有子宫圆韧带、血管、淋巴管、神经和结缔组织等。子宫阔韧带可限制子宫向两侧移位。

（2）**子宫圆韧带**　是由平滑肌和结缔组织构成的圆索状结构，起自输卵管与子宫连接处的下方，在阔韧带两层间行向前外，通过腹股沟管，止于阴阜和大阴唇皮下。子宫圆韧带是维持子宫前倾的主要结构。

（3）**子宫主韧带**　位于子宫阔韧带的下部，将子宫颈阴道上部连于骨盆侧壁，由结缔组织和平滑肌构成，它是维持子宫颈正常位置，防止子宫下垂的重要结构。

（4）**骶子宫韧带**　起自子宫颈阴道上部后面，向后绕过直肠两侧，止于骶骨前面，由结缔组织和平滑肌构成。有牵引子宫颈向后的作用，与子宫圆韧带协同，维持子宫的前倾前屈位。

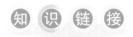

子宫脱垂

　　子宫从正常位置向下移位，甚至完全脱出于阴道口外，称为"子宫脱垂"，又称"阴下脱""阴挺""阴菌"等。多见于体力劳动妇女，以及产时损伤、产后操劳过早者，常伴发阴道前壁和后壁膨出。

3. 子宫壁的结构　子宫壁由内向外分为内膜、肌层和外膜（图6-17）。

（1）**内膜**　由单层柱状上皮和固有层组成。上皮由柱状细胞和纤毛细胞组成。固有层结缔组织较厚，含大量低分化的梭形或星形的基质细胞、网状纤维、血管和子宫腺。**子宫腺**为内膜上皮向固有层下陷形成的许多单管状腺，其末端靠近肌层，并常有分支。

子宫内膜可分为浅深两层。浅层较厚，约占内膜厚度的4/5，称**功能层**。自青春期开始，在卵巢激素的作用下，发生周期性剥脱出血，即**月经**。妊娠时，此层则继续增厚以适应受精卵的种植和发育。深层较薄，约占内膜厚度的1/5，称**基底层**。此层紧靠肌层，不参与月经形成，有增生和修复功能层的作用。

子宫动脉的分支垂直进入子宫内膜，发出短而直的分支营养基底层，称基底

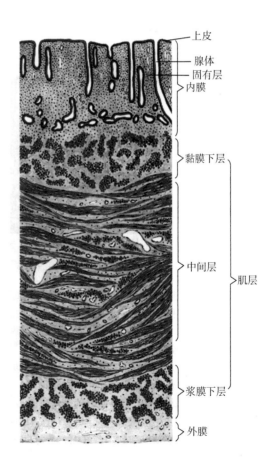

图6-17　子宫壁的结构

169

动脉，它不受卵巢激素的影响；其主干进入功能层后，弯曲呈螺旋状，称**螺旋动脉**，它对卵巢激素极为敏感。螺旋动脉的分支形成毛细血管和血窦，然后汇合为小静脉，穿过肌层后汇入子宫静脉。

（2）**肌层** 很厚，由成束或成片的平滑肌构成，肌束间以结缔组织分割，可分为黏膜下层、中间层和浆膜下层。黏膜下层和浆膜下层较薄，平滑肌呈纵形。中间层最厚，含有许多血管、平滑肌，分为内环形和外斜形。

（3）**外膜** 子宫外表面大部分由浆膜覆盖。

4. **子宫内膜的周期性变化** 自青春期开始，子宫内膜在卵巢分泌的雌、孕激素的作用下，子宫底部和体部的内膜发生周期性的变化，即每28天左右发生一次内膜剥脱、出血、增生和修复，称**月经周期**。

女性第一次出现月经，称为初潮，在12～14岁，初潮后的一段时间内，月经周期可能不规律，是由于卵巢的功能不稳定，一年左右逐渐规律起来。月经周期的长短因人而异，平均为28天，每个女性自身的月经周期相对稳定。

子宫内膜的周期性变化一般分为三期（图6-18）。

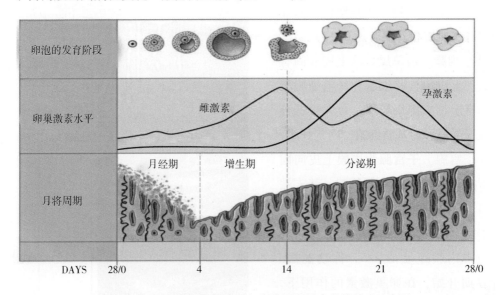

图6-18 子宫内膜周期性变化与卵巢周期性变化的关系示意图

（1）**月经期** 周期的第1～4天。此时雌激素和孕激素在血中的浓度达到较高水平，由于负反馈作用，下丘脑和腺垂体受到抑制，使促性腺激素释放激素、卵泡刺激素和黄体生成素分泌减少。黄体生成素的减少，导致月经黄体退化、萎缩，雌激素和孕激素分泌骤然减少，子宫内膜功能层的螺旋动脉持续性收缩，内膜缺血并萎缩。螺旋动脉在收缩之后，又突然短暂地扩张，致使毛细血管骤然充血、破裂，血液突破上皮流入子宫腔。萎缩坏死的内膜脱落，随血液一起从阴道排出，即为**月经**。在月经期终止之前，基底层残留的腺体底部细胞迅速分裂增生，向子宫腔面推进，上皮逐渐修复而转入增生期。

（2）**增生期**（又称卵泡期）　周期的第 5～14 天。此时下丘脑分泌的促性腺激素释放激素增多，使腺垂体分泌卵泡刺激素和黄体生成素也增多，卵泡刺激素促使卵泡生长发育，并与黄体生成素配合，使卵泡分泌雌激素。在雌激素的作用下，子宫内膜上皮细胞和基质细胞不断分裂增殖，子宫腺逐渐增长并出现弯曲，螺旋动脉也增长和弯曲，至增生晚期（周期第 11～14 天）子宫内膜可增厚达 2～3mm，子宫腺开始分泌。相当于排卵前 2 天左右，雌激素在血中的浓度达到最高水平，通过正反馈作用使促性腺激素释放激素的分泌进一步增加，进而使黄体生成素和卵泡刺激素增加。在第 14 天，在高浓度黄体生成素的作用下，已发育成熟的卵泡破裂排卵，子宫内膜随之转入分泌期。

（3）**分泌期**（又称黄体期）　周期的第 15～28 天。卵泡排卵后，在黄体生成素的作用下，其残余部分逐渐形成黄体，继续分泌雌激素和大量孕激素。这两种激素，特别是孕激素，使子宫内膜继续增厚，至分泌晚期厚达 5mm。子宫腺更加弯曲，腺腔扩大，腺腔内充满含有糖原等营养物质的浓稠黏液。螺旋动脉继续增长、更加弯曲。若妊娠，分泌期的子宫内膜继续增厚，发育为蜕膜；若未妊娠，卵巢内黄体退化，孕激素和雌激素水平下降，转入月经期。

由此可见，子宫内膜的周期性变化是卵巢分泌的激素引起的，其中月经期的出现是子宫内膜突然失去雌激素和孕激素支持的结果，增生期的变化是雌激素的作用所致，分泌期的变化是雌激素和孕激素共同作用的结果。如到 50 岁左右，卵巢功能退化，卵泡停止发育，雌激素、孕激素分泌减少，子宫内膜不再呈现周期性变化，月经停止，进入绝经期。

（四）阴道

阴道（vagina）为前后略扁的肌性管道，富于伸展性，连接子宫和外生殖器，是女性的性交器官，也是排出月经和娩出胎儿的通道。阴道的下端较窄，以**阴道口**开口于阴道前庭。在处女，阴道口周围附有**处女膜**，处女膜破裂后形成处女膜痕。阴道上端宽阔，包绕子宫颈阴道部，二者间形成的环行凹陷，称**阴道穹**。阴道穹可分为前、后部及两侧部。阴道穹后部最深，与直肠子宫陷凹紧密相邻，二者间仅隔以阴道后壁和壁腹膜，因此当直肠子宫陷凹有积液时，可经阴道穹后部进行穿刺或引流，以协助诊断和治疗。

阴道前壁较短，后壁较长。前壁邻膀胱和尿道，后壁邻直肠。若邻接部位损伤，导致尿液或粪便进入阴道，称为尿道阴道瘘或直肠阴道瘘。阴道下部穿尿生殖膈处，膈内有环行的尿道阴道括约肌，对阴道和尿道有括约作用。

（五）前庭大腺

前庭大腺（又称 Bartholin 腺），位于前庭球后端，形如豌豆。导管向内侧开口于阴道前庭，阴道口两侧。前庭大腺相当于男性的尿道球腺，分泌物有润滑阴道口的作用。

二、外生殖器

女性外生殖器又称**女阴**，包括阴阜、大阴唇、小阴唇、阴道前庭、阴蒂、前庭球（图6-19）。

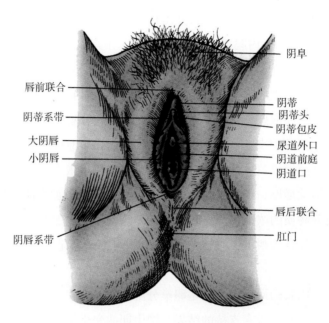

图6-19 女性外生殖器

（一）阴阜

阴阜为耻骨联合前方的皮肤隆起，皮下富有脂肪。性成熟后，皮肤生有阴毛。

（二）大阴唇

大阴唇为一对纵长隆起的皮肤皱襞，性成熟后，皮肤富含色素并生有阴毛。两侧大阴唇前端和后端相互连合形成唇前和唇后连合。

（三）小阴唇

小阴唇位于大阴唇内侧，为一对较薄的皮肤皱襞。表面光滑无阴毛。前端延伸为阴蒂包皮和包皮系带，后端两侧互相汇合，形成阴唇系带。

（四）阴道前庭

阴道前庭是位于两侧小阴唇之间的裂隙，前部有尿道外口，后部有阴道口。

（五）阴蒂

阴蒂位于尿道外口的前方，由两个阴蒂海绵体组成，相当于男性的阴茎海绵体。后端以两个阴蒂脚固定于耻骨下支和坐骨支，两脚前端结合成阴蒂体，表面盖以阴蒂包皮，体的前端露于表面为阴蒂头，富有神经末梢，感觉敏锐。

（六）前庭球

前庭球相当于男性的尿道海绵体，呈蹄铁形。两侧部位于大阴唇的深面，前端位于阴蒂体与尿道外口之间的皮下。

【附】 乳房和会阴

一、女性乳房

乳房（mamma）为人类和哺乳动物特有的结构。女性乳房自青春期开始发育生长，妊娠和哺乳期的乳房有分泌活动。

（一）乳房的位置和形态

乳房位于胸前部，胸大肌及其筋膜的表面。乳房基部上起第2～3肋，下至第6～7肋，内侧至胸骨旁线，外侧可达腋中线。乳头平对第4肋间隙或第5肋。

成年未产妇的乳房呈半球形，紧张而富有弹性。乳房的中央有**乳头**，其前端有输乳管的开口（图6-20）。乳头周围颜色较深的环形区域，称**乳晕**，其深面含**乳晕腺**，分泌脂性物质润滑乳头。乳头和乳晕的皮肤较薄弱，易于损伤。

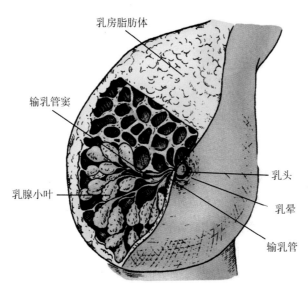

图6-20 女性乳房

（二）乳房的结构

乳房由皮肤、纤维组织、脂肪组织和乳腺组织构成。纤维组织包被乳腺，并深入乳腺之间形成叶间隔，将乳腺分隔成15～20个**乳腺叶**。每个乳腺叶连有一个排泄管，称**输乳**

管。输乳管在近乳头处膨大成**输乳管窦**，其末端变细开口于乳头。由于输乳管和乳腺叶均以乳头为中心呈放射状排列，因此乳房手术时宜做放射状切口，以免损伤输乳管和乳腺组织。

乳腺周围的纤维组织发出许多小的纤维束，分别向深面连于胸肌筋膜，向浅面连于乳房皮肤和乳头，对乳房起支持和固定作用，称**乳房悬韧带**或 Cooper 韧带（图 6-21）。当乳腺癌侵及乳房悬韧带时，乳房悬韧带缩短，牵拉乳房表面皮肤产生许多小凹陷，临床上称橘皮样变。

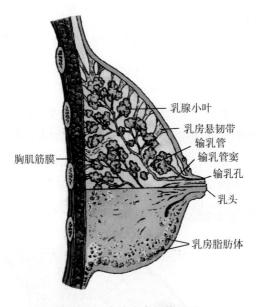

图 6-21　女性乳房矢状切面

二、 会阴

会阴（perineum）有狭义和广义之分。**狭义会阴**是指肛门与外生殖器之间狭小的区域，即临床上产科所指的会阴，产妇分娩时应注意保护此区，以免造成撕裂。**广义会阴**是指封闭小骨盆下口的所有软组织，其境界呈菱形，与骨盆下口一致。前界为耻骨联合下缘，后界为尾骨尖，两侧界为耻骨下支、坐骨支、坐骨结节和骶结节韧带。以两侧坐骨结节之间的连线为界，可将会阴分为前、后两个三角区，前部为**尿生殖三角**，男性有尿道通过，女性有尿道和阴道通过；后部为**肛三角**，有肛管通过。

两个三角被肌肉和筋膜共同构成的尿生殖膈和盆膈所封闭。**尿生殖膈**由尿生殖膈上筋膜、会阴深横肌和尿道膜部括约肌、尿生殖膈下筋膜组成，封闭尿生殖三角。**盆膈**由盆膈上筋膜、肛提肌和尾骨肌、盆膈下筋膜组成，封闭包括肛三角在内的小骨盆下口的大部分（图 6-22，图 6-23）。

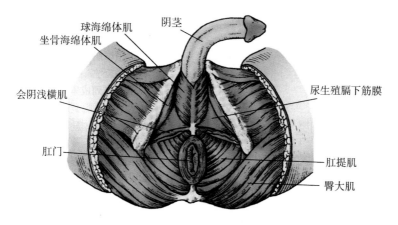

图 6-22　男性会阴肌

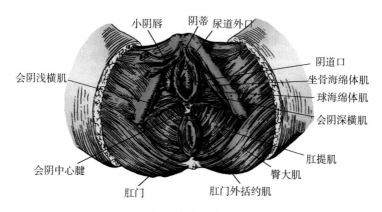

图 6-23　女性会阴肌

复习思考

1. 简述精子的产生和排出途径。

2. 试述男性尿道的特点与分部。

3. 试述女性生殖器的组成。

4. 试述卵泡的发育过程。

5. 试述输卵管的分部和两端的开口。

6. 试述子宫的位置、分部和子宫壁的结构。

第 七 章

腹 膜

【学习目标】

掌握腹膜的概念、分部和功能；腹膜腔的概念及与腹腔概念的区别。

熟悉腹膜与腹盆腔脏器的关系；大网膜的结构及功能；腹膜的陷凹及意义。

了解韧带、系膜的形成及作用；小网膜及网膜囊的位置。

一、 腹膜与腹膜腔的概念

(一) 腹膜

腹膜 (peritoneum) 是被覆于腹腔和盆腔内面及其脏器表面的浆膜，由间皮和结缔组织构成，半透明，薄而光滑。腹膜可分为两部分，**壁腹膜**指覆于腹、盆壁的内面和膈下面的腹膜，也可称为腹膜壁层；**脏腹膜**指由壁腹膜返折并被覆于腹、盆腔脏器表面的腹膜，也可称为腹膜脏层。

腹膜具有分泌、吸收、保护、支持、修复和防御等多种功能，腹膜产生的浆液起润滑和减少脏器间摩擦的作用。病理情况下，腹膜渗出液增加，可形成腹水。上腹部腹膜的吸收能力比下腹部强，故腹部炎症或手术后的患者多采取半卧位，使炎性分泌物流向下腹部，减少腹膜对有害物质的吸收。

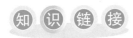

腹膜透析

腹膜透析 (peritoneal dialysis，PD) 是利用人体自身的腹膜作为透析膜的一种透析方式。通过灌入腹腔的透析液与腹膜另一侧的毛细血管内的血浆成分进行溶质和水分的交换，清除体内潴留的代谢产物和过多的水分，同时通过透析液补充机体所必需的物质。通过不断地更新腹透液，达到肾脏替代或支持治疗的目的。

（二）腹膜腔

脏、壁两层腹膜互相延续、移行，共同围成不规则的潜在性腔隙，称**腹膜腔**（图7-1），腔内仅含少量浆液。男性腹膜腔完全密闭，女性腹膜腔借输卵管腹腔口、子宫、阴道与外界间接相通。

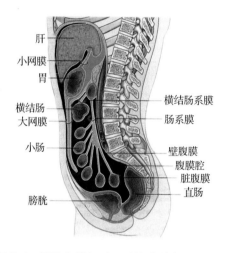

图7-1 腹腔矢状切面（示腹膜配布及腹膜腔）

腹腔与腹膜腔在解剖上概念不同，**腹腔**是指小骨盆上口以上由腹壁和膈围成的腔隙，而腹膜腔是脏腹膜和壁腹膜之间潜在性的腔隙。腹膜与腹膜腔均位于腹腔内，而腹、盆腔内所有器官均在腹膜腔之外。

二、 腹膜与腹、 盆腔脏器的关系

根据脏器被腹膜覆盖的不同程度，将腹、盆腔脏器分为腹膜内位器官、腹膜间位器官和腹膜外位器官三种类型（图7-2）。

1. 腹膜内位器官 表面几乎全部被腹膜覆盖的器官，包括胃、十二指肠上部、空肠、回肠、盲肠、阑尾、横结肠、乙状结肠、脾、输卵管和卵巢等，这类器官活动度较大。

2. 腹膜间位器官 表面大部分被腹膜覆盖的器官，包括肝、胆囊、升结肠、降结肠、直肠上段、膀胱和子宫等，这类器官仍有一定的活动度。

3. 腹膜外位器官 仅一面被腹膜覆盖的器官，包括十二指肠降部、水平部、直肠中下段、胰、肾、肾上腺和输尿管等，这类器官位置较固定，几乎不能活动。

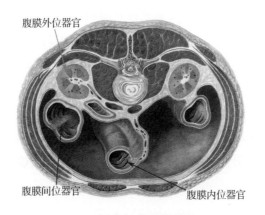

图 7-2　腹膜与脏器的关系

熟悉腹、盆脏器与腹膜的关系具有重要的临床意义。如对腹膜内位器官手术时必须通过腹膜腔才能完成；但对属于腹膜外位器官的肾、输尿管或腹膜间位器官的膀胱等进行手术时，则可以不经过腹膜腔，从而避免损伤腹膜，防止因之引起腹膜腔感染和术后粘连。

三、腹膜形成的结构

腹膜在腹、盆壁与脏器之间互相移行，形成韧带、系膜、网膜、陷凹等结构（图7-1，图7-3）。这些结构不仅对器官有着连接和固定的作用，也是血管、神经进入脏器的途径。

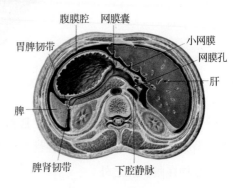

图 7-3　腹腔横断面

（一）韧带

韧带是连于腹、盆壁与器官之间或连接相邻器官之间的腹膜结构，可以是单层或双层，对器官有固定作用。

1. **肝镰状韧带**　腹膜自腹前壁上部移行于膈、肝之间形成的双层腹膜皱襞，呈矢状位，其下缘游离，内含肝圆韧带。

2. **肝冠状韧带**　是连于膈下面和肝上面之间呈冠状位的双层腹膜皱襞，位于肝后上方。

3. **胃脾韧带**　是连于胃底与脾门之间的双层腹膜皱襞。

4. **脾肾韧带**　是连于脾门与左肾前面之间的双层腹膜皱襞。

（二）系膜

系膜是将肠管连于腹后壁的双层腹膜结构（图7-4），在两层系膜间分布有血管、神经、淋巴管、淋巴结和脂肪等。凡有肠系膜的肠管，活动性均大。根据系膜连结器官的结构特点可分为小肠系膜、横结肠系膜、乙状结肠系膜和阑尾系膜等。

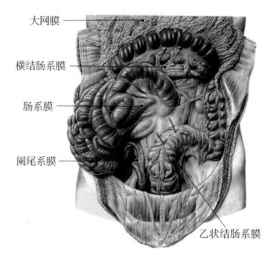

大网膜

横结肠系膜

肠系膜

阑尾系膜

乙状结肠系膜

图 7-4　系膜

1. **小肠系膜**　又称为空回肠系膜，是将空肠、回肠连于腹后壁的双层腹膜结构，其根部附着于腹后壁，称**肠系膜根**。肠系膜根始自第 2 腰椎体左侧的十二指肠空肠曲，越脊柱前方斜向右下，至右髂窝。小肠系膜长而宽阔，故空肠、回肠的活动范围大，容易发生系膜扭转，扭转后血管梗阻可造成肠管坏死。腹腔化脓感染时，脓液可顺系膜根部下降引起右髂窝脓肿。

2. **横结肠系膜**　是连于横结肠与腹后壁之间的双层腹膜结构，其根部起于结肠右曲，横行向左，止于结肠左曲。系膜中份较长，故横结肠中部常呈下垂状。

3. **乙状结肠系膜**　是连于乙状结肠与盆壁之间的腹膜皱襞。系膜较长，易发生肠扭转。

4. **阑尾系膜**　是连于阑尾与回肠末端之间的三角形双层腹膜皱襞，其游离缘内有阑尾的血管通过。

（三）网膜

1. **大网膜**　是胃大弯和横结肠之间的腹膜返折（图 7-5），共有四层腹膜构成，形似围裙，悬垂于空肠、回肠和横结肠的前面。前两层由胃前、后壁的脏腹膜自胃大弯下垂，下垂至腹下部后返折向上，构成后两层包裹横结肠并与横结肠系膜相续。在成人四层常已愈合在一起。其中胃大弯到横结肠的前两层大网膜又称为**胃结肠韧带**。大网膜内含有丰富的血管、脂肪和吞噬细胞等，具有重要的防御功能。当腹腔脏器发生炎症时，大网膜可向病灶部位移动，将病灶包裹，防止炎症的蔓延。故在腹部手术时，可根据大网膜移动的方向来判断病变部位。但小儿的大网膜较短，下腹部病灶如阑尾化脓穿孔，不易被大网膜包裹，常引起弥漫性腹膜炎。

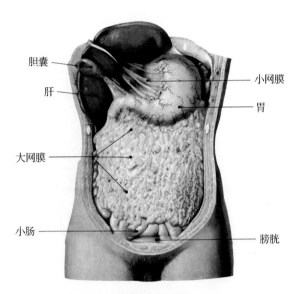

图 7-5　网膜

2. 小网膜　是肝门到胃小弯、十二指肠上部之间的双层腹膜结构。其中，连于肝门到胃小弯之间的部分称**肝胃韧带**，连于肝门到十二指肠上部之间的部分称**肝十二指肠韧带**。肝十二指肠韧带的右缘游离，内有肝门静脉，肝固有动脉和胆总管通过，其游离缘的后方有一孔称**网膜孔**，经此孔可通网膜囊（图 7-3，图 7-5）。

3. 网膜囊　属于腹膜腔的一部分，是位于小网膜和胃后方的扁窄间隙，又称小腹膜腔。网膜孔是网膜囊与大腹膜腔的唯一通道。网膜囊位置较深，胃后壁穿孔时，胃内容物常积聚在囊内，给早期诊断增加难度。

（四）隐窝和陷凹

腹膜在器官表面移行形成的凹陷称隐窝，较大的隐窝称陷凹。

1. 肝肾隐窝　位于肝右叶下面与右肾和结肠右曲之间，仰卧时为腹膜腔最低处，为液体易于积聚的部位。

2. 腹膜陷凹　盆腔器官表面的腹膜互相移行返折而形成的凹窝。在男性，腹膜在直肠与膀胱之间形成**直肠膀胱陷凹**，是男性腹膜腔的最低部位。在女性，腹膜在膀胱与子宫之间形成**膀胱子宫陷凹**，在直肠与子宫之间形成**直肠子宫陷凹**，也称 Douglas 腔，与阴道后穹间仅隔一薄层的阴道后壁。直肠子宫陷凹是女性腹膜腔的最低部位。腹膜腔的炎症渗出液、积血或积脓常因重力而积聚于上述陷凹（图 7-6），临床上可经直肠前壁或阴道穹后部处做穿刺或切开引流。

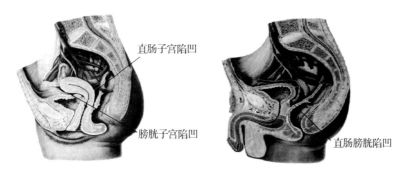

图 7-6　男、女盆腔正中矢状面

直肠子宫陷凹

膀胱子宫陷凹

直肠膀胱陷凹

复习思考

1. 腹膜分哪两部分？有什么功能？腹部炎症患者为何要采取半卧位？

2. 何为腹膜腔？男女有什么不同？腹膜腔与腹腔的解剖部位有什么不同？

3. 从与腹膜的关系看，胃、肝、肾分别属于什么器官？

4. 大网膜如何形成？由几层腹膜构成？

5. 女性腹膜腔的最低点在何处？其与阴道穹有什么关系？

第 八 章

脉管系统

【学习目标】

掌握体循环和肺循环的概念；心的位置、外形和心的各腔形态与结构；心传导系统的构成和功能；头颈、上肢、盆部、下肢动脉主干的名称、来源、走行及主要分支；腹腔干、肠系膜上动脉、肠系膜下动脉及其分支的位置和分布；颈外静脉、头静脉、贵要静脉、肘正中静脉、大隐静脉和小隐静脉的行程及注入部位；肝门静脉的合成、位置、特点、收集范围、注入及属支；肝门静脉系与上、下腔静脉系的吻合部位、侧支循环及临床意义；淋巴系统的组成；淋巴干的名称及收纳范围；右淋巴导管与胸导管的组成、走行及注入。

熟悉脉管系统的组成；左、右冠状动脉的起始、行程、重要分支及其分布；心包的分部及心包腔；主动脉的起止、行程和分部及主动脉弓的分支；上腔静脉的组成、属支、位置，头臂静脉的组成和位置；全身体表可以触摸脉搏的动脉位置及其压迫止血的部位；脾和胸腺的位置、形态；淋巴结、脾和胸腺的功能。

了解直肠静脉丛的位置；下腔静脉的组成、属支及位置；左、右睾丸静脉的注入部位及左睾丸静脉的临床意义；颈内静脉的起止、位置、属支及颅内外静脉的交通；淋巴的生成及回流；全身淋巴结的收纳范围及临床意义；淋巴器官的微细结构。

脉管系统包括心血管系统和淋巴系统两部分，是人体内一套封闭的管道系统。心血管系统由心、动脉、静脉和毛细血管组成，其内有血液流动。淋巴系统由淋巴器官、淋巴组织和淋巴管道组成，其管道内有淋巴流动，淋巴最后注入静脉。因此，就体液回流而言，淋巴管道可被看作是静脉的辅助部分。

脉管系统主要功能是将消化管吸收的营养物质、肺吸入的 O_2 和内分泌腺分泌的激素等运输到全身各器官、组织和细胞；同时将它们产生的代谢产物（如 CO_2、尿素）及水等运输到肺、肾和皮肤等器官排出体外，以维持机体新陈代谢的正常进行。

第一节　心血管系统

一、概述

（一）心血管系统的组成

心血管系统由心、动脉、静脉和毛细血管组成。

1. 心（heart）　是血液循环的动力器官，通过心节律性的收缩与舒张，吸纳和射出血液，从而推动血液循环。

2. 动脉（artery）　由心室发出，是运输血液离心的管道。在行程中不断分支，管径逐渐变细，最后移行为毛细血管。

3. 毛细血管（capillary）　介于小动脉和小静脉之间，相互连接成网，其管壁很薄，其内血流缓慢，是血液与组织、细胞进行物质交换的部位。

4. 静脉（vein）　是运输血液回心的管道，起于毛细血管的静脉端，在回心途中逐渐汇合变粗，最后注入心房。

（二）血液循环

血液由心射出，流经动脉、毛细血管，再由静脉回心，这种周而复始的循环过程称血液循环。根据循环途径的不同，分为体循环和肺循环。两个循环同时进行，彼此相通（图8-1）。

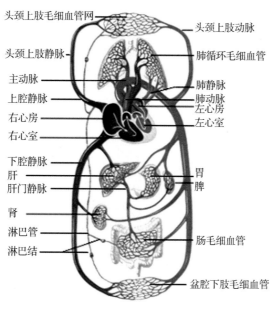

图8-1　血液循环示意图

183

1. **体循环（大循环）**　当左心室收缩时，动脉血由左心室射入主动脉，再经主动脉的分支到达全身各部的毛细血管，与周围的组织、细胞进行物质交换，把 O_2 和营养物质输送给组织、细胞，再把各组织、细胞产生的代谢产物回收进入血液，这样鲜红的动脉血变为暗红的静脉血，再经小、中静脉，最后由上、下腔静脉及心壁的冠状窦返回右心房。

体循环的特点是流程长，流经范围广，主要功能是将 O_2 和营养物质运输至全身各组织、细胞，并将代谢产物运回心脏。

2. **肺循环（小循环）**　当右心室收缩时，静脉血由右心室射入肺动脉，再经肺动脉的各级分支到达肺泡周围的毛细血管，在此进行气体交换，血液中的 CO_2 进入肺泡，肺泡内的 O_2 进入血液，这样静脉血转化为动脉血，再经肺静脉进入左心房。

肺循环的特点是流程短，只流经肺，主要功能是进行气体交换。

（三）血管壁的组织结构

血管分为动脉、静脉和毛细血管三类。根据管径大小的不同，动脉和静脉又分为大、中、小三级，在形态结构上各级之间无明显分界。大动脉是指近心的动脉，如主动脉和肺动脉等；中动脉管径为 1~10mm，除大动脉外，凡在解剖学中有名称的动脉均属中动脉，如肱动脉、尺动脉等；管径小于 1mm 的动脉属小动脉，其中接近毛细血管、管径在 0.3mm 以下的动脉称微动脉。大静脉管径大于 10mm，如上腔静脉和下腔静脉；管径小于 2mm 的静脉属于小静脉，其中与毛细血管相连的小静脉称微静脉；管径介于大、小静脉之间的属中静脉。

1. **动脉**　管壁较厚，分为内膜、中膜和外膜三层（图 8-2，图 8-3）。

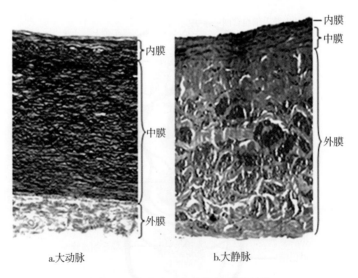

a.大动脉　　　　　b.大静脉

图 8-2　大动脉、大静脉的组织结构

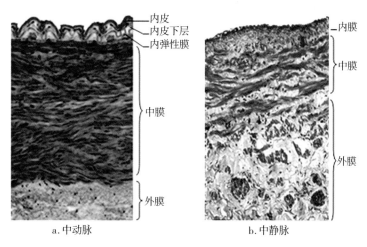

图 8-3　中动脉、中静脉组织结构

（1）内膜　位于最内层，由内皮、内皮下层和内弹性膜组成。内皮表面光滑，可减少血液流动的阻力。内皮下层是薄层结缔组织。内弹性膜由弹性蛋白构成，富有弹性。中动脉内弹性膜最明显。

（2）中膜　最厚，由平滑肌和弹性纤维构成。大动脉中膜以弹性纤维构成的弹性膜为主，有 40～70 层，管壁具有良好弹性，故又称弹性动脉。当心室收缩时，血液涌入大动脉，使其略扩张；心室舒张时，大动脉弹性回缩，推动管内血液继续流动，保持血液流动的连续性。中动脉中膜以平滑肌为主，有 10～40 层，小动脉中膜由数层平滑肌组成，故中、小动脉又称肌性动脉。小动脉平滑肌的舒缩，可明显改变血管的管径，影响所灌流器官的血流量，而且可改变血流的外周阻力，影响血压，故小动脉又称外周阻力血管。

（3）外膜　由结缔组织组成，大动脉外膜内有小血管、淋巴管和神经的分布。

2. 静脉　与各级相应的动脉相比，静脉的管径较大，管壁较薄，横断面不规则，腔内多有静脉瓣。静脉的管壁也分为内膜、中膜和外膜，但各层分界不清楚。内膜最薄，由内皮和少量结缔组织组成；中膜由稀疏排列的环形平滑肌和少量结缔组织组成；外膜比中膜厚，由结缔组织组成，大静脉外膜内含有纵行平滑肌束（图 8-2，图 8-3）。

3. 毛细血管　连于动脉与静脉之间，分支较多，相互吻合成网。毛细血管分布广泛，其管壁很薄，管径很细，为 7～9μm，管壁由内皮和基膜组成（图 8-4）。

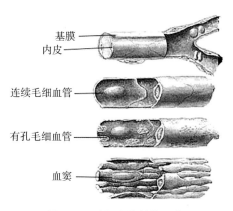

图 8-4　毛细血管结构示意图

光镜下，毛细血管结构相似。电镜下，根据毛细血管内皮细胞的结构特点，可将其分为三类。

（1）连续毛细血管　内皮细胞间借紧密连接相连，基膜完整。主要分布于结缔组织、肌组织、肺和中枢神经系统。

（2）有孔毛细血管　内皮细胞不含核的部分很薄，有许多贯穿细胞的小孔，孔有隔膜封闭，基膜完整。主要分布于胃肠黏膜、某些内分泌腺和肾血管球等处。

（3）血窦　又称窦状毛细血管，管腔较大，形状不规则，内皮上有孔，内皮细胞间有间隙，基膜不完整或缺乏。主要分布于肝、脾、骨髓和一些内分泌腺。

（四）微循环

微循环是指微动脉与微静脉之间微细血管中的血液循环（图8-5），是血液循环的基本功能单位，具有调节局部血流量的作用，从而影响局部组织、细胞的新陈代谢和功能活动。微循环一般包括微动脉、中间微动脉、真毛细血管、直捷通路、动静脉吻合和微静脉等六个部分。

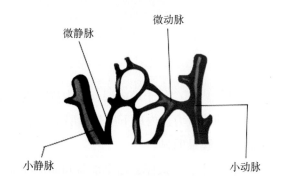

图8-5　微循环模式图

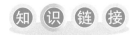

终动脉与功能终动脉

终动脉：体内少数器官内的动脉与相邻动脉之间无吻合，如视网膜中央动脉。如果终动脉堵塞，可造成供血区的组织缺血甚至坏死。

功能性终动脉：某一动脉与邻近动脉虽有吻合，但当该动脉堵塞时，邻近动脉不足以代偿其血液供应，如脑、肾和脾内的动脉。

二、心

（一）心的位置和外形

1. **心的位置**　心位于胸腔的中纵隔内，约2/3居正中线的左侧，1/3在正中线的右侧。心的前方平对胸骨体下部左半和左侧第2~6肋软骨；后方平第5~8胸椎，邻食管和胸主动脉等。上方与大血管相连，下方与膈相邻，两侧借纵隔胸膜与肺相邻（图8-6）。

2. **心的外形**　心近似倒置的圆锥体，体积约大于本人的拳头，具有一尖、一底、两面、三缘和表面三条沟。一尖称心尖，朝向左前下方，由左心室构成，位于左侧第5肋间隙左锁骨中线内侧1~2cm处，该处可看到或扪及心尖的搏动。一底即心底，朝向右后上方，由左右心房构成，与出入心的大血管相连。心的两面分别是前面和下面：前面朝向胸骨体和肋软骨，又称胸肋面，大部分由右心房和右心室构成，小部分由左心耳和左心室构成；心的下面与膈邻，又称膈面，大部分由左心室构成，小部分由右心室构成。三缘分别是：右缘

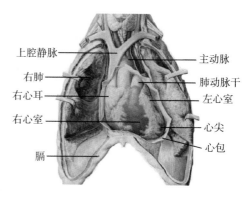

图8-6 心的位置

由右心房构成；下缘较锐利，朝向前下，由右心室和心尖构成；左缘由左心室和左心耳构成。三条沟分别是：冠状沟靠近心底，近似环形，前方被肺动脉干中断，该沟是心表面心房与心室的分界；前室间沟与后室间沟分别位于胸肋面与膈面，两沟在心尖右侧相汇，是心表面左右心室的分界。上述三沟内有心的血管走行和脂肪组织填充（图8-7，图8-8）。

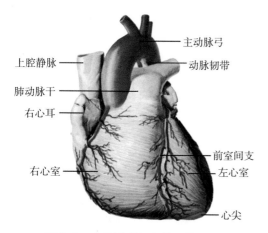

图8-7 心的外形与血管（前面）

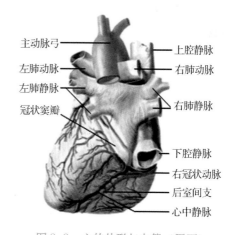

图8-8 心的外形与血管（膈面）

（二）心腔

其内有四个心腔，即右心房、右心室、左心房和左心室。同侧心房与心室之间借房室口相通。左、右心房之间有房间隔，左、右心室之间有室间隔，所以，左半心与右半心不直接相通。

1. 右心房　是心腔最右侧的部分，壁薄腔大。其突向左前方的部分，称右心耳，其内有许多平行的肌隆起，称梳状肌。右心房有3个入口和1个出口，3个入口分别是上腔静脉口、下腔静脉口和冠状窦口，上、下腔静脉口分别位于右心房右侧的上、下部，接纳上腔静脉与下腔静脉，冠状窦口位于下腔静脉口与右房室口之间，接纳冠状窦回流的血

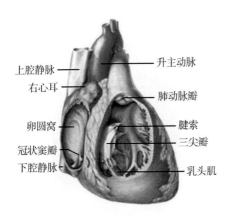

上腔静脉
右心耳
卵圆窝
冠状窦瓣
下腔静脉
升主动脉
肺动脉瓣
腱索
三尖瓣
乳头肌

图 8-9　右心房与右心室

液；出口是右房室口，位于右心房的前下部，通向右心室。在右心房后内侧壁，房间隔的下部有一卵圆形浅凹，称卵圆窝，是胎儿时期卵圆孔闭合后的遗迹，也是房间隔缺损的好发部位（图 8-9）。

2. **右心室**　位于右心房的左前下方，构成胸肋面的大部分。右心室略呈尖向下的锥体形，其前下部室壁凸凹不平，有许多交错排列的肌隆起，称肉柱，由室壁突入室腔的锥体形肌隆起称乳头肌；其左上部腔面光滑。

右心室有 1 个入口和 1 个出口（图 8-9），入口是右房室口，其周围的纤维环上附有三片三角形的瓣膜，称三尖瓣，瓣膜的边缘借腱索连于室壁乳头肌。当右心室收缩时，血液推动三尖瓣，使其相互对合，封闭右房室口。同时，由于腱索和乳头肌的牵拉，防止瓣膜翻入右心房。纤维环、三尖瓣、腱索和乳头肌在结构和功能上是一个整体，称三尖瓣复合体，共同防止血液逆流入右心房。出口是肺动脉口，位于右心室的左上部，通向肺动脉，其起始部形似倒置的漏斗，称动脉圆锥。肺动脉口周围的纤维环上附有三个半月形的瓣膜，称肺动脉瓣。当右心室收缩时，血流冲开肺动脉瓣，进入肺动脉；当右心室舒张时，瓣膜关闭，防止血液逆流。

3. **左心房**　构成心底的大部分，其左侧向前突出的部分称左心耳，其内也有发达的梳状肌。左心房有 4 个入口和 1 个出口，4 个入口均是肺静脉口，位于左心房壁的两侧，左右分别有上、下肺静脉口；出口是左房室口，位于左心房的前下方，通向左心室（图 8-10）。

4. **左心室**　大部分位于右心室的左后方，呈圆锥状，构成心左缘和心尖。左心室后外侧，室壁肉柱发达，也有凸向室腔的乳

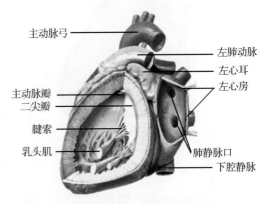

主动脉弓
主动脉瓣
二尖瓣
腱索
乳头肌
左肺动脉
左心耳
左心房
肺静脉口
下腔静脉

图 8-10　左心房与左心室

头肌。前内侧部室壁光滑。左心室有 1 个入口和 1 个出口（图 8-10），入口是左房室口，其周围的纤维环上附有两片三角形的瓣膜，称二尖瓣，瓣膜的边缘借腱索连于室壁乳头肌。二尖瓣的功能与三尖瓣相似。出口是主动脉口，位于左房室口的前内侧，通向主动脉。其口周围的纤维环上附有 3 个袋口向上、呈半月形的主动脉瓣，其形态、功能同肺动脉瓣。主动脉瓣与主动脉壁之间形成 3 个开口向上的主动脉窦，其中左窦和右窦分别有

左、右冠状动脉的开口。

房室口和动脉口周围的瓣膜，随心室的收缩与舒张而开放或关闭，保证血液呈单向流动。心室收缩时，二尖瓣、三尖瓣关闭，主动脉瓣、肺动脉瓣开放，血液由心室射入动脉；心室舒张时，二尖瓣、三尖瓣开放，主动脉瓣、肺动脉瓣关闭，血液由心房流入心室。

（三）心的传导系统

心的传导系统由特殊分化的心肌细胞构成，其功能是自动发出节律性兴奋和传导冲动，以维持心正常的节律性活动。心的传导系统由窦房结、房室结、房室束及其分支组成（图8-11）。

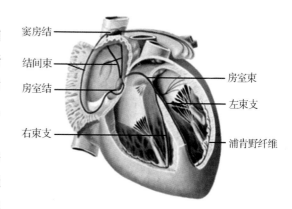

图8-11 心的传导系统

1. **窦房结** 位于上腔静脉与右心房交界处心外膜的深面，呈长椭圆形。能自动发出节律性兴奋，是心的正常起搏点。

2. **房室结** 位于冠状窦口与右房室口之间的心内膜的深面，呈扁椭圆形，接受来自窦房结的兴奋，并将兴奋做短暂延搁，再由其前端发出的房室束传向心室，以保证心肌收缩过程中心房先收缩、心室后收缩的顺序。房室结也能产生兴奋，但频率较窦房结低，所以正常情况下其兴奋不表现出来。

3. **房室束及其分支** 房室束又称 His 束，起于房室结前端，沿室间隔膜部后下缘下降，至室间隔肌部上缘分为左、右束支，分别在室间隔两侧心内膜深面下降。最后分为细小的浦肯野（Purkinje）纤维，与普通心肌纤维相连。

窦房结发出的兴奋，先传导至心房肌，引起心房肌收缩，同时也传至房室结。兴奋在房室结内做短暂延搁，再沿房室束、左束支、右束支和浦肯野纤维传至心室肌，引起心室肌收缩。故心房肌收缩和心室肌收缩是交替进行的。

（四）心的血管

1. **心的动脉** 营养心的动脉来源于左、右冠状动脉。

（1）**右冠状动脉** 起于主动脉右窦，沿冠状沟右行，绕心右缘至膈面后室间沟与冠状沟交界处，发出后室间支和左室后支。后室间支沿后室间沟走行，左室后支继续左行。

右冠状动脉主要分布于右心房、右心室、左心室的后壁、室间隔后下 1/3、窦房结和房室结等处。

（2）**左冠状动脉** 起于主动脉左窦，在肺动脉干与左心耳之间左行至冠状沟，分为前室间支和旋支。前室间支沿前室间沟下行，在心尖右侧与右冠状动脉的后室间支吻合，旋支绕心左缘至左心室膈面。

左冠状动脉分布于左心房、左心室、右心室前壁一部分和室间隔前上 2/3。

2. 心的静脉　心壁绝大部分的静脉血由冠状窦收集，冠状窦位于冠状沟后部，左心房与左心室之间，其右端开口于右心房（图 8-7，图 8-8）。其主要属支有心大静脉、心中静脉和心小静脉。心大静脉走行于前室间沟内，绕心左缘至膈面，注入冠状窦左端；心中静脉走行于后室间沟内，注入冠状窦末端；心小静脉在膈面沿冠状沟左行，注入冠状窦右端。

（五）心的体表投影

心在胸前壁的体表投影，一般用 4 点及其连线来表示（图 8-12）。

1. 左上点　在左侧第 2 肋软骨下缘，距胸骨左缘 1.2cm 处。

2. 右上点　在右侧第 3 肋软骨上缘，距胸骨右缘 1cm 处。

3. 左下点　在左侧第 5 肋间隙，距前正中线 7~9cm 处。

4. 右下点　在右侧第 7 胸肋关节处。

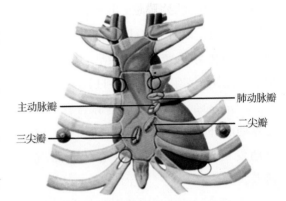

图 8-12　心的体表投影

经左、右上点的连线即心的上界；左、右下点的连线即心的下界；右上、右下点略凸向右的弧形连线即心的右界；左上、左下点略凸向左的弧形连线即心的左界。

（六）心包

心包是包裹在心和出入心的大血管根部的纤维浆膜囊。分内、外两层，外层为纤维心包，内层为浆膜心包。

纤维心包是坚韧的结缔组织囊，伸缩性很小，上与出入心的大血管外膜相续，下附着于膈的中心腱。浆膜性心包分为脏、壁两层，脏层衬于心表面，即心外膜，壁层贴于纤维心包内面。脏、壁两层在出入心的大血管根部相互移行，围成的潜在性间隙称心包腔，内含少量浆液，起润滑作用。心包可防止心过度扩张，减少心搏动时的摩擦。

（七）心壁的组织结构

心壁由内向外依次分为心内膜、心肌层和心外膜三层（图 8-13）。

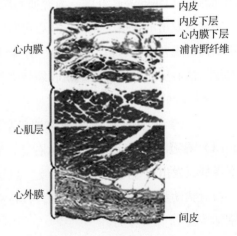

图 8-13　心壁的组织结构

1. **心内膜** 衬于心壁内面，与出入心的血管内膜相续，并折叠形成心瓣膜。由内向外分为三层：①内皮，与出入心的血管内皮相续。②内皮下层，主要由结缔组织构成。③心内膜下层，由结缔组织构成，内含血管、神经及心传导系统的分支。

2. **心肌层** 主要由心肌纤维构成，是心壁三层中最厚的部分。心室肌比心房肌厚，左心室肌层最厚，约为右心室的3倍。心室肌大致可分为内纵、中环和外斜行三层。心房肌和心室肌分别附着于房室交界处的纤维环上，且肌纤维互不连续，故心房和心室肌层不会同步收缩。

3. **心外膜** 为浆膜性心包的脏层，其浅层为间皮，深层为结缔组织，内有血管和神经走行。

三、 肺循环的血管

（一）肺循环的动脉

肺动脉干（pulmonary trunk）粗而短，起自右心室，向左后上方斜行，至主动脉弓下方，分为左、右肺动脉，分别行向左、右两侧，经左、右肺门入肺。肺动脉在肺内反复分支，最后在肺泡周围形成毛细血管网。

在肺动脉分叉处稍左侧，与主动脉弓下缘之间连有一结缔组织索，称动脉韧带，是胎儿时期动脉导管闭锁后的遗迹（图8-7）。若出生后6个月动脉导管未封闭，则称动脉导管未闭，属一种先天性心脏病。

（二）肺的静脉

肺静脉（pulmonary vein）左、右各有两条，分别是左肺上下静脉和右肺上下静脉。起自肺泡周围毛细血管，在肺内逐级汇合，出肺门，注入左心房。

四、 体循环的动脉

体循环动脉的主干是**主动脉**（aorta），由左心室发出，先行向右上至右侧第2胸肋关节后方，再呈弓形弯向左后下方至第4胸椎体下缘水平，沿脊柱左前方下行，穿膈的主动脉裂孔入腹腔，至第4腰椎下缘分为左、右髂总动脉。主动脉以胸骨角平面为界分为升主动脉、主动脉弓和降主动脉，其中降主动脉又以膈的主动脉裂孔为界分为胸主动脉和腹主动脉（图8-14）。

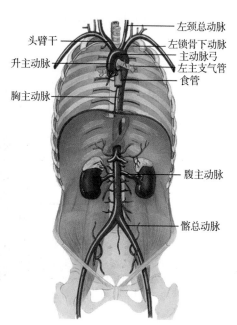

图8-14 主动脉分部及分支

左颈总动脉
左锁骨下动脉
主动脉弓
左主支气管
食管
腹主动脉
髂总动脉
头臂干
升主动脉
胸主动脉

（一）升主动脉

升主动脉自左心室发出，于肺动脉干与上腔静脉之间行向右前上方，至右第2胸肋关节的后方移行为主动脉弓，其根部发出左、右冠状动脉。

（二）主动脉弓

主动脉弓位于胸骨柄后方，自右第2胸肋关节后方弓形向左后下方至第4胸椎下缘，移行为降主动脉，其后方与气管和食管相邻。主动脉弓壁内有压力感受器，具有调节血压的作用。主动脉弓下方靠近动脉韧带处有2~3个粟粒样小体，称主动脉小球，为化学感受器，能感受血液中CO_2浓度的变化，反射性参与呼吸调节。在主动脉弓凸侧发出三大分支，从右向左依次为头臂干、左颈总动脉和左锁骨下动脉。头臂干向右上行至右胸锁关节的后方分为右颈总动脉和右锁骨下动脉。

1. **颈总动脉**　是头颈部动脉血管主干，右侧发自头臂干，左侧发自主动脉弓。两侧颈总动脉经胸锁关节后方，沿气管、喉和食管的外侧上行，至甲状软骨上缘平面分为颈外动脉和颈内动脉（图8-15）。颈总动脉上段位置表浅，在胸锁乳突肌前缘可摸到其搏动。当头面部有损伤大出血时，可在环状软骨平面高度、胸锁乳突肌前缘，向后内将颈总动脉压向第6颈椎横突，暂时止血。在颈总动脉分叉处有两个重要结构：①颈动脉窦，是颈总动脉末端和颈内动脉起始处管径膨大的部分，其壁内有压力感受器。当血压升高时，刺激窦壁内感受器，可通过中枢反射性引起心跳减慢，血压下降。②颈动脉小球，是连于颈内外动脉分叉处后方的椭圆形小体，属化学感受器，与主动脉小球一样，能感受血液中CO_2浓度的变化。当血液中CO_2浓度升高时，可反射性引起呼吸加深、加快，使更多CO_2排出体外。

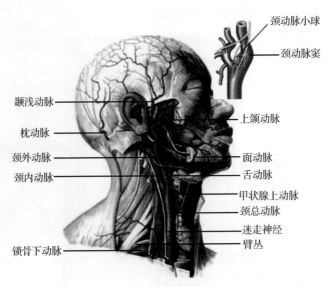

图8-15　颈总动脉及分支

（1）颈外动脉　起自颈总动脉，从颈内动脉前内逐渐转向其前外上行，穿腮腺实质于下颌颈高度分为颞浅动脉和上颌动脉两终支（图8-15）。主要分支有以下几种。

1）甲状腺上动脉：起自颈外动脉起始处，行向前下，分布于甲状腺和喉。

2）面动脉：自颈外动脉前缘发出，向前经下颌下腺深面，于咬肌前缘绕下颌骨下缘至面部，经口角、鼻翼外侧至眼内眦，改名为内眦动脉。面动脉分布于面部软组织、下颌下腺、腭扁桃体等处。面动脉在咬肌前缘与下颌骨下缘交界处，位置表浅，该处可摸到面动脉搏动。当面部外伤出血时，可在咬肌前缘将面动脉压向下颌骨止血。

3）颞浅动脉：经耳屏前方、颧弓根浅面上行至颞部，分布于额、顶、颞部软组织和腮腺。

4）上颌动脉：经下颌颈深面进入颞下窝，分支较多，分布于外耳道、中耳、鼻腔、腭与腭扁桃体、牙与牙龈、咀嚼肌和硬脑膜等处。其中分布于硬脑膜的分支称脑膜中动脉，由上颌动脉发出经棘孔入颅，分前、后两支贴颅骨内面走行。其前支走行经过翼点内面，当翼点处有骨折时，易伤及导致硬膜外血肿。

（2）颈内动脉　在颈部没有分支，于咽外侧垂直上行，经颈动脉管入颅，分支分布于脑和视器（图8-16，详见中枢神经系统）。

2. 锁骨下动脉　右侧起自头臂干，左侧起自主动脉弓。从胸锁关节后方斜向外至颈根部，呈弓形经胸膜顶前面，穿斜角肌间隙至第1肋外缘，延续为腋动脉。当上肢出血时，可在锁骨中点上方向后下将锁骨下动脉压向第1肋进行止血。锁骨下动脉的主要分支有以下几种。

（1）椎动脉　从前斜角肌内侧缘由锁骨下动脉发出，向上穿第6~1颈椎的横突孔，经枕骨大孔进入颅腔，分支分布于脑和脊髓（图8-16）。

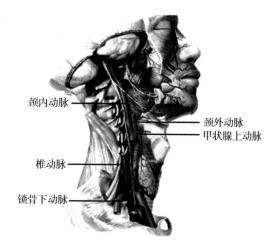

图8-16　颈内动脉与椎动脉

（2）胸廓内动脉　起自椎动脉起点的相对缘，向下进入胸腔，沿第1~6肋软骨的后面下行（距胸骨外侧缘约1.5cm），分为肌膈动脉和腹壁上动脉，后者穿膈肌进入腹直肌鞘，沿腹直肌后面下行，并与腹壁下动脉吻合，分支分布于腹直肌和腹膜等处。胸廓内动脉沿途分支分布于胸壁、乳房、心包和膈。

（3）甲状颈干　自椎动脉外侧由锁骨下动脉发出，为一短干，立即分为甲状腺下动脉和肩胛上动脉。其中甲状腺下动脉行向上内，分支分布于甲状腺、咽、喉、气管和食管。肩胛上动脉分支分布于肩胛骨和肩肌。

3. 腋动脉　在第1肋的外缘续于锁骨下动脉，经腋窝行向外下，至大圆肌下缘移行为肱动脉。腋动脉分支较多，分布于肩部、背阔肌、胸前外侧壁和乳房等（图8-17）。

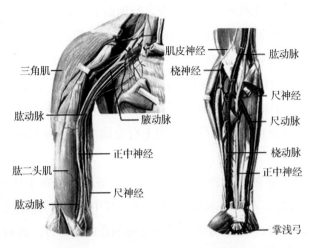

图8-17　上肢的动脉

4. 肱动脉　沿肱二头肌内侧缘下行至肘窝，平桡骨颈高度分为桡动脉和尺动脉（图8-17）。在肘窝内上、肱二头肌肌腱内侧，肱动脉位置表浅，可触摸其搏动，是测血压听诊的部位。当上肢远侧外伤大出血时，可在臂中部肱二头肌内侧将肱动脉压向肱骨，进行止血。肱动脉的主要分支是肱深动脉，行向后下外方，分布于肱三头肌和肱骨；其余分支分布于臂部和肘关节。

5. 桡动脉和尺动脉

（1）桡动脉　经肱桡肌与旋前圆肌之间，沿前臂桡侧下行，在桡骨茎突内上方，肱桡肌腱与桡侧腕屈肌腱之间，位置表浅，可触摸到其搏动，是临床上触摸脉搏常选用的部位（图8-17）。桡动脉主干绕桡骨茎突至手背，穿第一掌骨间隙至手掌深面，其末端与尺动脉掌深支吻合形成掌深弓。其主要分支有：掌浅支，在桡腕关节上方发出；拇主要动脉，在桡动脉入手掌处发出，立即分为3支分布于拇指两侧和示指桡侧。

（2）尺动脉　尺动脉上端发出骨间总动脉，其分为骨间前、后动脉，在前臂骨间膜的前后分布于前臂肌、尺骨、桡骨，并参与肘、腕关节网的构成。尺动脉主干在尺侧腕屈肌与指浅屈肌之间下行，经豌豆骨桡侧至手掌，末端与桡动脉掌浅支吻合形成掌浅弓。

6. 掌浅弓和掌深弓

（1）掌浅弓　位于掌腱膜深面，由尺动脉终末支与桡动脉掌浅支吻合而成，由弓的凸侧发出小指尺掌侧动脉和3支指掌侧总动脉。指掌侧总动脉行至掌指关节附近，各分为2支指掌侧固有动脉，分别分布于第2～5手指相对缘（图8-18）。

（2）掌深弓 位于屈指肌腱深面，由桡动脉终末支与尺动脉掌深支吻合形成，约平腕掌关节高度，其凸侧发出 3 条掌心动脉，行至掌指关节附近，分别汇入相应的指掌侧总动脉（图 8-18）。

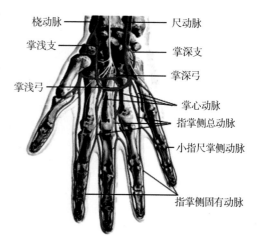

图 8-18 手的动脉

（三）胸主动脉

胸主动脉是胸部动脉主干，发出壁支和脏支。

1. 壁支 包括 9 对肋间后动脉和 1 对肋下动脉，由胸主动脉后外侧壁发出，主干分别走行于第 3～11 肋间隙和第 12 肋下方（第 1、2 对肋间后动脉由锁骨下动脉发出）。分支分布于脊髓、背部的肌肉皮肤、胸壁和腹壁上部等处。

2. 脏支 细小，有支气管支、食管支和心包支，分别分布于气管支气管、食管和心包。

（四）腹主动脉

腹主动脉是腹部动脉的主干，亦发出壁支和脏支，脏支比壁支粗大。

1. 脏支 分为成对脏支和不成对脏支两种。成对脏支分布于成对的脏器，包括肾上腺中动脉、肾动脉和睾丸动脉（卵巢动脉）；不成对脏支主要分布于消化管道，包括腹腔干、肠系膜上动脉和肠系膜下动脉。

（1）肾上腺中动脉 平第 1 腰椎高度，由腹主动脉侧壁发出，横行向外分布于肾上腺。

（2）肾动脉 平第 1、2 腰椎之间，由腹主动脉侧壁发出，横行向外分支经肾门入肾。

（3）睾丸动脉 细长，在肾动脉起始处稍下方由腹主动脉前壁发出，斜向外下，走行于腰大肌前面，跨输尿管，经腹股沟管至阴囊，分支分布于睾丸和附睾。在女性为卵巢动脉，经卵巢悬韧带下行入盆，分布于卵巢和输卵管。

（4）腹腔干 主干粗短，在主动脉裂孔稍下方由腹主动脉前壁发出，立即分为胃左动脉、肝总动脉和脾动脉三支（图 8-19，8-20）。

①胃左动脉：行向左上至胃贲门附近，再沿胃小弯向右下走行，分支分布于食管和胃小弯侧的胃前后壁。

②肝总动脉：向右行至十二指肠上部上方，进入肝十二指肠韧带，分为肝固有动脉和胃十二指肠动脉。

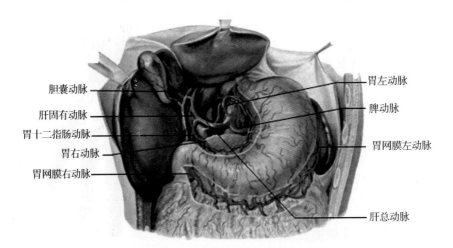

图 8-19　腹腔干及分支（胃前壁）

图中标注：
胆囊动脉、肝固有动脉、胃十二指肠动脉、胃右动脉、胃网膜右动脉
胃左动脉、脾动脉、胃网膜左动脉、肝总动脉

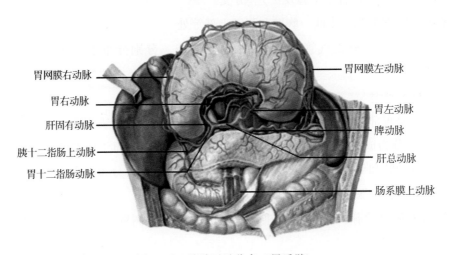

图 8-20　腹腔干及分支（胃后壁）

图中标注：
胃网膜右动脉、胃右动脉、肝固有动脉、胰十二指肠上动脉、胃十二指肠动脉
胃网膜左动脉、胃左动脉、脾动脉、肝总动脉、肠系膜上动脉

　　肝固有动脉位于肝十二指肠韧带内，经肝门静脉前方，胆总管左侧上行至肝门，分左右两支，经肝门入肝。右支入肝门前发出胆囊动脉，分布于胆囊。肝固有动脉起始部发出胃右动脉，胃右动脉行期至幽门上缘，沿胃小弯向左走行，与胃左动脉吻合，分支分布于十二指肠上部和胃小弯侧的胃前后壁。

　　胃十二指肠动脉经十二指肠上部后方下行，至幽门下缘分为胃网膜右动脉和胰十二指肠上动脉。胃网膜右动脉沿胃大弯左行，分布于胃大弯和大网膜。胰十二指肠上动脉经胰头和十二指肠降部之间下行，分出前后支分布于胰头和十二指肠降部。

　　③脾动脉：沿胰腺上缘左行至脾门，分数支入脾。沿途分支：胰支，分布于胰体和胰尾；胃短动脉，有 3～5 支，分布于胃底；胃网膜左动脉，沿胃大弯右行，与胃网膜右动

脉吻合，分布于胃大弯和大网膜。

（5）肠系膜上动脉 在腹腔干起始处稍下方起自腹主动脉前壁，经胰头后方、十二指肠水平部前面下行，进入小肠系膜根，向右下至右髂窝。主要分支有以下几种（图8-21）。

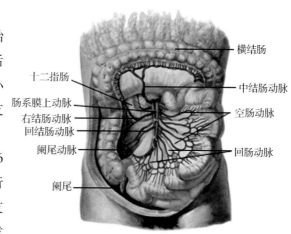

图8-21 肠系膜上动脉及分支

①空肠动脉和回肠动脉：12～16支，由肠系膜上动脉左侧壁发出，走行于肠系膜内，分布于空肠、回肠。各支动脉分支相互吻合形成动脉弓，弓上发出的分支又相互吻合，如此反复，形成多级动脉弓（空肠动脉弓1～2级，回肠动脉弓可达3～5级），由最后一级动脉弓发出直小动脉分布于肠壁。

②回结肠动脉：为肠系膜上动脉右侧最下方的一个分支，分布于回肠末端、盲肠、阑尾和升结肠。回结肠动脉发出阑尾动脉，经回肠末端的后面下行，沿阑尾系膜至阑尾。

③右结肠动脉：发自回结肠动脉上方，沿腹后壁右行，分布于升结肠。

④中结肠动脉：在胰腺下缘处发出，行于横结肠系膜内，分支分布于横结肠，并与右结肠动脉和左结肠动脉分支吻合。

（6）肠系膜下动脉 平第3腰椎高度起自腹主动脉前壁，沿腹后壁行向左下。主要分支有以下几种（图8-22）。

①左结肠动脉：沿腹后壁横行向左，分升、降支，分布于降结肠，并与中结肠动脉与乙状结肠动脉分支吻合。

②乙状结肠动脉：常2～3支，走行于乙状结肠系膜内，分支分布于乙状结肠。

③直肠上动脉：为肠系膜下动脉的直接延续，下行至第三骶椎水平分两支，经直肠两侧下行，分布于直肠上部，并与直肠下动脉和肛动脉吻合。

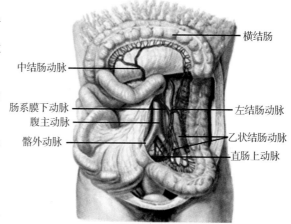

2. 壁支 主要有四对腰动脉，起自腹主动脉后壁，横行向外，分布于腹后壁和脊髓。

图8-22 肠系膜下动脉及分支

（五）髂总动脉

髂总动脉自第4腰椎体下缘由腹主动脉分出，左右各一，沿腰大肌内侧行向外下，至骶髂关节前面分为髂内动脉和髂外动脉（图8-23，图8-24）。

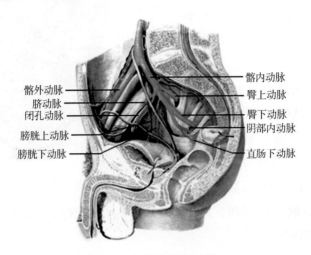

图8-23 盆腔动脉（男）

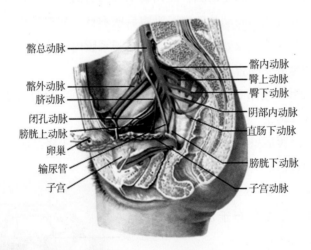

图8-24 盆腔动脉（女）

1. 髂内动脉　是盆部动脉的主干，沿盆侧壁下行，发出壁支和脏支。

（1）脏支

①脐动脉：远侧闭锁形成韧带，近侧发出膀胱上动脉，分布于膀胱尖和膀胱体。

②膀胱下动脉：沿盆侧壁下行，分布于膀胱底、精囊及前列腺等处。

③直肠下动脉：行向内下，分布于直肠下段，并与直肠上动脉和肛动脉吻合。

④阴部内动脉：从梨状肌下孔出骨盆，穿坐骨小孔至坐骨直肠窝，分支分布于肛门周

围、会阴和外生殖器。其中至肛门周围的分支称肛动脉（图8-25）。

⑤子宫动脉：位于子宫阔韧带内，在子宫颈外侧约2cm处，跨过输尿管前面向内至子宫颈，发出阴道支至阴道，主干沿子宫侧缘迂曲上行，分布于子宫、输卵管和卵巢。在行子宫切除术结扎子宫动脉时，应靠近子宫颈，以免伤及输尿管（图8-24）。

（2）壁支

①闭孔动脉：沿盆侧壁前行，穿闭膜管至大腿内侧，分布于髋关节和大腿内侧肌群。

②臀上动脉：从梨状肌上孔出盆腔，分布于臀中肌、臀小肌和髋关节。

③臀下动脉：从梨状肌下孔出盆腔，分布于臀大肌和坐骨神经。

2. 髂外动脉　沿腰大肌内侧缘下行，经腹股沟韧带中点深面到股部，移行为股动脉。主要分支有腹壁下动脉，在腹股沟韧带上方发出，经腹股沟管深环内侧，行向内上从腹直肌后面进入腹直肌鞘，分布于腹直肌，并与腹壁上动脉吻合。

3. 股动脉　在股三角内行向内下，经收肌管至腘窝，移行为腘动脉（图8-26）。分支分布于大腿肌和髋关节。在腹股沟韧带中点稍下方，股动脉位置表浅，可触到其搏动。

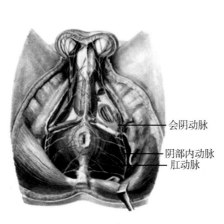

图8-25　会阴部动脉（男）

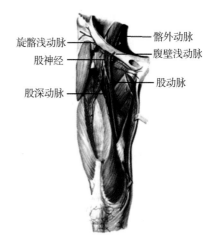

图8-26　股动脉及分支

4. 腘动脉　经腘窝深部下行，至腘窝下角分为胫前动脉和胫后动脉。在腘窝内腘动脉分支分布于膝关节和附近肌（图8-27）。

5. 胫后动脉　在小腿浅、深层肌之间下行，经内踝后方至足底，分为足底内侧动脉和足底外侧动脉（图8-27）。胫后动脉在小腿后面的分支分布于胫骨、腓骨和小腿后群与外侧肌群，在足底分支分布于足底与足趾。

6. 胫前动脉　穿小腿骨间膜上部至小腿前面，在小腿前群肌之间下行，经踝关节前面至足背，移行为足背动脉（图8-27）。沿途发出分支，分布于小腿前群肌及附近皮肤。

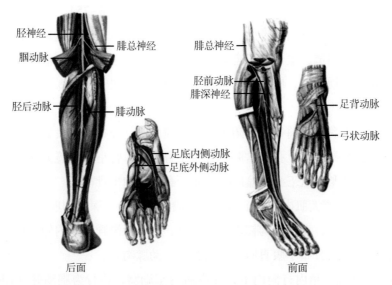

图 8-27　小腿及足的动脉

足背动脉经足背内侧至第一跖骨间隙，分支分布于足背和足趾。踝关节前面足背动脉位置表浅，在内外踝连线中点处可触及其搏动。

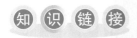

指压止血法

1. 头顶部出血：在伤侧耳前，对准下颌耳屏上前方 1.5cm 处，用拇指压迫颞浅动脉。

2. 头颈部出血：四个手指并拢对准颈部胸锁乳突肌中段内侧，将颈总动脉压向颈椎。不能同时压迫两侧颈总动脉，时间也不能太久。

3. 上臂出血：一手抬高患肢，另一手四个手指对准上臂中段内侧压迫肱动脉。

4. 手掌出血：将患肢抬高，用两手拇指分别压迫手腕部的尺动脉、桡动脉。

5. 大腿出血：在腹股沟中点稍下方，用双手拇指向后用力压股动脉。

6. 足部出血：用两手拇指分别压迫足背动脉和内踝与跟腱之间的胫后动脉。

体循环动脉的主要分支可归纳如表图 8-28 所示。

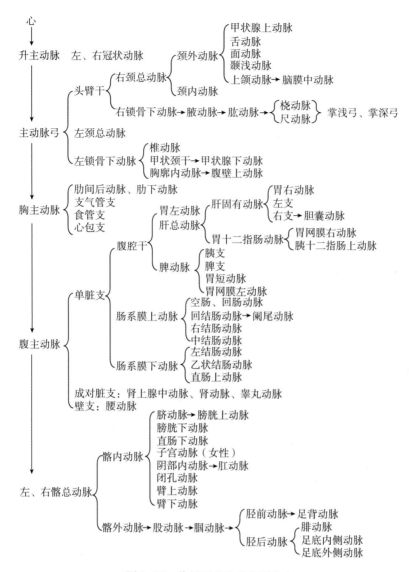

图 8-28 体循环动脉的主要分支

五、 体循环的静脉

体循环的静脉与动脉比较，在结构、功能和配布上具有差异，主要有以下特点。

1. 静脉管腔大，管壁薄，弹性小，其内血流缓慢，压力低，数量多于动脉，静脉内的血容量超过动脉的 1 倍以上，以维持单位时间内与动脉的血流量保持一致。

2. 体循环的静脉分为浅静脉、深静脉。浅静脉位于皮下浅筋膜内，又称皮下静脉。浅静脉不与动脉伴行，最后注入深静脉。一些大的浅静脉，体表可观察到其轮廓，临床上可进行注射、输液和采血。深静脉位于深筋膜深面或体腔内，多数与动脉伴随走行，命名与相应动脉对应，有的动脉有两条伴行静脉。

3. 静脉的吻合丰富。浅静脉吻合形成静脉网或静脉弓；深静脉在一些器官周围或器官壁内吻合形成静脉丛。

4. 一些静脉内具有静脉瓣。静脉瓣成对分布，呈半月形，作用为保证血液流向回心方向，防止其逆流（图 8-29）。静脉瓣主要分布于受重力影响大的静脉血管，如四肢的静脉血管内。

体循环的静脉包括上腔静脉系、下腔静脉系和心静脉系。

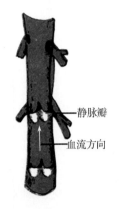

图 8-29　静脉瓣

（一）上腔静脉系

上腔静脉系由上腔静脉及其属支组成，收集头颈、上肢、胸部（心除外）和脐以上腹前外侧壁的静脉血。

上腔静脉（superior vena cava）由左、右头臂静脉在右侧第 1 胸肋关节后方汇合而成，沿升主动脉右侧下降，在右侧第 3 胸肋关节水平注入右心房（图 8-30）。上腔静脉注入右心房之前有奇静脉汇入。

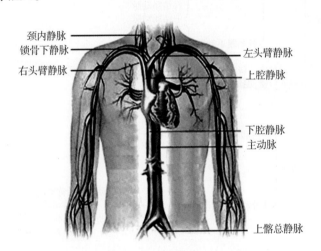

图 8-30　上、下腔静脉系

头臂静脉又称无名静脉，左、右各一，由同侧颈内静脉和锁骨下静脉在胸锁关节后方汇合而成，汇合处的夹角称静脉角，有淋巴导管注入。

1. 头颈部的静脉

（1）颈内静脉　在颈静脉孔处与乙状窦相续，伴随颈内动脉和颈总动脉下行，至胸锁关节后方与锁骨下静脉汇合形成头臂静脉。颈内静脉与颈内、颈总动脉共同位于颈动脉鞘内，其壁与颈动脉鞘筋膜相连，管腔常处开放状态。当颈内静脉损伤破裂时，管腔不易闭锁，加之胸腔负压对静脉回流的吸引，从而使空气容易进入，导致空气栓塞发生。

颈内静脉的属支分为颅内支和颅外支。颅内支通过硬脑膜静脉窦收集脑、视器及颅骨等处的静脉血。颅外支收集面部和颈部的静脉血，属支较多，主要有以下几种（图8-31）。

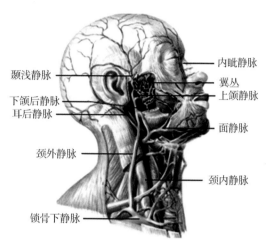

颞浅静脉
下颌后静脉
耳后静脉
颈外静脉
锁骨下静脉

内眦静脉
翼丛
上颌静脉
面静脉
颈内静脉

图8-31 头颈部静脉

①面静脉：起自内眦静脉，与面动脉伴行，在平舌骨高度注入颈内静脉。面静脉借内眦静脉、眼静脉与颅内海绵窦交通。在口角平面以上，面静脉内无静脉瓣，在外力作用下血液可发生逆流。该区域发生感染时，若处置不当（如挤压），可导致细菌蔓延至颅内，引起颅内感染，严重时可危及生命。故临床上将鼻根至两侧口角之间的区域称为"危险三角区"。

②下颌后静脉：由颞浅静脉与上颌静脉在腮腺实质内汇合而成，收集颞浅动脉和上颌动脉分布区域的静脉血。在腮腺下端，下颌后静脉分前、后两支，前支注入面静脉，后支汇入颈外静脉。

（2）颈外静脉　是颈部最大的浅静脉，由耳后静脉与下颌后静脉后支汇合而成。沿胸锁乳突肌表面下行，注入锁骨下静脉（图8-31）。颈外静脉体表可见，可作静脉穿刺。颈外静脉穿深筋膜处，管壁附着于深筋膜，此处若损伤，管壁不易自行闭合，吸气时空气可被吸入，从而导致空气栓塞的发生。

（3）锁骨下静脉　在第1肋的外缘续腋静脉，向内经前斜角肌前面至胸锁关节后方，与颈内静脉汇合形成头臂静脉。

2. 上肢的静脉　分浅静脉和深静脉。

（1）上肢的深静脉　与同名动脉伴行，收集同名动脉分布区域的静脉血。尺动脉、桡动脉与肱动脉下部有两条伴行静脉。

（2）上肢的浅静脉　上肢的浅静脉较多，相互吻合，比较恒定的有三条（图8-32）。

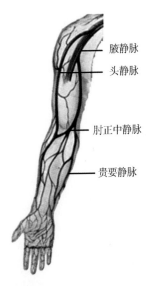

图 8-32 上肢浅静脉

①头静脉：起自手背静脉网桡侧，逐渐转向前臂前面的外侧到肘窝，再沿肱二头肌外侧上行，经三角肌与胸大肌之间的浅沟，穿深筋膜注入腋静脉。

②贵要静脉：起自手背静脉网的尺侧，逐渐转向前臂尺侧上行，至臂中份穿深筋膜注入肱静脉。

③肘正中静脉：位于肘窝前方，连于头静脉与贵要静脉之间，常接受不恒定的前臂正中静脉。临床上常用于采血或静脉注射。

3. 胸部的静脉　胸部的静脉主要有奇静脉，起自右腰升静脉，穿膈沿脊柱右侧上行，至第 4 胸椎高度弓形向前跨右肺根上方，注入上腔静脉。奇静脉沿途收集右侧肋间后静脉、支气管静脉、食管静脉和半奇静脉的静脉血。半奇静脉起自左腰升静脉，沿脊柱左侧上行，至 9～10 胸椎高度，跨脊柱注入奇静脉，收集左侧下部肋间后静脉及副半奇静脉的血液。副半奇静脉收集左侧中、上部肋间后静脉血液，沿脊柱下行注入半奇静脉或奇静脉。奇静脉下端的腰升静脉归属下腔静脉系，所以奇静脉是连通上下腔静脉系的重要通道之一（图 8-33）。

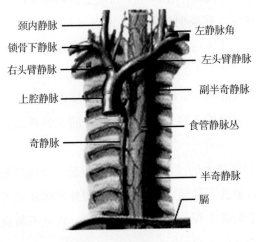

图 8-33 上腔静脉及其属支

颈内静脉　　左静脉角
锁骨下静脉　　左头臂静脉
右头臂静脉　　副半奇静脉
上腔静脉　　食管静脉丛
奇静脉　　半奇静脉
　　膈

（二）下腔静脉系

下腔静脉系由下腔静脉及其属支组成，收集腹、盆、下肢的静脉血。

下腔静脉（inferior vena cava）是全身最粗大的静脉，由左、右髂总静脉在第 5 腰椎高度汇合而成，沿腹主动脉右侧上行，经肝后缘，穿膈的腔静脉孔入胸腔，注入右心房（图 8-9，8-34）。

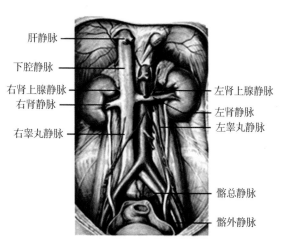

图 8-34　下腔静脉及属支

1. 下肢的静脉　分浅静脉和深静脉，静脉瓣比上肢静脉多。

（1）下肢的深静脉　与同名动脉伴行，收集同名动脉分布区域及浅层结构的静脉血。胫前、后动脉有两条伴行静脉；汇合成腘静脉，腘静脉经收肌腱裂孔移行为股静脉，股静脉经腹股沟韧带的深面向上移行为髂外静脉。

在股三角上部，股静脉位置恒定，位于股动脉的内侧，两者之间只隔一薄层结缔组织。故临床上要进行股静脉穿刺时，在股动脉搏动内侧进针即可。

（2）下肢的浅静脉　走行较恒定的有大隐静脉和小隐静脉（图 8-35）。

①大隐静脉：起自足背静脉弓的内侧，经内踝的前方，沿小腿内侧上行至膝关节的内后，再沿大腿的内侧逐渐转至其前面，在耻骨结节外下方 3 ~ 4cm 处穿隐静脉裂孔，注入股静脉。大隐静脉注入股静脉之前，接纳股外侧浅静脉、股内侧浅静脉、阴部外静脉、腹壁浅静脉和旋髂浅静脉等 5 条高位属支。大隐静脉在内踝前方，位置表浅恒定，是临床上静脉穿刺或静脉切开的常选部位。

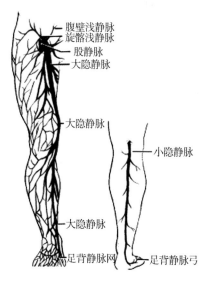

图 8-35　下肢浅静脉

②小隐静脉：起自足背静脉弓外侧，经外踝后方，沿小腿后面上行，至腘窝穿深筋膜注入腘静脉。

2. 盆部的静脉

（1）髂外静脉　是股静脉的直接延续，伴随同名动脉走行，收集同名动脉分布区域的静脉血。

（2）髂内静脉　与同名动脉伴行，其属支分壁支和脏支。壁支收集壁支动脉分布区域的静脉血。脏支收集脏支动脉分布区域的静脉血，盆腔脏器周围或其壁内的静脉丰富，吻合形成静脉丛，主要有膀胱静脉丛、子宫静脉丛及直肠静脉丛等，这些静脉丛的血管吻合形成相应的脏支静脉。直肠静脉丛上部的静脉血流入直肠上静脉，再到肠系膜下静脉；中部的静脉血流入直肠下静脉，再到髂内静脉；下部的静脉血流入肛静脉，经阴部内静脉再到髂内静脉。

（3）髂总静脉　由同侧的髂内静脉和髂外静脉在骶髂关节前方汇合而成，行向内上，在第4或第5腰椎右前方，两侧髂总静脉汇合形成下腔静脉。

3. 腹部的静脉　腹部的静脉分为壁支和脏支（图8-34）。

（1）壁支　主要有4对腰静脉，同侧腰静脉相连形成腰升静脉，左、右腰升静脉向上分别延续为半奇静脉和奇静脉，向下连于髂总静脉。

（2）脏支　腹腔内成对脏器的静脉和肝静脉直接或间接注入下腔静脉，不成对脏器的静脉（肝静脉除外）先汇合形成肝门静脉后入肝，再经肝静脉汇入下腔静脉。

①肾上腺静脉：左侧注入左肾静脉，右侧直接注入下腔静脉。

②肾静脉：在肾动脉前方横行向内，注入下腔静脉。左肾静脉较长，向右跨过腹主动脉前面，并接受左肾上腺静脉和左睾丸静脉。

③睾丸静脉：起自睾丸和附睾的数条小静脉，在精索内相互吻合形成蔓状静脉丛，在腹股沟管深环处汇合形成睾丸静脉。行向内上，右睾丸静脉以锐角形式注入下腔静脉，左睾丸静脉以直角注入左肾静脉。左睾丸静脉行程长，血液回流较右侧不易，临床上睾丸静脉曲张以左侧多见。女性的相应静脉为卵巢静脉，起自卵巢，注入部位同男性。

④肝静脉：位于肝实质内，有3条，分肝右、肝中和肝左静脉，在肝脏面的腔静脉沟内注入下腔静脉。

（3）肝门静脉系　由肝门静脉及其属支组成，收集腹腔内不成对脏器（肝除外）的静脉血。

肝门静脉由肠系膜上静脉和脾静脉在胰头后方汇合而成，长6~8cm，经十二指肠上部后方，行向右上，进入肝十二指肠韧带，在胆总管和肝固有动脉后方上行至肝门，分左、右两支经肝门入肝（图8-36）。

肝门静脉主要结构特点：①肝门静脉起始两端均是毛细血管。②在肝门静脉内流动的是有丰富营养物质的静脉血。③肝门静脉及其属支内一般无静脉瓣，当肝门静脉压力增高时，血液可发生逆流。

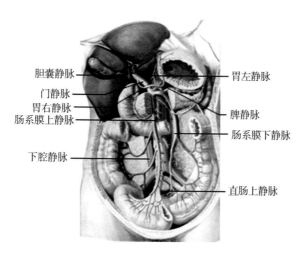

图 8-36　肝门静脉及属支

　　肝门静脉的主要属支：①肠系膜上静脉，在肠系膜内，行于同名动脉右侧，收集同名动脉分布区域的静脉血。②脾静脉，在脾门处由脾支汇合而成，沿胰后面经脾动脉下方右行，收集脾动脉分布区域的静脉血。③肠系膜下静脉，收集肠系膜下动脉分布区域的静脉血，一般注入脾静脉。④胃左静脉，与同名动脉伴行，在胃贲门处接受来自食管静脉丛的静脉血，右行注入肝门静脉。⑤胃右静脉，与胃右动脉伴行，右行注入肝门静脉，在幽门上方接受幽门前静脉。幽门前静脉位于幽门前方，是手术时确定幽门位置的标志。⑥胆囊静脉，收集胆囊壁的静脉血，注入肝门静脉或其右支。⑦附脐静脉，起自脐周静脉网，沿肝圆韧带走行，注入肝门静脉。

　　肝门静脉与上、下腔静脉的吻合：当肝门静脉压力增高时，肝门静脉内的血液可通过其与上下腔静脉吻合的部位，进行回流。重要的吻合部位有 3 处（图 8-37）：①食管静脉丛：肝门静脉→胃左静脉→食管静脉丛→食管静脉→奇静脉→上腔静脉。②直肠静脉丛：肝门静脉→脾静脉→肠系膜下静脉→直肠上静脉→直肠静脉丛→直肠下静脉（肛静脉→阴部内静脉）→髂内静脉→髂总静脉→下腔静脉。③脐周静脉网：肝门静脉→附脐静脉→脐

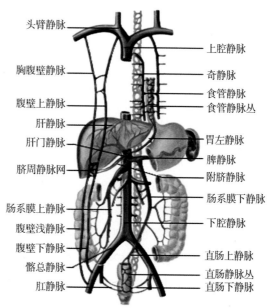

图 8-37　肝门静脉与上下腔静脉之间的交通（模式图）

周静脉网→胸壁和腹壁的静脉→上、下腔静脉

体循环的主要静脉回流，可归纳如图8-38所示。

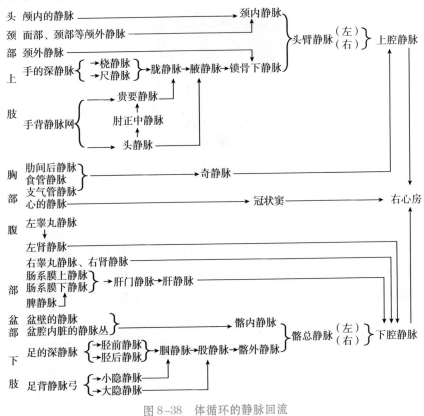

图8-38 体循环的静脉回流

第二节 淋巴系统

一、概述

淋巴系统（lymphatic system）是脉管系的重要组成部分，由各级**淋巴管道、淋巴器官**和散在的**淋巴组织**构成（图8-39）。淋巴管道包括**毛细淋巴管、淋巴管、淋巴干**和**淋巴导管**。淋巴器官包括淋巴结、脾、胸腺和扁桃体等。淋巴组织除参与淋巴器官的构成外，还分布于消化道、呼吸道等的黏膜。

淋巴管道内流动着的液体称为**淋巴**。当血液经动脉运行到毛细血管时，其中一部分液体经毛细血管壁滤出，进入组织间隙形成组织液。组织液与细胞进行物质交换后，大部分在毛细血管静脉端被吸收入静脉，小部分（主要是水和大分子物质，如蛋白质）进入毛细淋巴管成为淋巴。淋巴是一种无色的液体，沿各级淋巴管向心流动，最后汇入

静脉（图8-40）。故淋巴管是协助体液回流的径路，可视为静脉系统的辅助部分。淋巴管在行程中，与结节状膨大的淋巴结通连。淋巴结有过滤淋巴的功能，而且它与其他淋巴器官（如脾、胸腺等）还可繁殖、增生淋巴细胞和产生抗体，参与免疫应答，是身体重要的防御装置。

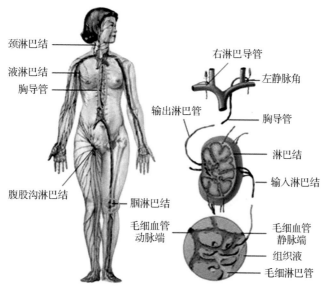

a.全身淋巴管与淋巴结分布模式图　　b.淋巴管道与淋巴结模式图

图8-39　淋巴系统模式图

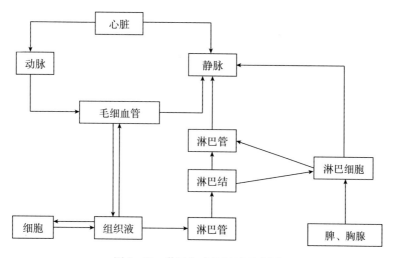

图8-40　淋巴生成及回流示意图

二、 淋巴管道

淋巴管道包括毛细淋巴管淋巴管、淋巴干和淋巴导管。

(一) 毛细淋巴管

毛细淋巴管是淋巴管道的起始部分，是最细小的淋巴管。它以膨大的盲端起始于组织间隙，彼此吻合成网。毛细淋巴管分布很广泛，除脑、脊髓、上皮、角膜、晶状体、牙釉质和软骨等外，遍布于全身各处。毛细淋巴管与毛细血管彼此紧邻，但不相通；形态相似，又有不同。其主要的特点是管径粗细不等，一般比毛细血管略粗，管壁很薄，仅由一层内皮细胞构成，基膜很薄或不存在；内皮细胞的间隙较宽，有些可达 0.5mm 以上。因此，毛细淋巴管具有比毛细血管更大的通透性，一些不易透过毛细血管壁的大分子物质如蛋白质、细菌、癌细胞等，较易进入毛细淋巴管（图 8-39b）。

(二) 淋巴管

淋巴管由毛细淋巴管汇合而成，形态结构与小静脉相似，但其管径较细，管壁较薄，数量较多，彼此间的吻合更广泛。淋巴管有丰富的瓣膜，与静脉瓣的结构相似，可防止淋巴逆流。由于瓣膜附近管腔略扩张呈窦状，使充盈的淋巴管外观呈串珠状。淋巴管在向心行程中，通常有一个或多个淋巴结与之通连。根据淋巴管的分布位置，可分**浅淋巴管**和**深淋巴管**两种。浅淋巴管位于皮下组织中，多与浅静脉伴行，收纳皮肤与皮下组织的淋巴。深淋巴管与深部血管伴行，收纳深筋膜深面结构的淋巴。浅淋巴管、深淋巴管间具有广泛的交通。

(三) 淋巴干

全身各部的浅淋巴管、深淋巴管经过一系列的淋巴结群后，其最后一群淋巴结的输出管汇合成较大的淋巴管，称为**淋巴干**。全身共 9 条淋巴干：头颈部的淋巴管汇合成**左、右颈干**；上肢及部分胸、腹壁的淋巴管汇合成**左、右锁骨下干**；胸腔脏器及部分胸、腹壁的淋巴管汇合成**左、右支气管纵隔干**；腹腔不成对器官（消化器官和脾）的淋巴管合成一条**肠干**；下肢、盆部、腹腔成对器官（如肾、肾上腺）、腹壁下部的淋巴管汇合成**左、右腰干**。

(四) 淋巴导管

全身 9 条淋巴干分别汇成两条大的淋巴导管，即**胸导管**和**右淋巴导管**，分别注入左、右静脉角。

1. **胸导管**　是全身最大的淋巴导管，又称左淋巴导管。胸导管长 30～40cm，管径 2～5mm，内有瓣膜，由左、右腰干和肠干在第 1 腰椎前面汇合而成，其起始处膨大称**乳糜池**。胸导管自乳糜池向上，经膈的主动脉裂孔上行进入胸腔，在食管的后方，沿脊柱右前方上行，至 4、5 胸椎高度转向左侧，再沿脊柱左前方上行，出胸廓上口至颈根部，弓形弯曲向外注入左静脉角。在注入左静脉角之前，胸导管还接纳左颈干、左锁骨下干和左支气管纵隔干回流的淋巴。胸导管通过上述 6 条淋巴干收集两下肢、盆部、腹部、胸部左半、左上肢和头颈左半部的淋巴，所收集的淋巴约占全身的 3/4（图 8-41）。

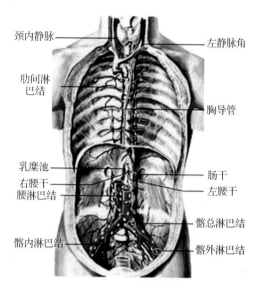

颈内静脉

左静脉角

肋间淋巴结

胸导管

乳糜池

肠干

右腰干

左腰干

腰淋巴结

髂总淋巴结

髂内淋巴结

髂外淋巴结

图 8-41　胸导管及腹、盆部淋巴结

2. 右淋巴导管　为一短干，长 1～1.5cm，管径约 2mm，由右颈干、右锁骨下干和右支气管纵隔干汇合而成，注入右静脉角。右淋巴导管主要收纳头颈右半、右上肢和胸部右半的淋巴，即约占全身 1/4 部位的淋巴。

三、淋巴器官

淋巴器官是由以淋巴组织为主构成的器官，包括淋巴结、脾、胸腺及扁桃体（见消化系统）等。依据结构和功能的不同，淋巴器官分为中枢淋巴器官和周围淋巴器官。中枢淋巴器官包括胸腺和骨髓，分别是产生 T 淋巴细胞和 B 淋巴细胞的场所，不直接参与机体的免疫应答。周围淋巴器官包括淋巴结、脾和扁桃体等，是 T 淋巴细胞、B 淋巴细胞的定居部位和发生免疫应答的主要场所。

（一）胸腺（thymus）

1. 胸腺的位置和形态　胸腺位于胸骨柄后方，上纵隔前部，心包前上方，有时可向上突入到颈根部。一般分为不对称的左、右两叶，质柔软，呈长扁条状，两叶间借结缔组织相连（图 8-42）。胸腺有明显的年龄变化，胚胎晚期开始发育，出生时重 10～15g，至青春期达 25～40g，是一生中重量相对最大的时期，青春期后逐渐萎缩退化，到成人时期常被结缔组织

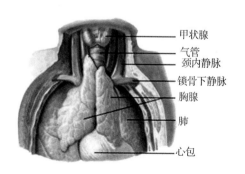

甲状腺

气管

颈内静脉

锁骨下静脉

胸腺

肺

心包

图 8-42　胸腺的位置和形态

所取代。

2. 胸腺的组织结构 胸腺表面有结缔组织形成的被膜，被膜的结缔组织伸入胸腺内形成小叶间隔，将胸腺实质分隔成许多不完整的**胸腺小叶**。每个小叶又分为周边的**皮质**和中央的**髓质**，均由上皮性网状细胞和淋巴细胞构成，皮质内淋巴细胞密集，髓质内淋巴细胞分布稀疏（图8-43）。胸腺内的淋巴细胞绝大多数为T淋巴细胞的前体，尚无免疫应答的能力。髓质内常见体积大小不等呈球形的**胸腺小体**，由上皮性网状细胞呈同心圆排列构成，HE染色呈红色。胸腺小体的功能尚不清楚。

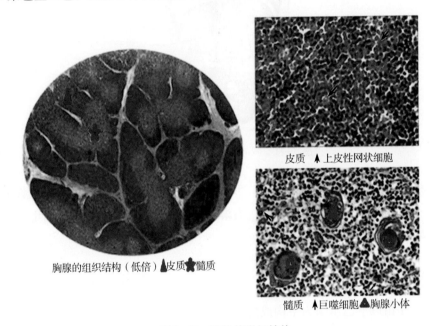

皮质 ↑上皮性网状细胞

胸腺的组织结构（低倍）▲皮质★髓质

髓质 ↑巨噬细胞▲胸腺小体

图8-43 胸腺的微细结构

3. 胸腺的功能 胸腺的功能主要是分泌**胸腺激素**和产生T淋巴细胞。皮质内的上皮性网状细胞分泌的胸腺激素主要有胸腺素和胸腺生成素，能促进淋巴干细胞增殖、分化为T淋巴细胞。T淋巴细胞在胸腺内产生后，再随血液循环迁移到其他淋巴组织或淋巴器官的胸腺依赖区。

（二）淋巴结（lymph node）

1. 淋巴结的形态 淋巴结为大小不等的圆形或椭圆形小体，质地软，色灰红。一般一侧凸隆，一侧凹陷，凸侧连有数条**输入淋巴管**，凹侧中部为**淋巴结门**，有1~2条**输出淋巴管**及血管、神经出入，一个淋巴结的输出淋巴管，可同时是另一个淋巴结的输入淋巴管（图8-39b）。

2. 淋巴结的组织结构 淋巴结表面有结缔组织形成的被膜，构成被膜的部分结缔组织伸入淋巴结的内部形成淋巴小梁。小梁在淋巴结内部分支连接成网，构成淋巴结的支架。淋巴结的实质分为浅层的**皮质**和深层的**髓质**（图8-44）。

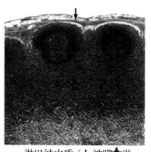

淋巴结皮质（↓被膜★淋巴小结✦副皮质区）

淋巴结髓质（▲淋巴索✦淋巴窦）

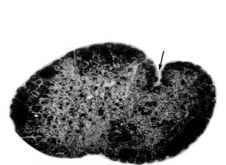

淋巴结组织结构（低倍）↓淋巴结门

图8-44　淋巴结的微细结构

（1）皮质　由**淋巴小结**、**副皮质区**和**皮质淋巴窦**组成。

①淋巴小结：位于被膜深面，是由B淋巴细胞聚集而成的球状结构，在细菌、病毒等抗原物质的刺激下，其中央多见细胞分裂像，染色较浅，称**生发中心**，可产生新的淋巴细胞。

②副皮质区：位于淋巴小结深面，淋巴组织分布弥散，主要由T淋巴细胞构成，T淋巴细胞来源于胸腺，故又称**胸腺依赖区**。

③皮质淋巴窦：位于被膜、小梁与淋巴小结之间，分别称被膜下窦与小梁周窦。被膜下窦与输入淋巴管相通，小梁周窦通向髓质淋巴窦。淋巴窦内皮表面附有许多巨噬细胞，其内淋巴流动缓慢，有利于异物的清除。

（2）髓质　位于淋巴结深层，由**髓索**和**髓质淋巴窦**组成。髓索是由B淋巴细胞、浆细胞和巨噬细胞构成的条索状结构，相互连接成网。髓质淋巴窦位于髓索之间，结构与皮质淋巴窦相似，但其内含有较多巨噬细胞，滤过作用较强。

3. 淋巴结的功能

（1）滤过淋巴　细菌、病毒等抗原物质侵入机体，易通过毛细淋巴管壁进入淋巴循环。当淋巴流经淋巴结内的淋巴窦时，窦内的巨噬细胞可吞噬清除其内的异物，起到滤过淋巴的作用。

（2）产生淋巴细胞　在抗原的刺激下，淋巴结内的淋巴细胞可分裂增殖，产生新的淋巴细胞。

（3）参与免疫应答　淋巴结是重要的免疫器官。其内的 T 淋巴细胞、B 淋巴细胞在受到抗原刺激时，将行使细胞免疫与体液免疫功能。

（三）脾（spleen）

1. 脾的位置和形态　脾是人体最大的淋巴器官，位于左季肋区，与第 9～11 肋相对，长轴与第 10 肋一致。正常时，左肋弓下缘不能触及脾。脾呈暗红色，质软而脆，若左季肋区受到暴力打击，容易导致脾破裂。脾呈扁椭圆形，可分为内、外侧两面，前、后两端和上、下两缘。脾的外侧面凸隆，与膈相对，又称膈面；内侧面凹陷，与胃底、胰尾、左肾及左肾上腺等相邻，又称脏面，其近中央处称**脾门**，是血管、神经出入脾的部位。脾的前、后端圆钝。脾的下缘钝厚；上缘较薄，有 2～3 个凹陷，称**脾切迹**，是临床上脾肿大时触诊脾的标志（图 8-45）。

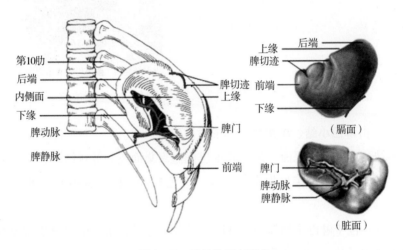

图 8-45　脾的位置与形态

2. 脾的组织结构　脾的表面有致密结缔组织构成的被膜，内含弹性纤维和少量平滑肌纤维。构成被膜的组织伸入脾的内部，形成脾小梁，小梁分支相互连接成网，构成脾的支架。脾的实质主要分为**白髓**和**红髓**（图 8-46）。

（1）白髓　散在分布于红髓内，新鲜时呈大小不等的灰白色点状。由动脉周围淋巴鞘和淋巴小结构成。动脉周围淋巴鞘是位于中央动脉周围的淋巴组织，主要为 T 淋巴细胞组成；淋巴小结位于动脉周围淋巴鞘的一侧，呈球形，主要由密集的 B 淋巴细胞组成。

（2）红髓　占实质的大部分，新鲜时呈红色。由脾索和脾窦构成。脾索呈条索状，是由 B 淋巴细胞、巨噬细胞、网状细胞及红细胞等构成，相互连接成网。脾窦位于脾索之间，是外形不规则的血窦，通透性大，窦壁附近有许多巨噬细胞。

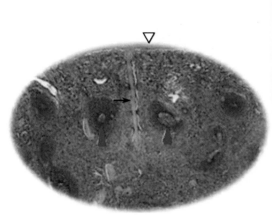

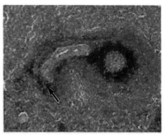

脾的白髓▲动脉周围淋巴鞘▲脾小体

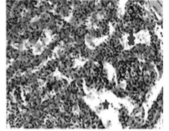

脾的红髓★脾窦

脾的组织结构（低倍）
▽被膜▲脾小梁 ▲脾小体

图 8-46 脾的微细结构

3. 脾的功能　脾具有造血、储血、滤血和免疫等功能。胚胎时脾具有造血功能。出生后脾能产生淋巴细胞，其内储存有约 40mL 血液。脾内的巨噬细胞，能吞噬清除侵入血液的细菌、异物及衰老的红细胞和血小板等，对血液起过滤的作用。其内的 T 淋巴细胞、B 淋巴细胞可参与机体的免疫反应。

四、 人体各部的淋巴结

人体各部淋巴结常聚集成群，与淋巴管一样，也有浅深之分，多沿血管周围分布，位于人体安全、隐蔽且活动较大的部位。人体局部或器官的淋巴引流一般都遵循就近原则，局部区域最先注入的淋巴结群，称**局部淋巴结**或哨位淋巴结。当某器官或某部位发生病变时，细菌、病毒或癌细胞可沿淋巴管到达相应的局部淋巴结，引起该淋巴结肿大。如果该淋巴结群不能阻截或消灭这些细菌、病毒时，则病变可沿淋巴管的流向进一步扩散和转移。所以了解淋巴结群的位置、收集范围及其引流去向具有重要临床意义。

（一）头颈部的淋巴结

1. 头部的淋巴结　多位于头颈交界处，从后向前依次有以下几种（图 8-47）。

（1）枕淋巴结　位于枕部皮下，斜方肌起点的表面，收纳枕部和项部的淋巴。

（2）耳后淋巴结　位于胸锁乳突肌止点表面，又称乳突淋巴结，收纳颅顶、颞区和耳郭后面的淋巴。

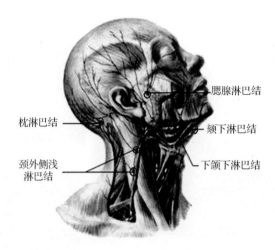

图 8-47　头颈部浅层的淋巴管和淋巴结

（3）腮腺淋巴结　位于腮腺表面及实质内，分浅、深两组，收纳额、颞区、耳郭和外耳道及腮腺等处的淋巴。

（4）下颌下淋巴结　位于下颌下腺附近，收纳面部及口腔器官的淋巴。

（5）颏下淋巴结　位于颏下三角内，引流颏部、下唇中部及舌尖的淋巴。

以上各组淋巴结的输出管汇入颈外侧淋巴结。

2. 颈部的淋巴结　分为颈前和颈外侧淋巴结（图 8-48）。

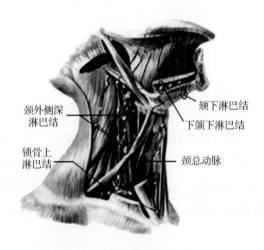

图 8-48　头颈部深层的淋巴管和淋巴结

（1）颈前淋巴结　位于舌骨下方，喉、甲状腺及气管颈段的前方，收纳上述器官的淋巴，输出管注入颈外侧深淋巴结。

（2）颈外侧淋巴结　可分为浅、深两群。

①颈外侧浅淋巴结：位于胸锁乳突肌表面，沿颈外静脉排列，收纳颈部浅层及头部淋巴结的输出管，其输出管注入颈外侧深淋巴结。

②颈外侧深淋巴结：沿颈内静脉排列，其中位于锁骨上方部分的颈外侧深淋巴结称为**锁骨上淋巴结**。颈外侧深淋巴结直接或间接收纳头颈部各群淋巴结的输出管，其输出管汇成颈干。右侧颈干注入右淋巴导管，左侧颈干注入胸导管，在颈干注入胸导管处，常无瓣膜，故胃癌或食管癌患者，癌细胞可经胸导管转移到左锁骨上淋巴结，可在锁骨上方触及肿大的淋巴结。

（二）上肢的淋巴结

上肢的浅淋巴管伴浅静脉行于皮下组织中，深淋巴管与深血管伴行。浅、深淋巴管都直接或间接注入**腋淋巴结**（图 8-49）。腋淋巴结按位置分为外侧淋巴结、胸肌淋巴结、肩胛下淋巴结、中央淋巴结和尖淋巴结等 5 群，位于腋腔内，分布于腋血管及其分支的周围，收纳上肢、胸前外侧壁、乳房和肩部等处的淋巴，其输出管形成锁骨下干。左侧的锁骨下干注入胸导管；右侧的锁骨下干注入右淋巴导管。乳腺癌常转移到同侧腋淋巴结。

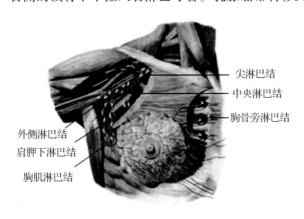

图 8-49　腋淋巴结和乳房的淋巴管

（三）胸部的淋巴结

胸部的淋巴结可分为胸壁和胸腔脏器的淋巴结。

1. 胸壁淋巴结　主要有胸骨旁淋巴结、膈上淋巴结及肋间淋巴结。胸骨旁淋巴结沿胸廓内动、静脉排列，收纳脐以上腹前壁、乳房内侧部、膈和肝上面的淋巴，输出管汇入支气管纵隔干或直接汇入胸导管。

2. 胸腔脏器淋巴结　包括纵隔前淋巴结、纵隔后淋巴结、支气管肺门淋巴结，后者位于肺门处，又称**肺门淋巴结**（图 8-50）。引流肺、支气管和胸膜脏层等淋巴，其输出管注入气管支气管淋巴结，气管支气管淋巴结位于支气管杈上、下方，其输出管注入气管旁淋巴结，后者的输出管汇合成支气管纵隔干。左、右支气管纵隔干分别注入胸导管和右淋巴导管。

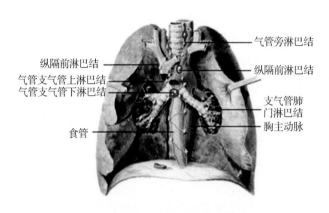

图 8-50　胸腔器官的淋巴结

（四）腹部的淋巴结

腹部的淋巴结包括腰淋巴结、腹腔淋巴结和肠系膜上、下淋巴结。

1. **腰淋巴结**　位于下腔静脉和腹主动脉周围，有 30 ~ 50 个，除收纳腹后壁的淋巴管外，还收纳腹腔成对器官的淋巴管及髂总淋巴结的输出管。腰淋巴结的输出管汇成左、右腰干，参与合成乳糜池。

2. **腹腔淋巴结**　位于腹腔干周围，收纳肝、胆囊、胰、脾、胃、十二指肠等器官的淋巴。沿腹腔干的分支排列的淋巴结有：胃左淋巴结位于胃左动脉周围；胃右淋巴结位于胃右动脉附近；脾门处有脾淋巴结；胃网膜左淋巴结位于胃网膜左动脉周围；胃网膜右淋巴结沿胃网膜右动脉排列，它们分别收集同名动脉分布区的淋巴。幽门下淋巴结位于幽门的下方，收纳幽门部、十二指上部和胰头的淋巴管，以及胃网膜右淋巴结的输出管；其输出管向上汇入位于幽门上方的幽门上淋巴结（图 8-51）。以上这些淋巴结的输出管最后都汇入腹腔淋巴结。

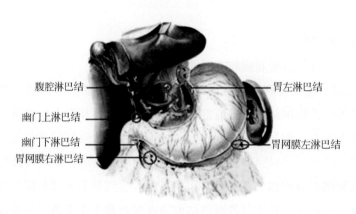

图 8-51　腹腔干及分支周围的淋巴结

3. **肠系膜上淋巴结** 位于肠系膜上动脉根部周围，收集十二指肠下半部、空肠、回肠、阑尾和盲肠、升结肠、横结肠及胰头的淋巴，发出输出淋巴管组成肠干。

4. **肠系膜下淋巴结** 位于肠系膜下动脉根部，收集自结肠左曲至直肠上部的淋巴管，其输出管与肠系膜上淋巴结及腹腔淋巴结的输出管共同组成肠干（图 8-52）。

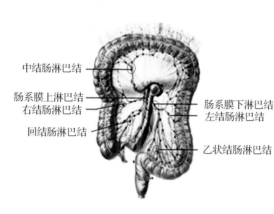

中结肠淋巴结

肠系膜上淋巴结
右结肠淋巴结

回结肠淋巴结

肠系膜下淋巴结
左结肠淋巴结

乙状结肠淋巴结

图 8-52 肠系膜上、下淋巴结

（五）盆部的淋巴结

盆部的淋巴结主要包括髂外淋巴结、髂内淋巴结、骶淋巴结和髂总淋巴结。

1. **髂外淋巴结** 沿髂外动静脉排列，收纳腹股沟浅、深淋巴结的输出管及腹前壁下部深层、膀胱、前列腺或子宫、阴道上部的部分淋巴管。

2. **髂内淋巴结** 沿髂内动脉及其分支排列，收纳大部分盆壁、盆腔脏器，会阴深部及臀部的深淋巴管，髂内、髂外淋巴结的输出管都注入髂总淋巴结。

3. **骶淋巴结** 位于骶骨前面，收纳盆后壁、直肠、前列腺或子宫的淋巴管，其输出管也注入髂总淋巴结。

4. **髂总淋巴结** 位于髂总动脉、静脉周围，通过上述三组淋巴结的输出管，收集下肢、盆部及腹壁下部的淋巴，其输出管注入腰淋巴结。

（六）下肢的淋巴管和淋巴结

下肢的淋巴管分为浅、深淋巴管，浅淋巴管伴浅静脉行于皮下组织中，深淋巴管与深部血管束伴行，浅、深淋巴管都直接或间接地注入腹股沟淋巴结。下肢淋巴结主要有腹股沟淋巴结、腘窝淋巴结。

1. **腹股沟淋巴结** 位于腹股沟韧带下方，股前面上部，以阔筋膜为界可分为腹股沟浅淋巴结和腹股沟深淋巴结。

（1）**腹股沟浅淋巴结** 分上、下两组，上组位于腹股沟韧带下方，与其平行排列，收集腹前壁下部、臀部、会阴与外生殖器浅层的淋巴。下组位于大隐静脉根部周围，收集足内侧、小腿前内侧及大腿浅层的淋巴。其输出淋巴管注入腹股沟深淋巴结（图 8-39a）。

（2）腹股沟深淋巴结　位于股静脉根部的周围，收集下肢深部和腹股沟浅淋巴结输出的淋巴，其输出淋巴管注入髂外淋巴结。

2. 腘窝淋巴结　位于腘窝内，收纳小腿后外侧部的浅淋巴管和足、小腿的深淋巴管。

复习思考

1. 试述体循环、肺循环的具体途径及功能。

2. 直接分布于胃的动脉有哪些，分别发自什么动脉？

3. 有一阑尾炎患者，经手背静脉网的桡侧份滴注抗生素，请问抗生素经过哪些途径才能到达阑尾起消炎作用（可用"→"表示）？

4. 有一肝硬化患者，晚期出现腹壁浅静脉曲张、呕血及便血等肝门静脉高压症状，试用解剖学知识对上述现象加以解释。

5. 常用于静脉穿刺的浅静脉有哪些？它们分别注入何处？

6. 试述中动脉管壁的组织结构。

7. 全身有哪些淋巴干？各自的收纳范围有哪些？

8. 试述胸导管和右淋巴导管的组成、行程、注入部位和收纳范围。

9. 简述脾的位置及形态特点。

10. 简述毛血管与毛细淋巴管的结构特点。

第九章

感 觉 器

【学习目标】

掌握眼球的构成，眼球壁的层次、各层形态结构及功能，房水的产生及循环；鼓膜、鼓室位置和形态结构特点，内耳迷路结构特点；皮肤的层次和结构，皮肤的附属器。

熟悉眼副器；外耳、咽鼓管的结构特点；声波的传导途径。

了解眼的血管及神经支配，声波的骨传导。

感觉器（sensory organs）是**感受器**（receptor）及其附属结构的总称，是机体感受刺激的装置，如视器、前庭蜗器等。**感受器**是由感觉神经元周围突终末部分及其周围组织共同形成，接受机体内、外环境各种刺激，并将其转化为神经冲动的特殊结构。感受器种类繁多，分布广泛，形态功能各异。

感受器分类方法很多，根据感受器所在部位及接受的刺激来源分为3类：①**外感受器**：感受外界刺激，如触、压、痛、温、光、声等，主要分布于皮肤、黏膜、视器、前庭蜗器等处；②**内感受器**：感受内环境的刺激，如压力、渗透压、温度、化合物及离子浓度等，主要分布于内脏和血管等处；③**本体感受器**：感受机体运动和平衡变化的刺激，主要分布于肌、肌腱、关节、内耳等处。

第一节 视 器

视器（visual organ）也称**眼**，由眼球和眼副器两部分组成。眼球能感受光的刺激，将感受的光波刺激转变为神经冲动，并经视觉传导通路传至大脑视觉中枢产生视觉。眼副器位于眼的周围，对眼球起支持、保护、运动等作用。

一、眼球

眼球（eyeball）（图 9-1）近似球形，位于眶内前部，后部借视神经连于间脑，是视器的主要结构。当平视前方时，眼球前、后的中心点分别称前极和后极。通常把通过眼前、后极的直线称**眼轴**；光线通过瞳孔到视网膜中央凹的直线称**视轴**。

眼球由眼球壁与眼球内容物构成。

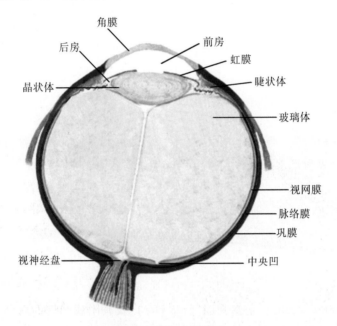

图 9-1　眼球水平切面

（一）眼球壁

眼球壁由外向内依次分为眼球纤维膜、眼球血管膜、视网膜三层。

1. 眼球纤维膜　也称眼球外膜，厚而坚韧，由致密结缔组织构成，具有保护眼球内容物和维持眼球形态的作用。分为角膜和巩膜 2 部分。

（1）**角膜**（cornea）　占眼球纤维膜的前 1/6，无色透明，前凸后凹，有屈光作用。无血管，游离神经末梢丰富，感觉敏锐。角膜组织结构从前至后分为**角膜上皮**、**前界层**、**角膜基质**、**后界层**和**角膜内皮** 5 层（图 9-2）。

（2）**巩膜**（sclera）　占眼球纤维膜的后 5/6，乳白色，不透明。前接角膜，后续视神经的硬膜鞘。在巩膜与角膜交界处，巩膜实质内有环形血管，称**巩膜静脉窦**，是房水回流静脉的通道。

2. 眼球血管膜　也称眼球中膜，位于眼球纤维膜内面，富含血管、神经和色素细胞，呈棕黑色，有营养眼球内组织和遮光作用。由前向后分为虹膜、睫状体和脉络膜 3 部分。

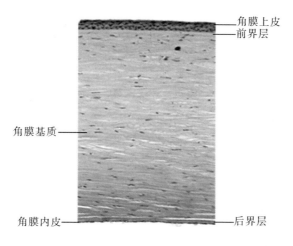

角膜上皮
前界层
角膜基质
角膜内皮
后界层

图9-2　角膜

（1）**虹膜**（iris）　位于角膜后方，呈冠状位的圆盘状薄膜，其颜色与色素的多少相关，有种族和个体差异。中央有一圆孔，称**瞳孔**（pupil），光线穿角膜后，经此孔进入眼球，正常成人瞳孔的直径为2.5～5.0mm。虹膜有两种排列方向不同的平滑肌：①**瞳孔括约肌**，在瞳孔周围呈环行排列，由副交感神经支配，收缩时可缩小瞳孔；②**瞳孔开大肌**，在瞳孔周围呈放射状排列，由交感神经支配，收缩时可开大瞳孔。瞳孔的开大或缩小可以调节进入眼球的光线量。

（2）**睫状体**（ciliary body）　位于角膜和巩膜移行处内面，是眼球血管膜最厚部分，借**睫状小带**连于晶状体。睫状体内的平滑肌，称**睫状肌**，由副交感神经支配。睫状体可产生房水，收缩时牵动睫状小带调解晶状体的曲度（图9-3，图9-4）。

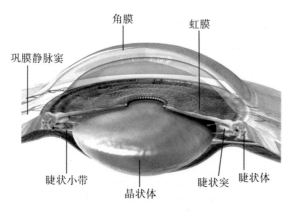

巩膜静脉窦
角膜
虹膜
睫状小带
晶状体
睫状突
睫状体

图9-3　睫状体和晶状体

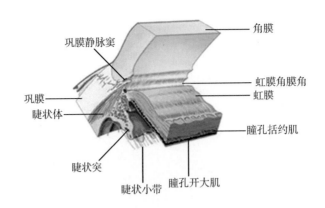

图9-4 眼球水平切面局部放大

（3）**脉络膜**（choroid） 位于眼球血管膜的后2/3，富含血管，外面与巩膜疏松相连，内面紧贴视网膜色素上皮层，后方有视神经穿过（图9-1）。

3. 视网膜（retina） 也称眼球内膜，位于眼球血管膜内面（图9-1）。分为**盲部**和**视部**，前者贴于虹膜和睫状体内面，无感光功能；后者贴于脉络膜内面，有感光功能。

在视网膜视部，于视神经起始处，有一白色圆盘形隆起，称**视神经乳头**或**神经盘**（optic disc）。视神经盘中央有视神经和视网膜中央动、静脉穿过，无感光细胞，称生理性盲点。在视神经盘颞侧偏下方约3.5mm处，有一由密集的视锥细胞形成的黄色小区，称**黄斑**（macula lutea）；黄斑中央凹陷，称**中央凹**（fovea centralis），是视力最敏锐处（图9-5）。

视网膜组织结构分内、外两层，外层为色素上皮层，内层为神经层。两层间连结疏松，视网膜脱离即发生于此。

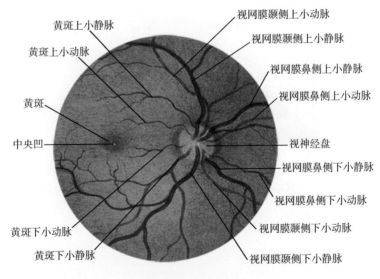

图9-5 右侧眼底

（1）**色素上皮层**　为单层立方上皮，细胞顶部有大量突起伸入视细胞，但不与视细胞发生结构上的连结。细胞内有大量黑素颗粒，可防止强光对视细胞的损害。色素上皮细胞还能贮存维生素 A。

（2）**神经层**　紧贴于色素上皮内面，由外向内依次可分为（图 9-6）：①**视细胞层**，由视细胞构成。视细胞是感受光线的感觉神经元，依形状可分为视锥细胞和视杆细胞。**视锥细胞**主要分布于视网膜中央部，能感受强光和颜色，在白天或者明亮处起主要作用。**视杆细胞**主要分布于视网膜周边部，只能感受弱光，在夜间或者暗处起主要作用。②**双极细胞层**，由双极细胞构成。双极细胞属双极神经元，分别与视细胞和节细胞形成突触，起联络神经元作用。③**节细胞层**，由节细胞构成。节细胞为多极神经元，树突与双极细胞形成突触，轴突较长，向视神经盘处集中，并形成视神经穿出眼球。

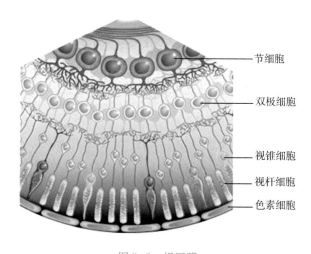

节细胞

双极细胞

视锥细胞

视杆细胞

色素细胞

图 9-6　视网膜

（二）眼球内容物

眼球内容物包括房水、晶状体和玻璃体。这些结构均无血管，无色透明，具有屈光作用。

1. 眼房与房水　角膜与晶状体之间的腔隙，称**眼房**，借虹膜将其分为眼球前房和眼球后房，二者借瞳孔相通。在眼球前房的周边部，虹膜与角膜交界处构成**虹膜角膜角**（前房角），房水经此回流入巩膜静脉窦（图 9-4）。

房水是充满眼房内的无色透明液体。由睫状体产生，从眼球后房经瞳孔到眼球前房，最后通过前房角入巩膜静脉窦。房水有营养角膜和晶状体及维持眼内压的作用。若房水回流受阻，可引起眼内压增高，导致视网膜受压而出现视力减退甚至失明，临床上称继发性青光眼。

2. 晶状体　位于虹膜与玻璃体之间，呈双凸透镜状，无色透明，富有弹性，无血管和神经分布。晶状体若因病变或创伤而变浑浊，称白内障。晶状体借睫状小带与睫状体相连（图9-3）。

晶状体的曲度可随睫状肌舒缩而变化。当视近物时，视网膜上形成的物象模糊，此信息传至皮质视区，反射性地引起动眼神经（副交感神经部分）兴奋，使睫状肌收缩，睫状体向前向内移动，使睫状小带松弛，晶状体因自身的弹性而变凸，折光能力加大，物象前移于视网膜上，产生清晰的视觉；反之亦然。此即晶状体调节。

3. 玻璃体 位于晶状体与视网膜之间，呈无色透明的胶状物（图9-1），约占眼球内腔的4/5，对视网膜有支撑作用。

眼球的角膜、房水、晶状体和玻璃体都具有屈光作用，共同构成眼的屈光系统。光线经过该系统多次折射后才可以达到视网膜。

二、 眼副器

眼副器包括眼睑、结膜、泪器、眼球外肌、眶脂体和眶筋膜等，有保护、支持和运动眼球的作用（图9-7）。

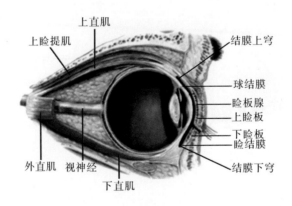

图9-7　眼眶矢状断面

（一） 眼睑

眼睑位于眼球前方（图9-7），分为**上睑**和**下睑**，二者间的裂隙，称**睑裂**，其内、外侧角分别称**内眦**和**外眦**。眼睑的游离缘，称**睑缘**，生有睫毛。睫毛根部有皮脂腺，称**睫毛腺**（又称Zeis腺）。若腺导管阻塞，发炎肿胀，称睑腺炎（又称麦粒肿）。

眼睑组织结构由外向内分为皮肤、皮下组织、肌层、睑板和睑结膜5层。眼睑皮肤较薄，皮下组织疏松，缺乏脂肪组织，可因积水或出血发生肿胀。肌层有眼轮匝肌和上睑提肌，前者收缩可闭合睑裂，后者收缩可提上睑。睑板呈半月形，由致密结缔组织构成，是眼睑的支架。睑结膜紧贴于睑板内面。

（二）结膜

结膜是一层富含血管和神经末梢的透明薄膜，覆盖于眼睑内表面和巩膜的表面。根据其部位可分为睑结膜、球结膜和结膜穹，睑结膜和球结膜相互移行，返折处分别称为结膜上穹、下穹（图9-7）。当睑裂闭合时，结膜即围成一腔隙，称**结膜囊**。结膜炎和沙眼是结膜常见疾病。

（三）泪器

泪器由泪腺和泪道构成（图9-8）。

1. 泪腺　位于眶上壁前外侧的泪腺窝内，有 10～20 条排泄小管开口于结膜上穹外侧部。泪腺不断分泌泪液，借眨眼活动涂布于眼球表面，具有润滑和清洁角膜、冲洗结膜囊的作用，此外因含溶菌酶，还有杀菌作用。多余的泪液经泪点流入泪小管。

2. 泪道　泪道包括泪点、泪小管、泪囊和鼻泪管。

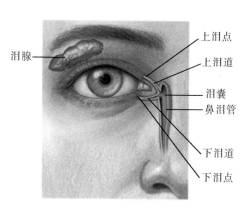

图9-8　泪器

（1）**泪点**　上睑缘、下睑缘的内侧端各有一小突起，其顶部的小孔即泪点，是泪小管的入口。

（2）**泪小管**　为连接泪点与泪囊的小管，分别形成上泪小管和下泪小管。起于上、下泪点，最初垂直于睑缘向上、下行走，然后水平向内侧汇聚后开口于泪囊。

（3）**泪囊**　位于眼眶内侧壁的泪囊窝内，上端为盲端，高于内眦；下端移行为鼻泪管。

（4）**鼻泪管**　为膜性管道，上部包埋在骨性鼻泪管中，与骨膜紧密相结合；下部位于鼻腔外侧壁鼻黏膜深面，末端开口于下鼻道外侧壁前部。

（三）眼球外肌

眼球外肌为运动眼球和运动睑板的肌，都是骨骼肌（图9-9）

运动眼球的肌包括 4 条直肌和 2 条斜肌，即上直肌、下直肌、内直肌、外直肌、上斜肌和下斜肌。4 条直肌均起于神经管内的总腱环，分别止于眼球前部巩膜的上、下、内侧和外侧面。上斜肌也起于总腱环，以细腱穿绕眶内侧壁前上方的滑车，然后转向后外，在上直肌和下直肌之间止于眼球后部后外侧面。下斜肌起于眶下壁前内侧，斜向后外，经眼球下方止于眼球后外侧面，上述 6 条肌相互协调完成眼球的正常运动。运动睑板的肌为上提睑肌。

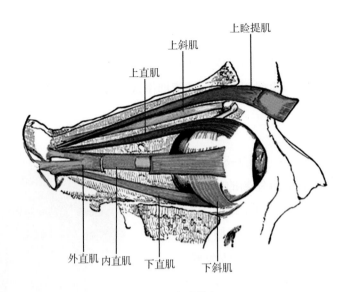

图9-9　眼球外肌

三、 眼的血管和神经

（一） 动脉

眼球和眶内结构血液供应主要来自眼动脉。眼动脉在颅腔内发自颈内动脉，伴视神经穿视神经管入眶，分支供应眼球、眼球外肌、泪腺和眼睑等（图9-10）。其最重要的分支为**视网膜中央动脉**。该动脉在视神经盘处穿入视神经内，分布至视网膜各部，营养视网膜内层。临床用检眼镜可直接观察此动脉，以帮助诊断某些疾病。

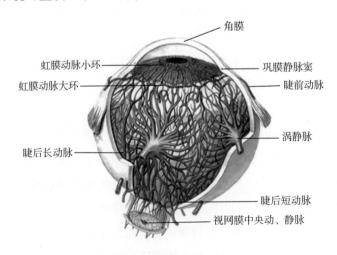

图9-10　眼的动脉和静脉

（二）静脉

眼球的静脉主要为**视网膜中央静脉**和**涡静脉**，前者注入眼上静脉，后者注入眼上、下静脉。眼上、下静脉向后注入脑绵窦，向前与内眦静脉吻合，无静脉瓣，故面部感染可经此侵入颅内。

（三）神经

眼的神经包括：传导视觉的视神经；管理眶内全部组织一般感觉的眼神经；支配睫状肌和瞳孔括约肌的动眼神经副交感神经纤维；支配瞳孔开大肌的交感神经；支配眼球外肌的动眼神经、滑车神经和展神经等。

第二节 前庭蜗器

前庭蜗器（vestibulocochlear organ）又称**位听器**或**耳**，包括感受头部位置变化的前庭器和感受声波刺激的蜗器两部分。两者虽功能不同，但结构上关系密切。前庭蜗器包括外耳、中耳和内耳（图9-11）。其中外耳、中耳是收集、传导声波的装置；内耳是位觉、听觉感受器所在部。

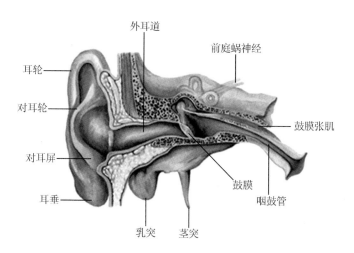

图9-11 前庭蜗器全貌示意图

一、外耳

外耳包括耳郭、外耳道和鼓膜三部分。

（一）耳郭

耳郭位于头部两侧，大部分以弹性软骨为支架，外覆皮肤和薄层皮下组织。耳郭下部为**耳垂**，无软骨，仅含结缔组织和脂肪，有丰富的神经和血管，是临床常用采血的部位。

耳郭有收集声波和判断声波来源方向的作用。

（二）外耳道

外耳道是从外耳门至鼓膜间的弯曲管道，成人长 2.0～2.5cm。分为外侧 1/3 的软骨部和内侧 2/3 的骨部。外侧 1/3 向内后上、内侧 2/3 向内前下呈弯曲走行。检查鼓膜时，须将耳郭拉向后上方（儿童为后下方），使外耳道变直，方能观察到鼓膜。外耳道皮下组织少，皮肤与软骨膜或骨膜紧贴，故外耳道发生疖肿时疼痛剧烈。外耳道软骨部皮肤内有**耵聍腺**，分泌耵聍。

（三）鼓膜

鼓膜（tympanic membrane）为分隔外耳道与中耳鼓室的椭圆形半透明薄膜（图 9-12）。鼓膜在外耳道底呈斜位，外侧面向下外倾斜，鼓膜中心向内凹陷，称**鼓膜脐**，其内面有锤骨柄末端附着。鼓膜分为前上 1/4 的松弛部，在活体呈淡红色；后下 3/4 的紧张部，在活体呈灰白色。活体观察鼓膜时，鼓膜脐前下部可见三角形反光区，称**光锥**。当鼓膜异常时，光锥可变形或消失。

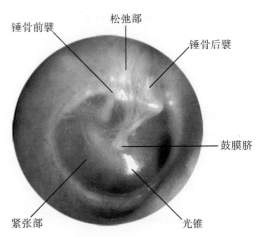

图 9-12　鼓膜

二、中耳

中耳大部分位于颞骨岩部，包括鼓室、咽鼓管、乳突窦和乳突小房（图 9-13）。

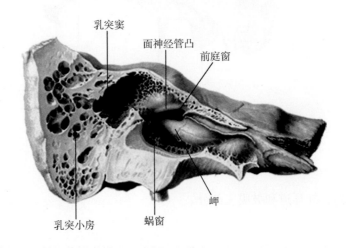

图 9-13　鼓室

（一）鼓室

鼓室是位于鼓膜与内耳间的一不规则含气小腔，内有三块听小骨。向前借咽鼓管通鼻咽部，向后借乳突窦通乳突小房（图9-13）。

1. 鼓室的壁 鼓室的形态结构不规则，分为6个壁。

（1）上壁 又称盖壁，为分隔鼓室与颅中窝的颞骨岩部前面的薄层骨板。

（2）下壁 又称颈静脉壁，为分隔鼓室与颈内静脉起始部的薄层骨板。

（3）前壁 又称颈动脉壁，即颈动脉管后壁，上部有咽鼓管鼓室口。

（4）后壁 又称乳突壁，上部有乳突窦开口，经此通乳突小房。

（5）外侧壁 又称鼓膜壁，主要由鼓膜构成。

（6）内侧壁 又称迷路壁，即内耳的外侧壁。其中部有圆形隆起称岬，岬后上部的卵圆形小孔，称**前庭窗**，通向前庭，由镫骨底封闭；岬后下部的圆形小孔称**蜗窗**，由**第二鼓膜**封闭，内通耳蜗鼓阶。前庭窗后上方有一弓形隆起，称**面神经管凸**，内有面神经通过。面神经管凸的骨壁甚薄，中耳炎或中耳手术时易伤及面神经。

2. 听小骨 由外侧向内侧依次为**锤骨**、**砧骨**、**镫骨**（图9-14）。锤骨柄与鼓膜相连，镫骨底封闭前庭窗，砧骨介于二者之间。三块听小骨以关节和韧带相互连结成**听小骨链**，该装置可将鼓膜振动传至内耳，并有放大作用。

3. 运动听小骨的肌 包括鼓膜张肌和镫骨肌，分别有紧张鼓膜和减小镫骨底对内耳压力的作用。

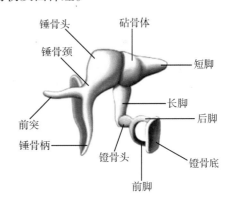

图9-14 听小骨

（二）咽鼓管

咽鼓管（auditory tube）是连结鼻咽部与鼓室的通道。咽鼓管鼓室口开口于鼓室前壁，咽口开口于鼻咽侧壁。咽鼓管内面衬有黏膜并与鼻咽部黏膜和鼓室黏膜相延续。咽鼓管咽口一般处于闭合状态，当哈欠、吞咽或尽力张口时开放，以保持鼓膜内、外面的压力平衡。小儿咽鼓管较成人宽、短、平直，故咽部感染易沿此管侵入鼓室，引起中耳炎。

（三）乳突窦和乳突小房

乳突窦是介于鼓室和**乳突小房**间的通道，后者是位于颞骨乳突内的蜂窝状含气小腔（图9-13）。

三、 内耳

内耳又称**迷路**，位于颞骨岩部内，介于鼓室与内耳道底之间。由一系列复杂的弯曲管道构成，包括骨迷路和膜迷路（图 9-11）。骨迷路是颞骨岩部骨密质围成的骨性管道，膜迷路是位于骨迷路内密闭的膜性管道。膜迷路内含内淋巴，膜迷路与骨迷路间充满外淋巴，内、外淋巴互不相通。

（一）骨迷路

骨迷路（bony labyrinth）包括相互连通的骨半规管、前庭和耳蜗三部分（图 9-15），由后外向前内沿颞骨岩部的长轴依次排列。

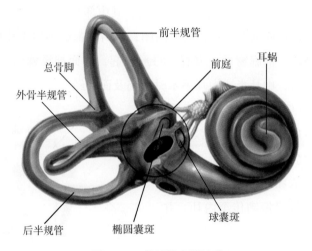

图 9-15　骨迷路和膜迷路

1. 前庭　为一不规则腔隙。其外侧壁上部有前庭窗开口；内侧壁为内耳道底，有神经和血管穿行；前部有一孔通连耳蜗；后上部有 5 个小孔通连 3 个骨半规管。

2. 骨半规管　为 3 个相互垂直的半环形小管，分别称**前骨半规管**、**后骨半规管**和**外骨半规管**。每个骨半规管皆有两个骨脚连于前庭，其中细小者，称**单骨脚**；膨大者，称**壶腹骨脚**，膨大部即**骨壶腹**。因前、后骨半规管的单骨脚合成一个**总骨脚**，故 3 个骨半规管有 5 个孔开口于前庭。

3. 耳蜗　形如蜗牛壳，蜗底向后内侧正对内耳道底，蜗顶朝向前外侧。耳蜗由骨性圆锥形的**蜗轴**和环绕其 2.5 圈的**蜗螺旋管**构成。蜗轴骨质疏松，有血管、神经穿行其间。蜗轴向蜗螺旋管伸出**骨螺旋板**，后者与膜迷路的蜗管相连，二者共同将蜗螺旋管分隔为顶侧**前庭阶**和近蜗底侧的**鼓阶**（图 9-16）。鼓阶起于蜗窗（被第 2 鼓膜封闭），前庭阶与鼓阶在蜗顶借蜗孔相通。

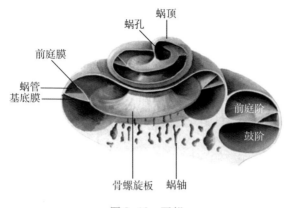

图 9-16 耳蜗

（二）膜迷路

膜迷路（membranous labyrinth）是套于骨迷路内封闭的膜性管或囊，形似骨迷路，由后外侧向前内侧依次为**膜半规管**、**椭圆囊**和**球囊**、**蜗管**，它们相互连通，内含内淋巴（图9-15）。

（1）**椭圆囊**和**球囊** 位于前庭内。椭圆囊后壁以5个开口连通膜半规管，球囊借一细管与蜗管相连。在椭圆囊和球囊壁的内面，分别附有**椭圆囊斑**和**球囊斑**（图9-15），合称**位觉斑**，是位觉感受器（图9-17）。位觉斑由支持细胞和毛细胞组成；毛细胞表面有一根动纤毛和多根静纤毛。支持细胞分泌的糖蛋白在位觉斑表面形成胶质膜，称**位砂膜**，内含位砂。由于位砂的比重远大于内淋巴，在直线变速运动或重力作用下，位砂膜刺激纤毛而使毛细胞产生兴奋，兴奋经突触传给神经末梢。椭圆囊斑和球囊斑感受头部的静止位置觉和直线变速运动的刺激。

（2）**膜半规管** 位于骨半规管内，在骨壶腹内相应的膜部膨大成膜壶腹，其壁上的嵴状隆起称**壶腹嵴**（图9-18），是位觉感受器。壶腹嵴的上皮由支持细胞和毛细胞组成。毛细胞的游离面有动纤毛和静纤毛；支持细胞分泌糖蛋白，形成圆锥形胶质的**壶腹帽**，动纤毛和静纤毛插入壶腹帽基部。壶腹嵴感受头部旋转变速运动刺激。

（3）**蜗管** 位于蜗螺旋管内，介于骨螺旋板与蜗螺旋管外侧壁之间（图9-19）。其前庭端借连合管与球囊相通，定端细小，终于蜗顶，为盲端。蜗管横断面呈三角形，其上壁称**前庭膜**，与前庭阶相邻；外侧壁为蜗螺旋管内表面骨膜的增厚部分；下壁称**基底膜**，与鼓阶相隔。基底膜上有**螺旋器**，又称 **Corti 器**，为听觉感受器。螺旋器由支持细胞和毛细胞组成，上方有盖膜覆盖。当蜗管内的内淋巴振动引起盖膜振动时，可引起毛细胞兴奋并产生神经冲动，神经冲动经蜗神经传入大脑皮质的听觉中枢，产生听觉。

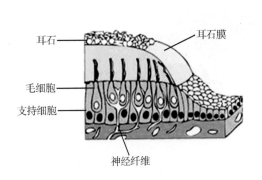

耳石　　　　　　　耳石膜

毛细胞

支持细胞

神经纤维

图 9-17　位觉斑结构模式图

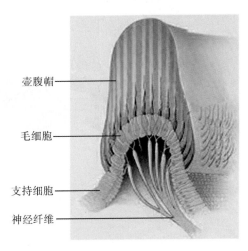

壶腹帽

毛细胞

支持细胞

神经纤维

图 9-18　壶腹嵴结构模式图

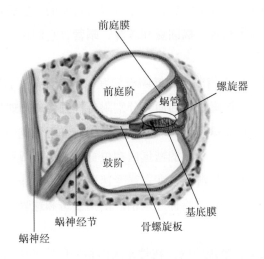

前庭膜

前庭阶

蜗管

螺旋器

鼓阶

蜗神经节

蜗神经

骨螺旋板

基底膜

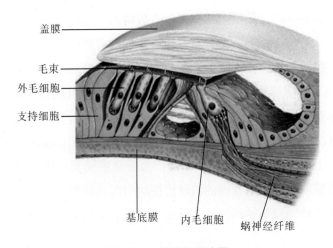

盖膜

毛束

外毛细胞

支持细胞

基底膜　　　内毛细胞　　　蜗神经纤维

图 9-19　蜗管与螺旋器

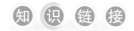

内耳性眩晕

内耳性眩晕，又称美尼尔病，于1861年由法国学者 P. Meniere 首先提出。以发作性眩晕，伴有恶心、呕吐、眼球震颤、耳鸣及听力减退为主要临床表现。本病的病因尚未明确，发病部位主要在内耳迷路，由膜迷路的内淋巴分泌过多或吸收障碍，造成膜迷路积水所致。好发于青壮年。

四、声波的传导

声波传入内耳的感受器有两条途径，一是空气传导，二是骨传导（图9-20）。

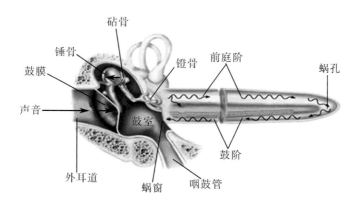

图9-20　声波的传导途径

1. 空气传导　是指声波经外耳道引起骨膜振动，通过听小骨链和前庭窗传入内耳的过程，是正常情况下声音传导的主要途径。

主要途径是：声波→外耳道→鼓膜→听小骨链→前庭窗→前庭阶的外淋巴→前庭膜→蜗管的内淋巴→螺旋膜→螺旋器→蜗神经→大脑皮质听觉中枢（产生听觉）。

当鼓膜或听小骨链受损时，声波也可经鼓室内空气的振动引起第二鼓膜振动进行传导：声波→外耳道→鼓室内空气→蜗管第二鼓膜→鼓阶的外淋巴→蜗管的内淋巴→螺旋膜→螺旋器→蜗神经→大脑皮质听觉中枢（产生听觉）。这一途径的传导引起听力大为降低，但不会导致听力丧失。

2. 骨传导　是指声波经颅骨（骨迷路）直接传入内耳的过程。

主要途径是：声波→颅骨→骨迷路→前庭阶和鼓阶的外淋巴→蜗管的内淋巴→螺旋膜→螺旋器→蜗神经→大脑皮质听觉中枢（产生听觉）。骨传导在正常听觉产生中作用甚微。

第三节　皮　肤

皮肤（skin）是人体最大的器官，约占成人体重的16%，面积平均约1.7m²。皮肤由表皮和真皮组成，通过皮下组织与深层组织相连。皮肤内还有毛、皮脂腺、汗腺和指（趾）甲等附属器。皮肤具有保护、感觉、排泄、吸收、调节体温等功能。

一、表皮

表皮（epidermis）由角化的复层扁平上皮构成，在人体各部厚薄不一，手掌和足底最厚。表皮的细胞有两类：一类为**角质形成细胞**，是构成表皮的主要细胞；另一类为**非角质形成细胞**，数量少，散在分布于角质形成细胞间。

（一）表皮的分层和角质形成细胞

在厚表皮，从基底到表面依次分为5层（图9-21）。

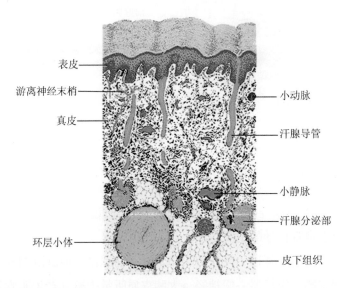

图 9-21　皮肤模式图

1. **基底层**　附着于基膜上的一层矮柱状或立方形细胞，称**基底细胞**。细胞质呈强嗜碱性，核圆形或椭圆形（图9-22）。基底细胞是表皮的干细胞，具有活跃的分裂能力，增殖形成的部分子细胞脱离基膜后，进入棘层，分化为棘细胞并丧失分裂能力。在皮肤的创伤愈合中，基底细胞具有重要的再生修复作用。

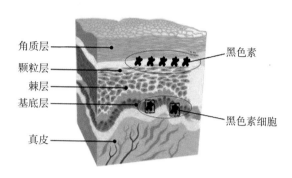

角质层———

颗粒层———

棘层———

基底层———

真皮———

———黑色素

———黑色素细胞

图 9-22　角质形成细胞和黑色素细胞超微结构模式图

2. 棘层　位于基底层上方，由 4~10 层多边形的**棘细胞**组成。细胞表面伸出许多细而短的棘状突起，核圆形，位于中央，胞质弱嗜碱性。电镜下，胞质内有丰富的游离核糖体，角蛋白形成许多较粗的角蛋白丝束。胞质内还形成一种含脂质的分泌颗粒，在电镜下呈明暗相间的板层状，故称**板层颗粒**。板层颗粒是由高尔基复合体生成的一种分泌颗粒，其内容物主要为糖脂和固醇。颗粒以胞吐方式排出，在细胞间形成膜状物，封闭细胞间隙。

3. 颗粒层　位于棘层的上方，由 3~5 层较扁的梭形细胞构成。该层细胞的核已固缩，并开始解体，细胞器逐渐退化，胞质内出现许多不规则、强嗜碱性的**透明角质颗粒**。电镜下，透明角质颗粒呈致密均质状，角蛋白丝常伸入其中，其主要成分为富有组氨酸的蛋白质。

4. 透明层　位于颗粒层的上方，由数层扁平细胞构成。细胞呈均质透明状，嗜酸性，界限不清，核和细胞器均消失，胞质内充满角蛋白丝。

5. 角质层　位于表皮最浅层，由多层扁平的角质细胞构成。角质细胞为干、硬的死细胞，无核，无细胞器，完全角化。细胞呈均质状，嗜酸性，轮廓不清。浅层角质细胞间的连接松散，脱落后形成皮屑。

在薄表皮，棘层、颗粒层及角质层层数较少，无透明层。

（二）非角质形成细胞

1. 黑素细胞　可生成黑素，胞体散在于基底层，有多个较长的突起伸入基底细胞和棘细胞间（图 9-22）。胞质内有丰富的核糖体、粗面内质网和高尔基复合体，还有特征性的**黑素体**。黑素体由高尔基复合体生成，内含酪氨酸酶，将酪氨酸转化成**黑色素**后，形成**黑素颗粒**。人种间的黑素细胞的数量无明显差别，肤色深浅主要取决于黑素颗粒的大小、数量、分布和内含黑素的多少。黑色素可以吸收紫外线，保护深部组织免受辐射损害。

2. 朗格汉斯细胞　位于表皮的棘细胞之间。细胞有多个突起（图 9-22）。朗格汉斯细胞是一种抗原呈递细胞，能识别、结合入侵皮肤的抗原。

3. 梅克尔细胞（Merkel cell） 常单个或成群分布于基底层。该细胞可能是一种感受触觉刺激的感觉上皮细胞（图9-23）。

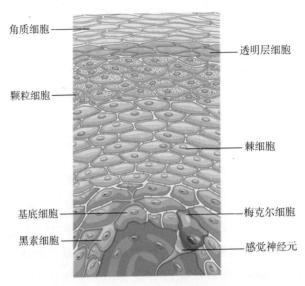

角质细胞
颗粒细胞
基底细胞
黑素细胞

透明层细胞
棘细胞
梅克尔细胞
感觉神经元

图9-23　角质形成细胞和梅克尔细胞形态及功能示意图

二、真皮

真皮（dermis）位于表皮下方，由致密结缔组织构成。真皮分为乳头层和网织层，二者间无明显界限。

（一）乳头层

乳头层紧邻表皮深面，细胞较多，结缔组织纤维较细密。结缔组织呈乳头状突向表皮，乳头内有丰富的毛细血管和感受器。

（二）网织层

网织层为乳头层深部较厚的致密结缔组织，内有粗大的胶原纤维束交织成网，弹性纤维夹杂其间，使皮肤具有韧性和弹性。此层内有较多的血管、淋巴管、神经、环层小体等。

三、皮肤的附属器官

（一）毛

人体皮肤除手掌和足底等处外，均有毛分布。毛由毛干、毛根和毛球三部分组成。露在皮肤外的部分，称**毛干**。埋在皮肤内的部分，称**毛根**，包在毛根外面的上皮及结缔组织形成的鞘，称**毛囊**。毛根和毛囊末端膨大，称**毛球**，是毛的生长点。毛与皮肤表面呈一定角度，在钝角侧有一束平滑肌，称**竖毛肌**，受交感神经支配，收缩时使毛竖立（图9-24）。

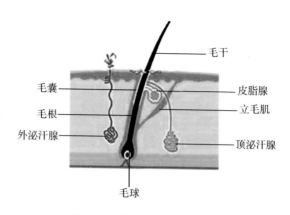

图 9-24　皮肤及附属器模式图

（二）皮脂腺

皮脂腺多位于毛囊和竖毛肌间，为泡状腺，由 1 个或几个腺泡与 1 个短导管构成。皮质腺分泌物为**皮脂**，经导管排入毛囊或直接排到皮肤表面。皮脂有润滑皮肤作用。皮脂腺的分泌受性激素的调节，青春期分泌旺盛。

（三）汗腺

汗腺为弯曲管状腺，导管开口于表皮。汗腺分布广泛，以手掌、足底和腋窝处最多。分泌汗液，具有湿润表皮、调节体温、排出部分代谢产物等作用。此外，分布于腋窝、乳晕、会阴等处的汗腺称**大汗腺**，分泌物为黏稠的乳状液，含蛋白质、脂类等，被细菌分解后产生特殊气味，俗称狐臭。大汗腺的分泌受性激素的调节，青春期分泌旺盛。

（四）甲单位

甲单位由甲床、甲体、甲襞等组成。**甲体**是由多层角化细胞构成，甲体的近端埋在皮肤内，称**甲根**。甲体下面的皮肤称**甲床**。甲体周围的皮肤称**甲襞**，甲体与甲襞间的浅沟称**甲沟**。甲根附着处的甲床上皮为**甲母质**，该处的上皮基底层细胞分裂活跃，是甲的生长区。

复习思考

1. 简述眼球壁的结构自外向内有哪几层。

2. 简述房水的产生部位、作用和循环途径。

3. 简述耳的组成和结构。

4. 简述声音通过空气传导的途径。

第十章 内分泌系统

【学习目标】

掌握肾上腺素的微细结构分泌激素。

熟悉甲状腺、甲状旁腺、肾上腺、垂体的微细结构和功能。

了解内分泌腺的位置和形态。

内分泌系统包括内分泌器官和内分泌组织两部分。内分泌器官即内分泌腺，它是由内分泌细胞所组成的独立性器官，如甲状腺、甲状旁腺、肾上腺和垂体（图10-1）等。内分泌组织是指散布在其他组织中的内分泌细胞团块，如胰岛中的胰岛、睾丸中的间质细胞和卵巢中的黄体和卵泡，以及消化管壁内的内分泌细胞等。

内分泌腺在组织结构上有共同的特点，其腺细胞排列呈索条状、团块状或围成滤泡，周围有丰富的毛细血管和淋巴管。内分泌细胞分泌的激素直接进入血液，参与血液循环，调节人体新陈代谢、生长发育和生殖功能等。一个器官一般能分泌一种激素，任何器官和组织的功能亢进或者低下，都会引起机体功能紊乱，甚至出现疾病。

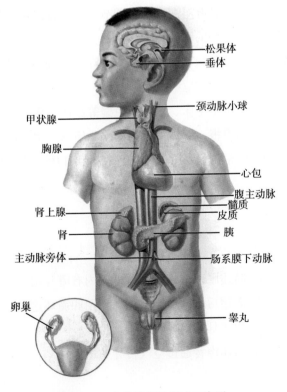

图 10-1 内分泌系统组成示意图

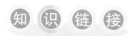

内分泌系统与神经系统

内分泌系统和神经系统，两者在结构上和功能上有着密切的联系。几乎所有的内分泌腺和内分泌组织，都直接或间接地受神经系统的调节和控制，而内分泌系统也可影响神经系统的功能。如神经系统可以控制甲状腺合成和分泌甲状腺素，而甲状腺素又能影响脑的发育和功能。另外，某些神经元也具有分泌激素的功能，如下丘脑的视上核和视旁核中的神经元等，这些具有分泌激素功能的神经元，称分泌神经元。分泌的激素，称分泌激素。

人体内的内分泌腺有甲状腺、甲状旁腺、肾上腺、垂体、松果体和胸腺。本章只介绍垂体、甲状腺、甲状旁腺、肾上腺。

第一节　垂　体

一、垂体的位置、形态和功能

垂体位于颅中窝的垂体窝内，呈椭圆形小体，重 0.6 ~ 0.7g，向上通过漏斗连于下丘脑（图 10-2）。垂体的前上方紧邻视交叉的中部，因此当垂体有肿瘤时，可压迫视交叉的交叉纤维，导致双眼颞侧视野偏盲。

垂体分为前部的腺垂体，后部的神经垂体。

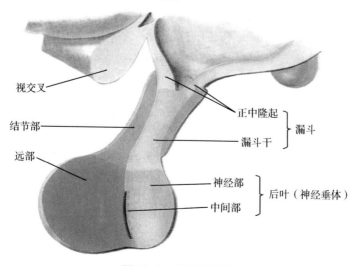

图 10-2　垂体示意图

二、 垂体的组织结构

（一）腺垂体

腺垂体为垂体的主要部分，主要由腺细胞构成。腺细胞排列成索状或团状，之间有丰富的血窦。腺细胞分以下三种（图10-3）。

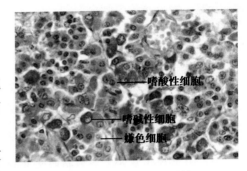

图 10-3　腺垂体微细结构

1. 嗜酸性细胞　较大的不规则形细胞，数量较多，体积较大，胞质内含有许多粗大的嗜酸性颗粒。嗜酸性细胞可分泌两种激素。

（1）促生长激素　其主要功能是促进骨骼的生长。如果这种激素分泌过多，在幼年时期可引起巨人症，在成人发生肢端肥大症；若儿童时期分泌不足，则形成侏儒症。

（2）催乳激素　此种激素可促进乳腺发育和乳汁的分泌。

2. 嗜碱性细胞　数量最少，细胞呈圆形或多边形，大小不等，细胞质内含有嗜碱性细胞颗粒。这种细胞可以分泌三种激素。

（1）促甲状腺激素　可促进甲状腺分泌甲状腺素。

（2）促性腺激素　包括两种激素：①卵泡刺激素，在女性可促进卵泡的发育，在男性可促进精子的生成；②黄体生成素，在女性可促进黄体的形成，在男性称间质细胞刺激素，可促进睾丸间质分泌雄激素。

（3）促肾上皮质激素　其主要作用是促进肾上腺皮质激素分泌糖皮质激素。

3. 嫌色细胞　数量最多，染色浅，细胞轮廓不清晰。嫌色细胞可能是无分泌功能的幼稚细胞，也可能是上述两种细胞颗粒的结果。

（二）神经垂体

神经垂体由无髓神经纤维和神经胶质细胞构成，其间有丰富的血窦。无髓神经纤维来自下丘脑的视上核和室旁核，是两个核内的分泌神经元发出的轴突，此轴突经漏斗进入神经垂体，终于血窦的周围，视上核和室旁核内的分泌神经元可分泌激素，并经轴突运送到神经垂体释放。因此神经垂体并无分泌功能，只能储存和释放下丘脑激素。由视上核和室旁核产生的激素是加压素和催产素。

1. 加压素（抗利尿激素）　由视上核分泌。可促进肾小管和集合管对水的重吸收，使尿量减少。

2. 催产素　由室旁核分泌，可促进妊娠子宫平滑肌的收缩，加速胎儿娩出，也可促进乳腺的分泌。

三、 垂体与下丘脑的联系

垂体分为腺垂体和神经垂体，下丘脑与腺垂体之间存在特殊垂体门脉系统，它始于下丘脑附近正中隆起的毛细血管网，然后汇集成几条小血管，通过垂体柄进入腺垂体后，再次形成毛细血管网。由下丘脑基底部促垂体区的肽能神经元产生和分泌的神经激素属肽类激素，称为调节性多肽。该类激素通过垂体门脉系统调节腺垂体的内分泌活动，从而组成下丘脑-垂体门脉系统。下丘脑促垂体区的肽能神经元也接受中枢神经系统的控制，它们与中脑、边缘系统及大脑皮层等处传来的神经纤维形成突触联系。

下丘脑与神经垂体之间有直接的神经联系。下丘脑视上核和室旁核有神经纤维下行到神经垂体，构成下丘脑-垂体束，所合成的血管升压素和催产素沿垂体束纤维的轴浆运输到神经垂体贮存，当神经冲动传来时便由神经垂体释放入血。故把神经垂体看作下丘脑的延伸部分，组成下丘脑-神经垂体系统。

第二节　甲状腺

一、 甲状腺的位置和形态

甲状腺是人体最大的内分泌腺，甲状腺的左、右叶紧贴于喉的下部和气管上部的两侧，甲状腺峡多位于第2~4气管软骨环的前方。甲状腺的表面有纤维囊包裹，并通过筋膜形成的韧带固定于喉软骨上，故吞咽时甲状腺可随喉上下移动。

甲状腺质地柔软，近似"H"形，分为左、右两个侧叶，中间以甲状腺峡相连。峡的上缘有一向上伸出的锥状叶（图10-4）。

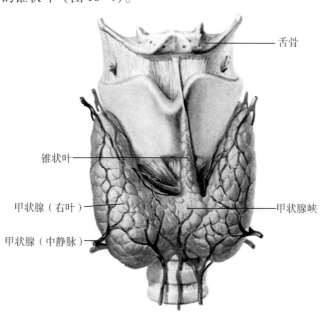

图 10-4　甲状腺前面观

二、甲状腺的组织结构

1. 滤泡上皮细胞　为单层排列的立方形细胞，细胞核呈球形，位于细胞的中央。滤泡上皮细胞可分泌甲状腺素，提高神经兴奋性，促进机体的物质代谢和生长发育，尤其是对脑和骨骼的发育影响显著。在小儿，如甲状腺功能低下，可导致身材矮小、智力低下，称呆小症。如甲状腺功能过强，甲状腺素分泌过多，称甲状腺功能亢进，新陈代谢率增高，可导致突眼甲状腺性肿。

2. 滤泡旁细胞　位于滤泡上皮之间和滤泡之间的结缔组织内，单个或成群分布。细胞呈卵圆形或多边形。滤泡旁细胞可分泌降钙素，使血钙浓度降低（图10-5）。

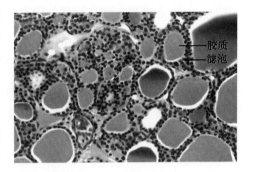

图10-5　甲状腺微细结构

第三节　甲状旁腺

一、甲状旁腺的位置和形态

甲状旁腺位于甲状腺侧叶的后方，上、下各一对（图10-6），也偶见埋入甲状腺实质内，呈棕黄色的扁圆形小体。

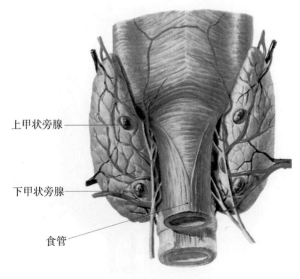

图10-6　甲状旁腺

二、甲状旁腺的组织结构

甲状旁腺的细胞呈索状或团块状排列，包括主细胞和嗜酸性细胞两种。

1. 主细胞　为甲状旁腺的主要细胞，细胞较小，圆形或多边形，核圆，位于细胞的中央，胞质染色较浅。主细胞可分泌甲状旁腺素，可促进小肠和肾小管对钙的吸收，同时增强破骨细胞的活动，促进骨质溶解，使血钙浓度升高。甲状旁腺功能亢进时，可引起骨质疏松，易发生骨折。

2. 嗜酸性细胞　数量较少，细胞体积较大，胞质中含有许多嗜酸性颗粒。该细胞的功能尚不清楚（图 10-7）。

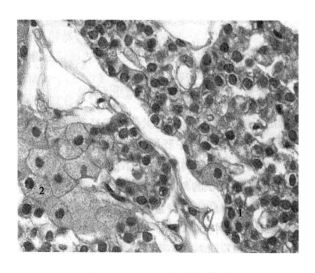

图 10-7　甲状旁腺微细结构

1. 主细胞；2. 嗜酸性细胞

第四节　肾上腺

一、肾上腺的位置和形态

肾上腺位于两肾的上端，为淡黄色、柔软的实质性器官。左侧为半月形，右侧为三角形。肾上腺与肾共同包被于深筋膜内。

二、肾上腺的组织结构

肾上腺的外面包有一层结缔组织被膜，肾上腺的实质可分为皮质（图 10-8）和髓质两部分。

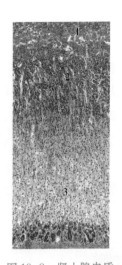

图 10-8 肾上腺皮质

1. 球状带；2. 束状带；3. 网状带

（一）皮质

皮质为肾上腺的周围部，占肾上腺体积的 80%～90%。根据细胞的形态和排列，皮质分为三部分。

1. 球状带 位于皮质浅层，约占皮质的 15%。细胞排列成环状或半环状，细胞团之间有血窦和结缔组织。球状带细胞较小，细胞分泌盐皮质激素，主要分泌醛固酮，可调节体内的钠、钾和水的平衡。

2. 束状带 位于球状带的深层，较厚，约占皮质的 78%。体积大，细胞呈多边形，排列成索状，由皮质向髓质呈放射状排列，细胞索之间也有血窦。

束状带细胞分泌糖皮质激素，调节糖和蛋白质的代谢。糖皮质激素可降低机体的炎性反应，故临床上常用这种激素配合其他药物治疗严重感染和过敏性疾病。

3. 网状带 位于皮质的深层，约占皮质的 7%。细胞呈多边形，排列成索状，细胞索相互连接成网，网眼内有血窦。网状带细胞分泌雄激素和少量的雌激素。

（二）髓质

髓质位于肾上腺的中央，主要由髓质细胞构成。细胞排列成团或索状，其间有结缔组织和血窦。髓质细胞呈圆形和多边形，核呈圆形，核仁明显，胞质内含有许多易被铬盐染成棕黄色的颗粒，故亦称嗜铬细胞。髓质细胞可以分泌两种激素。

1. 肾上腺素 主要作用于心肌，使心率加快、血管扩张。

2. 去甲肾上腺素 主要作用于小动脉的平滑肌，使平滑肌收缩，血压升高。

复习思考

1. 试述垂体与下丘脑的关系。

2. 试述甲状腺的位置、毗邻。

3. 试述肾上腺的位置、功能。

第十一章

神经系统

【学习目标】

掌握神经系统的组成，神经系统常用概念。脊髓的位置、形态、结构；脑的组成；脑干的组成、位置；间脑的位置、分部、功能；小脑的位置、功能；基底核、内囊的位置和结构。脑和脊髓的被膜；脑脊液循环；脑的血供。脊神经前支形成的丛及各丛的组成和主要分支。12 对脑神经的名称及顺序。交感神经、副交感神经低级中枢的部位。躯干和四肢的意识性本体感觉与精细触觉传导通路；痛温觉、粗触觉和压觉传导通路；视觉传导通路；锥体系。

熟悉脑和脊髓的功能。脑室的位置，脊髓的血供。脊神经的组成、性质及前、后支的分布规律。12 对脑神经连结脑的部位、进出颅的部位、性质和分布概况。内脏神经对内脏器官的双重支配概念及交感神经与副交感神经的主要区别。瞳孔对光反射通路；听觉传导通路。

了解脑和脊髓的内部结构，大脑皮质功能定位。脊神经、脑神经损伤后的临床表现；内脏神经的区分和分布。躯干和四肢的非意识性本体感觉传导通路；锥体外系。

第一节 神经系统概述

一、神经系统的组成

神经系统可分为中枢神经系统和周围神经神经系统（图 11-1）。

（一）中枢神经系统

中枢神经系统包括脑和脊髓。脑位于颅腔内，脊髓位于椎管内。

（二）周围神经系统

周围神经系统根据与中枢的连结关系不同，分为与脑相连的 12 对脑神经和与脊髓相连的 31 对脊神经；根据分布范围不同分为躯体神经和内脏神经。

1. 躯体神经　主要分布于皮肤和运动系统，管理皮肤的感觉和运动器官的感觉及运动。

2. 内脏神经　主要分布于内脏、心血管和腺体，管理它们的感觉和运动。

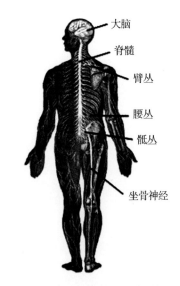

图 11-1　神经系统概观

两种神经都含有感觉（传入）和运动（传出）纤维成分，内脏运动神经又根据其功能分为交感神经和副交感神经。

二、 神经系统的主要功能

1. 调控　神经系统调节控制其他各系统的功能活动，使机体成为一个完整的统一体。

2. 维持机体内外界环境的稳定　通过感受各种刺激而调整机体的功能，维持机体与外界环境的统一。

3. 思维、语言和意识　人类在进化过程中，大脑皮质得到了高度的发展，不仅能被动适应环境的变化，还能主动地认识客观世界和改造客观世界。

三、 神经系统的活动方式

神经系统在调节机体的活动中，对内、外环境的各种刺激做出适宜的反应，称为反射，它是神经系统活动的基本方式。

反射活动的形态基础是反射弧（图 11-2）。由以下 5 个基本部分组成：感受器→传入神经→反射中枢→传出神经→效应器。反射弧中任何一个环节发生障碍，反射活动将减弱或消失。临床上常通过一些检查反射的方法协助诊断神经系统疾病。

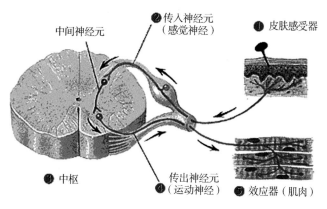

图 11-2　反射弧

四、神经系统的常用术语

（一）灰质和白质

1. 灰质　在中枢内，神经元的胞体连同树突集中的部位，色泽灰暗称灰质。位于大脑和小脑表层的灰质，分别称大脑皮质和小脑皮质。

2. 白质　在中枢内，神经元的轴突集中的部位，颜色苍白，称白质。位于大脑和小脑深部的白质，分别称大脑髓质和小脑髓质。

（二）神经核和神经节

1. 神经核　在中枢内，形态和功能相似的神经元胞体聚集成团或柱，称为神经核。

2. 神经节　在周围神经系统内，神经元胞体集中的地方，形状略膨大，称神经节。

（三）纤维束和神经

1. 纤维束　在中枢白质内，起止、行程和功能相同的神经纤维集聚成束，称纤维束。

2. 神经　在周围神经系统内，神经纤维集合成粗细不等的束，称为神经。

（四）网状结构

在中枢内，神经纤维纵横交织成网状，神经元胞体散在其中，这种结构称为网状结构。

第二节　中枢神经系统

一、脊髓

（一）脊髓的位置和外形

1. 脊髓的位置　脊髓位于椎管内，外包被膜，成人长约 45cm。脊髓上端在枕骨大孔处与延髓相连，下端在成人圆锥末端一般平第 1 腰椎下缘，新生儿平第 3 腰椎。

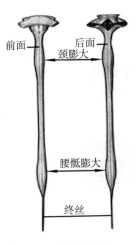

前面　后面
颈膨大

腰骶膨大

终丝

图 11-3　脊髓的外形

2. 脊髓的外形　脊髓呈前后略扁、粗细不均的圆柱状，长 42～45cm。有两处膨大，位于上部的称**颈膨大**，连有分布到上肢的神经；位于下部的称**腰骶膨大**，连有分布到下肢的神经。脊髓的末端变细，呈圆锥状，称**脊髓圆锥**。其下端延续为无神经组织的细丝，称为终丝，止于尾骨的背面，有固定脊髓的作用（图 11-3）。

脊髓表面有 6 条纵沟。前面正中的沟较深，称**前正中裂**，后面正中的沟较浅，称**后正中沟**。在前正中裂和后正中沟的两侧，分别有成对的**前外侧沟**和**后外侧沟**。在前、后外侧沟内有成排的脊神经根丝出入。前、后根在椎间孔处汇合成 1 条脊神经，由椎间孔出椎管。

3. 脊髓节段　每对脊神经前、后根相连的一段脊髓，称为一个脊髓节段。脊髓两侧连有 31 对脊神经，因此，脊髓可相应分为 31 个节段，即颈髓（C）8 节、胸髓（T）12 节、腰髓（L）5 节，骶髓（S）5 节、尾髓（Co）1 节。

成人脊髓与脊柱的长度是不相等的，所以，脊髓节段与相应的椎骨也不完全对应。腰、骶、尾部的脊神经根出椎间孔之前，在椎管内垂直下降，围绕终丝集聚成束，称马尾。成年人，在第 1 腰椎以下已无脊髓，故临床上腰椎穿刺常在第 3、4 或第 4、5 腰椎之间进行，不致损伤脊髓。

（二）脊髓的内部结构（图 11-4）

1. 灰质　在横切面上呈"H"形，其中央有中央管，纵贯脊髓全长。每侧灰质前部扩大，称**前角**；后部狭细，称**后角**。前、后角之间称中间带。从第 1 胸节段到第 3 腰节段，中间带向外侧突出，称**侧角**。前、后、侧角在脊髓内上下连续纵贯成柱，又分别称**前柱**、**后柱**和**侧柱**。

（1）前角　主要为运动神经元，其轴突经前根和脊神经直达躯干和四肢的骨骼肌。

（2）侧角　存在于胸 1 到腰 3 节段，是交感神经的低位中枢，其轴突经相应前根进入交感干。骶髓无侧角，在骶髓 2～4 节段中间带外侧部有副交感神经元（骶副交感核），副交感节前神经元胞体所在的地方。

（3）后角　内含联络性多极神经元，主要接受后根的各种感觉纤维，在脊髓内起节段内或节段间的联络作用。

2. 白质　在灰质周围，每侧可分成 3 个索。前正中裂与前外侧沟之间称**前索**；前、后外侧沟之间称**外侧索**；后外侧沟与后正沟之间称**后索**。脊髓白质主要由上通下达的纤维束构成。

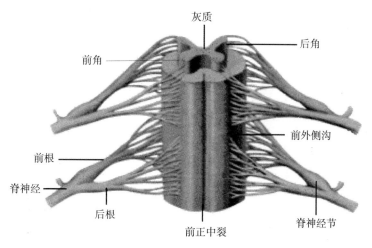

图 11-4　脊髓的灰、白质分区

（1）上行纤维束（感觉传导束）

①薄束和楔束：位于后索内，薄束在后正中沟两旁，楔束在薄束的外侧。两束均由脊神经节内假单极神经元的中枢突经后根入同侧后索上延而成。薄、楔束传导来自同侧肢体的本体觉（肌、腱、关节的位置觉、运动觉及震动觉）和精细触觉（两点辨别觉和实体觉）。

②脊髓丘脑束：位于脊髓外侧索前部和前索，分别称脊髓丘脑侧束和脊髓丘脑前束，分别对侧传导躯干、四肢的痛觉、温度觉及粗触觉。

（2）下行纤维束（运动传导束）

皮质脊髓束：包括皮质脊髓侧束和皮质脊髓前束，分别位于脊髓的外侧索和前索，传导随意运动。它们起自大脑皮质躯体运动区的运动神经元，纤维下行至延髓下端，其中大部分纤维交叉到对侧的脊髓外侧索，成为皮质脊髓侧束，止于脊髓各节段同侧的前角运动细胞；小部分不交叉的纤维，沿脊髓前索下降，形成皮质脊髓前束，其纤维止于中胸部以上双侧脊髓前角细胞。

（三）脊髓的功能

1. 传导功能　通过上行纤维束将感觉传入脑，通过下行纤维束将运动冲动传至效应器。

2. 反射功能　脊髓是许多反射活动的低级中枢，可完成多种反射。

二、脑

脑位于颅腔内，可分为端脑、间脑、小脑、中脑、脑桥和延髓 6 个部分。通常将延髓、脑桥和中脑合称脑干。

（一）脑干

脑干位于颅后窝的斜坡上，平枕骨大孔处与脊髓相续，上接间脑。延髓和脑桥的背面与小脑相连，它们之间的腔室为第4脑室。该室上通中脑水管，向下与延髓及脊髓的中央管相续（图11-5，图11-6）。

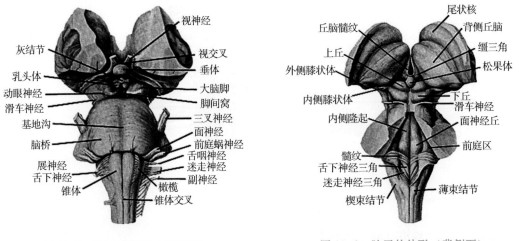

图 11-5　脑干的外形（腹侧面）　　　　图 11-6　脑干的外形（背侧面）

1. 脑干外形

（1）腹侧面　延髓位于脑干的最下部，表面有脊髓向上延续的沟裂。在延髓上部前正中裂的两侧各有一纵形隆起，称**锥体**，其内有皮质脊髓束通过。锥体下方，皮质脊髓束的大部分纤维左、右交叉，构成**锥体交叉**。

脑桥位于脑干的中部。脑桥下缘借延髓脑桥沟与延髓分界，上缘与中脑相连。脑桥的腹侧面膨隆，称**脑桥基底部**。基底部正中线上有一条纵行的浅沟，称**基底沟**，容纳基底动脉。基底部向两侧逐渐细窄，与背侧的小脑相连。

中脑位于脑干上部。中脑腹侧面有一对柱状结构，称**大脑脚**，有锥体束等纤维通过。两脚之间的凹窝，称**脚间窝**。

（2）背侧面　延髓背侧面下部后正中沟的两侧，各有两个隆起，内侧的称**薄束结节**，外侧的称**楔束结节**，两者深面分别有薄束核和楔束核。延髓上部形成**菱形窝**（第4脑室底）的下半部。

脑桥背侧面形成菱形窝的上半部。

中脑背侧面有两对隆起，上方的一对称**上丘**，是视觉反射中枢；下方的一对称**下丘**，是听觉反射中枢。

（3）脑神经　共有12对，除嗅神经和视神经分别连于端脑和间脑外，其余10对脑神经均与脑干相连。

与中脑相连的脑神经：第3对动眼神经自中脑脚间窝穿出；第4对滑车神经由中脑背侧下丘的下方穿出。

与脑桥相连的脑神经：在脑桥腹侧面开始变窄处连有第 5 对三叉神经；在延髓脑桥沟内，由内侧向外侧依次为第 6 对展神经、第 7 对面神经和第 8 对前庭蜗神经。

与延髓相连的脑神经：在延髓后外侧沟，自上而下是第 9 对舌咽神经、第 10 对迷走神经和第 11 对副神经；第 12 对舌下神经则经前外侧沟穿出。

2. 脑干的内部结构　脑干由灰质、白质和网状结构构成。脊髓中央管到延髓、脑桥背面与小脑之间扩展，形成第 4 脑室，在中脑内则为中脑水管。

（1）灰质　脑干的灰质分散成团块，称**神经核**。脑干的神经核主要分为两种。一种是与第 3 ~ 12 对脑神经相连的，称**脑神经核**。各脑神经核在脑干内的位置，也多与其相连脑神经的连脑部位相对应。第二种不与脑神经相连，称**非脑神经核**。其中的红核和黑质对调节骨骼肌的张力有重要作用。黑质细胞主要合成多巴胺，黑质病变，多巴胺减少，可导致肌张力过高，运动减少，是引起震颤麻痹（帕金森病）的主要原因（图 11-7）。

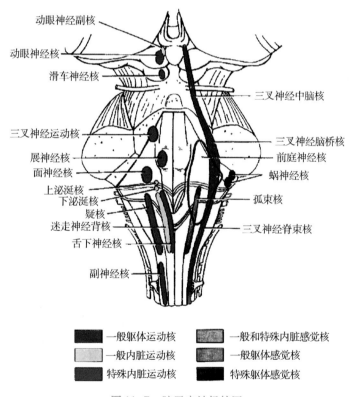

图 11-7　脑干内神经核团

（2）白质　主要由纤维束组成。

1）上行（感觉）纤维束

①内侧丘系：脊髓后索中的薄束和楔束上行至延髓，分别止于薄束核和楔束核。薄束核和楔束核发出的纤维在中央管前方左右交叉，称内侧丘系交叉。交叉后的纤维在中线的

两侧折向上行，组成内侧丘系，上行终于背侧丘脑腹后外侧核。

②脊髓丘系：脊髓丘脑束由脊髓向上行至脑干构成脊丘系，行于内侧丘系的背外侧，经过脑干各部，上行终于背侧丘脑腹后外侧核。

③三叉丘脑束：又称三叉丘系。传导对侧头面部的痛温觉和双侧的触压觉。

2）下行（运动）纤维束：主要有锥体束。

锥体束：是大脑皮质躯体运动中枢发出的支配骨骼肌随意运动的纤维束。锥体束下行经内囊、大脑脚、脑桥基底部，到延髓形成锥体。锥体束分为皮质核束和皮质脊髓束，皮质核束止于脑干内相应的运动核团；皮质脊髓束止于脊髓前角运动神经元。

（3）脑干的网状结构　在脑干中央区还有较分散的纤维纵横交织成网，网眼内散在有神经细胞，称脑干网状结构。

3. 脑干的功能

（1）传导功能　脑干是大脑皮质、间脑与小脑、脊髓相互联系的重要通道。

（2）反射功能　脑干内有多个反射活动的低级中枢。其中延髓内有调节呼吸运动和心血管活动的呼吸中枢、心血管运动中枢等"生命中枢"。如果"生命中枢"受损，可致呼吸、心跳和血压等的严重障碍，危及生命。

（3）网状结构的功能　保持大脑皮质觉醒、调节肌张力、维持生命活动。

（二）小脑

1. 小脑的位置和外形　小脑位于颅后窝内，在大脑半球枕叶的下方，延髓与脑桥的后方，与脑干相连。小脑与脑干之间的腔隙即**第四脑室**。

小脑的外形：小脑中间部缩细称**小脑蚓**；两侧部膨大，**称小脑半球**；下面靠近小脑蚓的小脑半球形成椭圆形隆起，**称小脑扁桃体**（图11-8）。

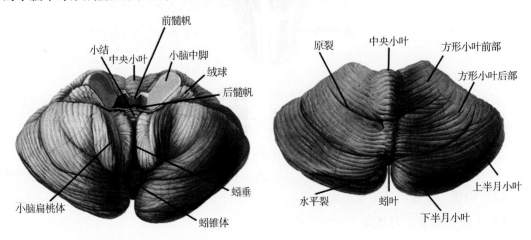

图11-8　小脑的外形

小脑扁桃体紧靠枕骨大孔，其腹侧邻近延髓。当颅内病变（脑炎、肿瘤、出血）引起颅内压增高时，小脑扁桃体可被挤入枕骨大孔内，从而压迫延髓，危及生命，临床上称为**枕骨大孔疝**或**小脑扁桃体疝**。

2. 小脑的构造　小脑表面的一层灰质，称**小脑皮质**。皮质深面的白质称**小脑髓质**。髓质内埋有 4 对灰质团块，称**小脑核**，其中最大者为**齿状核**。

3. 小脑的功能　小脑主要是一个与运动调节有关的中枢，其主要功能是维持身体平衡、调节肌张力和协调随意运动。小脑损伤时，平衡失调，站立不稳，走路时抬腿过高，迈步过大；取物时，过度伸开手指；令患者做指鼻试验等，动作不准确，临床上称**"共济失调"**。

（三）间脑

间脑位于中脑和端脑之间，大部分被大脑半球掩盖。间脑内的腔隙称**第三脑室**。间脑主要包括背侧丘脑、下丘脑、后丘脑。

1. 背侧丘脑　又称丘脑，是一对卵圆形的灰质块，位于间脑的背侧（图 11-9）。

背侧丘脑被一"Y"形的白质板分隔为三个核群，即前核群、内侧核群和外侧核群。

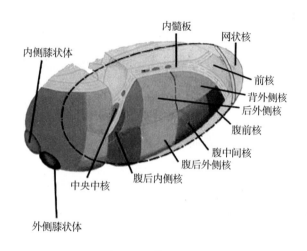

图 11-9　背侧丘脑

背侧丘脑腹后核有感觉传导通路的第 3 级神经元胞体，是感觉传导通路的"中继核"。接受内侧丘系、脊丘系和三叉丘系的纤维，发出纤维组成丘脑皮质束（丘脑中央辐射），上传到大脑皮质的躯体感觉中枢。一般认为痛觉在背侧丘脑即开始产生。一侧背侧丘脑损伤，常见的症状是对侧半身感觉丧失、痛觉过敏或伴有剧烈的自发疼痛。

2. 下丘脑　位于背侧丘脑的前下方（图 11-10）。

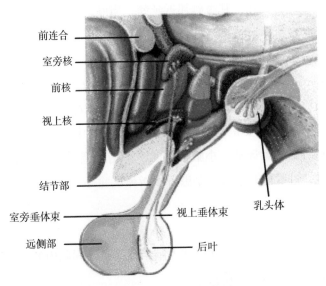

前连合
室旁核
前核
视上核
结节部
室旁垂体束
远侧部
视上垂体束
后叶
乳头体

图 11-10　下丘脑的主要核团

在脑底面，从前至后有**视交叉**、**灰结节**、**漏斗**、**垂体**和**乳头体**。视交叉前连视神经，向后延为视束。视交叉后方是灰结节，灰结节向下方延续为漏斗，漏斗下端连垂体。灰结节后方的一对圆形隆起是乳头体。

下丘脑内含有许多核团，主要有位于视交叉背外侧的视上核和第三脑室侧壁上部的室旁核。

视上核位于视交叉上方，分泌加压素；室旁核位于第三脑室侧壁内，分泌催产素。视上核和室旁核分泌的激素，经各自神经元的轴突，经漏斗直接输送到神经垂体，由垂体释放于血液。

下丘脑是调节内脏活动和内分泌活动的皮质下中枢，对体温、摄食、生殖、水盐代谢等起着重要的调节作用，同时也参与睡眠和情绪反应活动等。

3. 后丘脑　位于背侧丘脑后侧外下方的两对小隆起，分别称内侧膝状体和外侧膝状体。它们分别是听觉和视觉传导通路的中继站。

（四）端脑

端脑通常又称大脑，由左、右大脑半球构成。左右大脑半球之间的裂隙为**大脑纵裂**，裂底有连结两半球的横行纤维，称**胼胝体**。大脑和小脑之间有**大脑横裂**。

1. 大脑半球的外形　大脑半球可分为上外侧面、内侧面和下面。大脑半球表面凹凸不平，有许多深浅不一的沟，沟与沟之间的隆起，称**大脑回**。

（1）大脑半球的分叶　大脑半球借**中央沟**、**外侧沟**和**顶枕沟**分为 5 个叶（图 11-11）。

中央沟在半球上外侧面，自半球上缘中点稍后，向下前斜行，几乎达外侧沟。外侧沟位于半球的上外侧面，此沟较深，由前向后斜行。顶枕沟位于半球内侧面的后部，由前下向后上，并略转至半球上外侧面。额叶在外侧沟以上和中央沟之前；顶叶在中央沟与顶枕沟之间；枕叶在顶枕沟以后；颞叶在外侧沟以下；岛叶在外侧沟的深处。

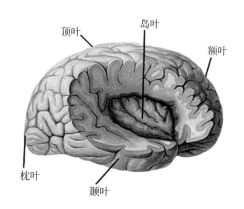

图 11-11　大脑半球的分叶

（2）大脑半球上外侧面的主要沟和回（图 11-12）

1）额叶：在中央沟的前方有一条与之平行的中央前沟，两者之间为**中央前回**。自中央前沟向前，有上、下两条平行的沟，为**额上沟**和**额下沟**，两沟将额叶皮质自上而下分为**额上回**、**额中回**和**额下回**。

2）顶叶：在中央沟后方有一条与其平行的中央后沟，两沟之间为**中央后回**。

3）颞叶：外侧沟下方有一条平行的沟，称**颞上沟**。颞上沟上方的回，称**颞上回**。于外侧沟深处的颞上回上壁上，有几条短而横行的脑回，称**颞横回**。

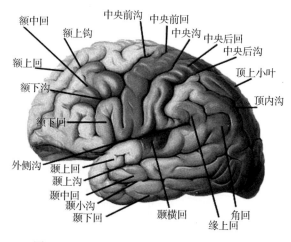

图 11-12　大脑半球上外侧面的主要沟和回

（3）大脑半球内侧面的主要沟和回（图 11-13）　在间脑上方有联络两侧大脑半球的胼胝体。胼胝体与半球上缘之间，有一略与两者平行的沟，称**扣带沟**，胼胝体上方的大脑回称扣带回。扣带回中部的上方，有中央前回和中央后回自半球上外侧面延续到半球内侧面的部分，称**中央旁小叶**。

从胼胝体的后方，有一条向后走向枕叶后端的深沟，称**距状沟**。距状沟的前下方，有一自枕叶向前伸向颞叶的沟，称**侧副沟**。侧副沟内侧的大脑回，称**海马旁回**。海马旁回的前端向后弯曲的部分，称为**钩**。

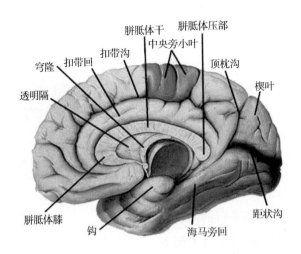

图 11-13 大脑半球内侧面的主要沟和回

扣带回、海马旁回和钩，几乎呈环形围于大脑半球与间脑交界处的边缘，故合称**边缘叶**。

（4）大脑半球的下面 在额叶的下面前内侧有一椭圆形的**嗅球**，内有嗅球细胞，接受嗅神经的纤维。它的后端变细为嗅束，嗅束向后扩大为**嗅三角**（图 11-14）。

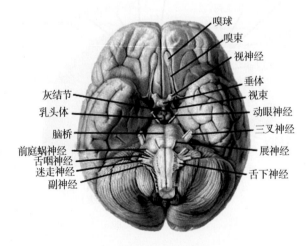

图 11-14 大脑半球的下面

2. 大脑半球的内部结构 大脑半球表面的一层灰质，称**大脑皮质**，皮质的深处为白质，又称**大脑髓质**。白质内埋有灰质团块，称**基底核**。两半球内的腔隙，称**侧脑室**（图 11-15）。

（1）大脑皮质及其功能定位 大脑皮质由大量的神经元、神经胶质细胞和神经纤维所构成，是神经系统的高级中枢。在大脑的不同皮质区具有不同的功能，临床上将这些具有一定功能的皮质区称大脑皮质的功能定位，又称中枢。

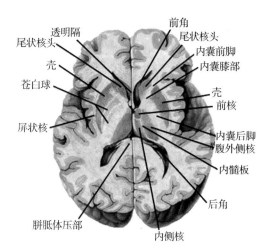

图 11-15　大脑水平切面

大脑皮质重要的中枢有：

1）躯体运动中枢：主要位于中央前回和中央旁小叶前部。特点：①交叉管理，一侧的躯体运动中枢管理对侧半身的骨骼肌运动。②上下倒置，头面部不倒置。③投射区大小与运动的精细程度正相关。

2）躯体感觉中枢：主要位于中央后回及中央旁小叶后部，特点同躯体运动中枢。（图 11-16）

3）视觉中枢：位于枕叶内侧面距状沟两侧的皮质。

4）听觉中枢：位于颞横回。

人类的左右大脑半球已高度分化，左侧大脑半球与思维、语言和数学分析等密切相关；右侧大脑半球对于空间、音乐、美术等方面的辨别，则优于左侧大脑半球。左、右半球各有优势，它们互相协调和配合完成各种高级精神活动。

（2）基底核　是埋藏在大脑底部白质内的灰质核团，包括尾状核、豆状核和杏仁体等。尾状核与豆状核合称纹状体（图 11-17）。

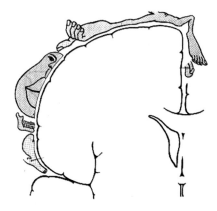

图 11-16　人体各部在躯体感觉中枢的定位

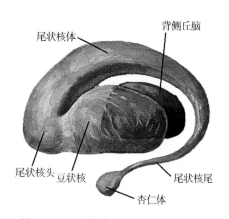

图 11-17　纹状体和背侧丘脑示意图

1）尾状核：长而弯曲，蜷伏在背侧丘脑之上，终端连结杏仁体。

2）豆状核：位于背侧丘脑的外侧，内侧部色泽较浅，称苍白球，是纹状体中古老的部分，又称为旧纹状体。外侧部分色泽较深，称为壳。豆状核的壳和尾状核在进化上较新，合称为新纹状体。

纹状体是人类锥体外系的重要组成部分，具有协调各肌群间的运动和调节肌张力等功能。

3）杏仁体：在海马旁回钩内，与尾状核尾相连。杏仁体为边缘系统的皮质下中枢，与调节内脏活动和情绪等功能有关。

（3）大脑白质　又称大脑髓质，由大量的神经纤维构成，可分为三类。

1）连合纤维：是连接左、右大脑半球皮质的横行纤维，其主要为胼胝体。

2）联络纤维：为同侧半球皮质各部相互联系的纤维。

3）投射纤维：是大脑皮质与皮质下各结构之间的上、下行纤维，大部分都经过内囊。

内囊是位于尾状核、背侧丘脑与豆状核之间的白质区，内有上通下达的神经纤维束。在大脑半球的水平切面上，呈"><"形，可分为内囊前肢、内囊膝和内囊后肢三部分。内囊前肢位于尾状核与豆状核之间。内囊后肢较长，在豆状核与背侧丘脑之间，内有皮质脊髓束、丘脑皮质束（丘脑中央辐射）、视辐射和听辐射。前、后肢相接部，称内囊膝，内有投射纤维皮质核束（皮质脑干束）（图11-18）。

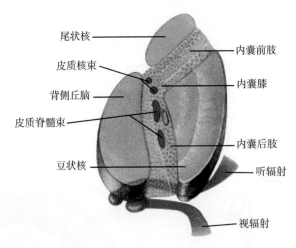

图 11-18　内囊模式图

当一侧内囊损伤时，患者会出现对侧偏身运动障碍（因皮质脊髓束、皮质核束受损）、对侧偏身感觉丧失（因丘脑皮质束受损）和对侧视野偏盲（因视辐射受损），即所谓的"三偏"综合征。

边缘系统是由边缘叶及与其联系密切的皮质下结构，如杏仁体、下丘脑等共同组成。

它不仅与嗅觉有关，更主要的是与内脏活动、情绪行为和记忆等密切相关，故又称内脏脑。

第三节　脑和脊髓的被膜、血管及脑脊液循环

一、脑和脊髓的被膜

脑和脊髓的外面包有三层被膜，从外向内依次为**硬膜**、**蛛网膜**和**软膜**（图 11-19）。

它们对脑和脊髓有支持及保护作用。脑和脊髓的三层被膜均在枕骨大孔处互相移行。

（一）硬膜

硬膜厚而坚韧，位于三层被膜的最外层。其中包被脊髓的部分称硬脊膜，包被脑的部分称硬脑膜。

1. 硬脊膜　由致密结缔组织构成，呈管状包被脊髓。其上端附于枕骨大孔的边缘，并与硬脑膜相连续。下部从第 2 骶椎水平向下逐渐变细，包裹终丝，末端附于尾骨。硬脊膜与椎管内面骨膜之间的窄隙，称硬膜外隙，内含静脉丛、淋巴管、疏松结缔组织和脂肪，此隙略呈负压，有脊神经根通过。临床上进行硬膜外麻醉，就是将药物注入此隙，以阻滞脊神经根内的神经传导。

2. 硬脑膜　硬脑膜包被于脑的表面，与硬脊膜相比，硬脑膜有如下特点（图 11-20）。

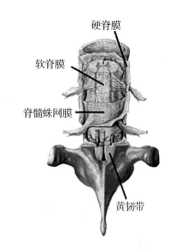

图 11-19　脊髓的被膜

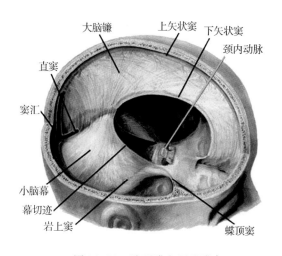

图 11-20　脑硬膜和硬脑膜窦

（1）硬脑膜由内、外两层构成，外层为颅骨内面的骨膜，兼具脑膜的作用，内层较厚，硬脑膜的血管神经行于两层之间。

硬脑膜与颅底骨连结紧密，当颅底骨折时，易将硬脑膜及蛛网膜同时撕裂，导致脑脊液外漏；硬脑膜与颅盖骨连结较疏松，故颅顶骨折时，可因硬脑膜血管破裂，形成硬膜外血肿。

（2）硬脑膜内层在某些部位折叠形成板状结构，伸入大脑的某些裂隙内，对脑有固定和承托作用，其中重要的有：①大脑镰：形似镰刀，伸入大脑纵裂内。②小脑幕：伸入大脑横裂内。小脑幕的前缘游离，呈一弧形切迹，**称小脑幕切迹**。小脑幕切迹前邻中脑；上方的两侧邻海马旁回和钩。当小脑幕上方发生颅脑损伤引起颅内压增高时，海马旁回和钩可被挤入小脑幕切迹内，压迫中脑的大脑脚和动眼神经，临床上称为**小脑幕切迹疝**。

3. **硬脑膜窦**　硬脑膜在某些部位两层分开，形成含静脉血的腔隙，**称硬脑膜窦**。主要的硬脑膜窦有以下几种。

（1）**上矢状窦**：位于大脑镰的上缘内。

（2）**下矢状窦**：位于大脑镰的下缘内。

（3）**横窦和乙状窦**：横窦位于小脑幕的后缘内（位于横窦沟内），其外侧端向前续乙状窦（位于乙状窦沟内）；乙状窦向前下经颈静脉孔续为颈内静脉。

（4）**直窦**：位于大脑镰和小脑幕结合处。

（5）**窦汇**：位于横窦、上矢状窦和直窦汇合处。

（6）**海绵窦**：位于蝶骨体的两侧，为硬脑膜两层间的不规则腔隙。海绵窦内有颈内动脉、动眼神经、滑车神经、展神经及三叉神经的眼神经和上颌神经通过。海绵窦向前经眼静脉与面静脉相交通。因此，面部感染可经上述途径蔓延到颅内海绵窦，波及窦内结构，产生相应症状。硬脑膜窦血液的流注关系如下。

```
上矢状窦 ─────────────┐
下矢状窦 ──→ 直窦 ──→ 窦汇 ──→ 横窦 ──→ 乙状窦 ──→ 颈内静脉
海绵窦 ──────────────────────────────────┘
```

（二）蛛网膜

蛛网膜位于硬膜的深面，薄而透明，无血管和神经。

蛛网膜与软膜之间的间隙称蛛网膜下隙。脊髓的蛛网膜下隙与脑的蛛网膜下隙相连通。蛛网膜下隙内充满脑脊液。

蛛网膜下隙在某些部位扩大，**称蛛网膜下池**。较大的蛛网膜下池有小脑延髓池和终池。小脑延髓池，位于小脑与延髓之间；终池在脊髓末端与第 2 骶椎水平之间。临床上可经枕骨大孔进针做小脑延髓池穿刺，抽出脑脊液。终池内无脊髓而只有马尾、终丝和脑脊液，故临床上常在此处做腰椎穿刺，抽出脑脊液或注入药物。

脑蛛网膜在上矢状窦附近形成许多细小的突起，突入上矢状窦内，称**蛛网膜粒**。蛛网膜下隙内的脑脊液经蛛网膜粒渗入上矢状窦，流入静脉。

（三）软膜

软膜紧贴在脊髓和脑的表面，富有血管，在脑室的一定部位，软脑膜及其毛细血管与脑室壁上皮一起突入脑室，形成脉络丛，脑脊液即由此产生。

二、 脑室及脑脊液循环

（一）脑室

脑室是脑中的腔隙，包括左侧脑室、右侧脑室、第三脑室和第四脑室。脑室腔内充满脑脊液，每个脑室内均有脉络丛（图11-21）。

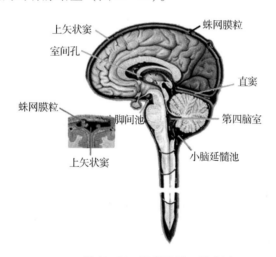

图 11-21　脑脊液循环模式图

1. 侧脑室　左、右各一，分别位于左、右大脑半球内，并延伸到各个叶内。两个侧脑室各自经左、右室间孔与第三脑室相通。

2. 第三脑室　是间脑内的矢状位裂隙，位于两侧背侧丘脑及下丘脑之间，向上外方经室间孔与侧脑室相通，向后下方借中脑水管与第四脑室相通。

3. 第四脑室　位于延髓、脑桥与小脑之间。室底即前述的菱形窝，室顶形如帐篷，朝向小脑。在第四脑室顶下部，靠近菱形窝下角处有一孔，称第四脑室正中孔，靠近菱形窝两个侧角处各有一孔，称第四脑室外侧孔。它们皆与蛛网膜下隙相交通。第四脑室向上通中脑水管，向下通脊髓中央管。

（二）脑脊液及其循环

脑脊液是无色透明的液体，由脉络丛产生，充满于脑室系统、脊髓中央管和蛛网膜下隙中，起缓冲、保护、营养、运输代谢产物及维持正常颅内压的作用。脑脊液总量在成人约为150mL，处于不断产生、循环和回流的平衡状态。其循环途径为：由左、右侧脑室脉络丛产生的脑脊液，经左、右室间孔流入第三脑室，与第三脑室脉络丛产生的脑脊液一起经中脑水管流入第四脑室，再与第四脑室脉络丛产生的脑脊液一起经第四脑室正中孔和两个外侧孔流入蛛网膜下隙。然后，脑脊液沿蛛网膜下隙流向大脑背面，经蛛网膜粒渗透到硬脑膜窦（主要是上矢状窦）内，回流入血液中（图11-21）。

如果脑脊液循环途径中发生阻塞，可导致脑积水和颅内压升高，使脑组织受压迫发生移位，甚至出现脑疝而危及生命。

脑脊液循环途径见如下。

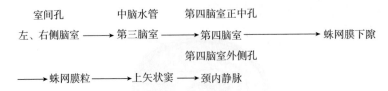

三、 脑和脊髓的血管

（一）脑的血管

1. 脑的动脉 脑的动脉来源于颈内动脉和椎动脉（图11-22）。颈内动脉分支营养大脑半球的前2/3和间脑前部。椎动脉营养大脑半球的后1/3、间脑后部、脑干和小脑。营养大脑半球的动脉分支可分为皮质支和中央支。皮质支主要分布于大脑的皮质和浅层髓质，中央支穿入实质内，营养深部的髓质（包括内囊）、间脑和基底核等处。

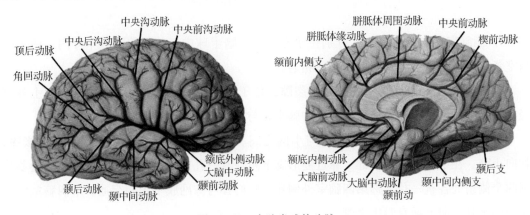

图11-22 大脑半球的动脉

（1）颈内动脉 起自颈总动脉，经颈动脉管入颅腔。颈内动脉主要分支如下。

大脑前动脉自颈内动脉发出后向前内方进入大脑纵裂内，然后沿胼胝体的背侧向后行。皮质支分布于额、顶叶的内侧面及两叶上外侧面的边缘部；中央支发自近侧段，主要营养尾状核及豆状核前部。

大脑中动脉是颈内动脉干的直接延续，沿大脑外侧沟向后上走行。皮质支分布于大脑半球上外侧面的大部；中央支垂直向上进入脑实质，分布于尾状核、豆状核和内囊等处。在患有高血压动脉硬化的患者，分布于内囊的中央动脉容易破裂出血，导致严重的脑溢血，因此有"易出血动脉"之称（图11-23）。

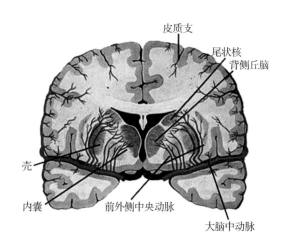

图 11-23 大脑中动脉的皮质支和中央支

（2）椎动脉 起自锁骨下动脉，穿第6~1颈椎横突孔，经枕骨大孔入颅腔行于延髓腹侧，在脑桥下缘，左、右椎动脉合成1条基底动脉。基底动脉沿脑桥基底沟上行至脑桥上缘，分为2条大脑后动脉。

椎动脉和基底动脉沿途发出分支，分布于脊髓、延髓、脑桥、小脑和内耳等处。

大脑后动脉是基底动脉的终支，绕大脑脚向后，行向颞叶下面和枕叶的内侧面。其皮质支分布于大脑半球颞叶的内侧面、下面和枕叶，中央支分布于后丘脑和下丘脑等处。

（3）**大脑动脉环** 又称Willis环，由前交通动脉、两侧大脑前动脉起始段、两侧颈内动脉末端、两侧后交通动脉和两侧大脑后动脉起始段，在颅底中央形成一动脉环。此环使颈内动脉与椎-基底动脉沟通。当某一动脉血流减少或阻塞时，血液可经此环重新分配，得到一定的代偿（图11-24）。

2. 脑的静脉 脑静脉不与动脉伴行，可分为浅、深两种。浅静脉位于脑的表面，收集皮质及皮质下髓质的静脉血；深静脉收集大脑深部的静脉血。两种静脉均注入附近的硬脑膜窦。

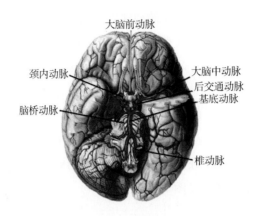

图 11-24　脑底面的动脉

（二）脊髓的血管

1. 脊髓的动脉　脊髓的动脉血液供应有两个来源：一个是脊髓前、后动脉，另一个来自一些节段性动脉（肋间后动脉和腰动脉等）的脊髓支（图 11-25）。

脊髓前动脉和脊髓后动脉均发自椎动脉。脊髓前动脉沿前正中裂下行至脊髓末端。脊髓后动脉为左、右两条，各沿脊髓后外侧沟下行。

脊髓前、后动脉在下行的过程中，有来自肋间后动脉和腰动脉的脊髓支补充，以保障脊髓有足够的血供。

2. 脊髓的静脉　脊髓的静脉与动脉伴行，大部分注入硬膜外隙内的椎静脉丛。

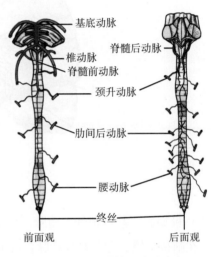

图 11-25　脊髓的动脉及分支

第四节　周围神经系统

周围神经系统是神经系统的组成部分，包括除脑和脊髓之外的神经部分。周围神经可通过感觉神经向脑和脊髓传递来自人体各部的各种感觉信号（传入神经），同时也能通过运动神经将来自中枢的运动信号传送至人体的各种效应器（传出神经），从而引发各种类型的运动。显然，周围神经系统并非独立，为了叙述和学习的方便，在形态上一般可区分为脊神经、脑神经和内脏神经。脊神经连于脊髓，主要分布于躯干和四肢；脑神经连于脑，主要分布于头、面部；内脏神经通常借助脊神经和脑神经分别与脊髓和脑相连，主要分布于内脏器官、心血管和腺体。

一、 脊神经

（一）概述

1. 脊神经的构成、分部和纤维成分（图 11-26）　脊神经连于脊髓，共 31 对，每对脊神经借前根和后根的根丝连于脊髓的前外侧沟和后外侧沟。前根运动性，后根感觉性，两者在椎间孔处汇合成脊神经，因此为混合性。在椎间孔附近脊神经后根有椭圆形膨大，称**脊神经节**。31 对脊神经中包括颈神经 8 对、胸神经 12 对、腰神经 5 对、骶神经 5 对和尾神经 1 对。第 1 对颈神经干在枕骨与寰椎之间穿出椎管，第 2~7 对颈神经干均通过同序数颈椎上方的椎间孔穿出，第 8 对颈神经在第 7 颈椎下方的椎间孔穿出；12 对胸神经干和 5 对腰神经干都通过相应椎骨下方的椎间孔穿出；第 1~4 对骶神经经同序数的骶前、后孔穿出，第 5 对骶神经和尾神经由骶管裂孔穿出。

每一对脊神经都是混合性神经，含有 4 种纤维。①躯体感觉纤维，始于脊神经节的假单极神经元，其中枢突组成后根入脊髓；周围突加入脊神经，分布于皮肤、骨骼肌和关节等，将躯体的感觉冲动传向中枢。②内脏感觉纤维，来自于脊神经节的假单极神经元，其中枢突组成后根入脊髓；周围突分布于内脏、心血管和腺体的感受器等，将内脏的感觉冲动传向中枢。③躯体运动纤维，由脊髓灰质的前角运动神经元的轴突组成，分布于躯干和四肢的骨骼肌。④内脏运动纤维，由脊髓灰质的胸、腰部侧角和骶副交感核运动神经元的轴突组成，分布于平滑肌、心肌和腺体。

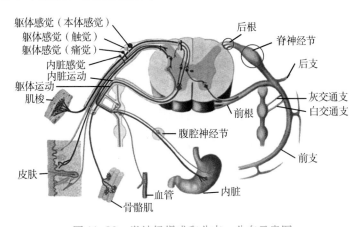

图 11-26　脊神经组成和分支、分布示意图

2. 脊神经的分支　脊神经干很短，穿出椎间孔后立即分为 4 支即前支、后支、脊膜支和交通支。

（1）前支　粗大，混合性，分布于躯干前外侧和四肢的肌肉和皮肤。在人类，胸神经前支保持着明显的节段性走行和分布，其余各部的前支分别交织成丛，即颈丛、臂丛、腰丛和骶丛等。由丛再发出分支分布于相应的部位。

（2）后支　较细，混合性，经相邻椎骨横突之间或骶后孔向后行走，都有肌支和皮支。肌支分布于项、背及腰、骶部深层肌，皮支分布于枕、项、背、腰、臀部的皮肤，其分布有明显的节段性。其中，第 2 对颈神经后支的皮支粗大，称枕大神经，穿斜方肌腱达皮下，分布于枕、项部的皮肤。第 1 ~ 3 对腰神经后支的皮支，主要分布于臀上部的皮肤，称臀上皮神经。第 1 ~ 3 对骶神经后支的皮支分布于臀中区的皮肤称臀中皮神经。

（3）脊膜支　细小，经椎间孔返回椎管，分布于脊髓的被膜、脊柱的韧带和椎间盘等处。

（4）交通支　为连于脊神经与交感干之间的细支。其中发自脊神经连至交感干的称白交通支；而来自交感干连于每条脊神经的称灰交通支（详见内脏神经）。

下面主要叙述脊神经前支及其各丛的分支、分布。

（二）颈丛

1. 颈丛的组成和位置　由第 1 ~ 4 颈神经的前支和第 5 颈神经前支的一部分组成，位于胸锁乳突肌上部的深面，中斜角肌和肩胛提肌起始处的前方。

2. 颈丛的主要分支　颈丛的分支包括浅支、深支和与其他神经的交通支。浅支由胸锁乳突肌后缘中点附近穿出后散开行向一侧颈部皮肤。因其浅出部位位置表浅，纤维集中，故临床上颈部表浅手术时，常在各皮支集中浅出处进行阻滞麻醉。主要的分支有以下几种（图 11-27）。

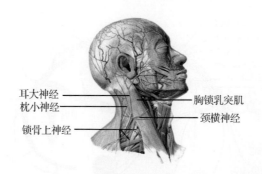

图 11-27　颈丛皮支分布

（1）枕小神经（C2）　沿胸锁乳突肌后缘上升，分布于枕部及耳郭背面上部的皮肤。

（2）耳大神经（C2 ~ C3）　沿胸锁乳突肌表面向耳垂方向上行，至耳郭及其附近的皮肤。

（3）颈横神经（C2 ~ C3）　横过胸锁乳突肌浅面向前行，分布于颈前部皮肤。常与面神经有交通支。

（4）锁骨上神经（C3～C4） 有 2～4 支辐射状行向外下方和下外侧，分布于颈侧部、胸壁上部和肩部的皮肤。

颈丛深支主要支配颈部深肌、舌骨下肌群、肩胛提肌和膈。

（5）膈神经（C3～C5） 属混合性，是颈丛中最重要的分支（图 11-28）。先在前斜角肌上端的外侧，继而沿该肌前面下降至其内侧，在锁骨下动静脉之间经胸廓上口进入胸腔，再与心包膈血管伴行，经过肺根前方，

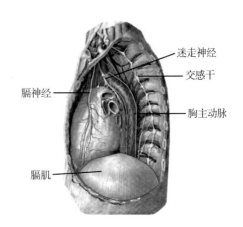

图 11-28 膈神经

在心包的外侧面下行达膈肌。膈神经的运动纤维支配膈肌的运动，感觉纤维分布于胸膜、心包和膈下面的部分腹膜。一般认为，右膈神经的感觉纤维还分布到肝、胆囊和肝外胆道的浆膜等。若膈神经受刺激时，可导致膈肌痉挛性收缩，引起呃逆。若一侧膈神经损伤可致同侧半膈肌瘫痪，腹式呼吸减弱或消失，严重时可引起窒息感。

（三）臂丛

1. **臂丛的组成和位置** 由第 5～8 颈神经前支和第 1 胸神经前支的大部分纤维组成，先穿斜角肌间隙向外侧，继而经锁骨中段后方向外下进入腋窝。组成臂丛的 5 个神经根反复分支组合，在腋窝内最后形成 3 束纤维，它们从内、外、后三面包围腋动脉，分别称为臂丛内侧束、臂丛外侧束和臂丛后束（图 11-29）。臂丛在锁骨中点后方穿斜角肌间隙处比较集中，位置浅表，常作为臂丛阻滞麻醉的定位标志。

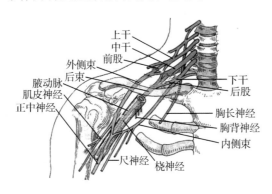

图 11-29 臂丛组成模式图

2. **臂丛的主要分支** 臂丛的分支主要分布于胸上肢肌、上肢带肌、背浅部肌（斜方肌除外）及上肢的肌、关节、骨和皮肤。可按其发出的部位分为锁骨上分支和锁骨下分支。锁骨上分支多是一些短的肌支，例如，胸长神经（C5～C7）（图 11-30）经臂丛后方

行向外下至前锯肌表面，支配该肌和乳房外侧份。锁骨下分支分别发自臂丛的 3 个束，主要分支有以下几种（图 11-30）。

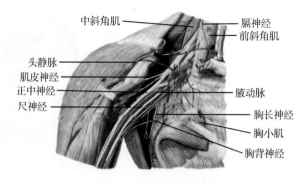

图 11-30　臂丛及其分支

（1）胸背神经（C6～C8）　起自臂丛后束，沿肩胛骨外侧缘伴肩胛下血管下降，支配背阔肌。乳腺癌根治术清除腋淋巴结群时，注意勿损伤此神经。

（2）肌皮神经（C5～C7）　自臂丛外侧束发出后，向外斜穿喙肱肌，经肱二头肌和肱肌之间下行，发出肌支支配喙肱肌、肱二头肌和肱肌这三块肌。其终支在肘关节稍下方从肱二头肌外侧穿出深筋膜，称为前臂外侧皮神经，分布至前臂外侧份的皮肤（图 11-31）。

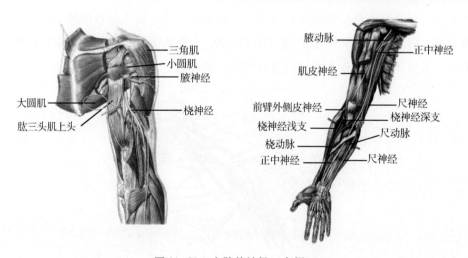

图 11-31　上肢的神经（右侧）

（3）**尺神经**（C8～T1）　发自臂丛内侧束，在臂部先与肱动脉及正中神经伴行，位于肱动脉内侧下行至臂中份，继而向后下穿过内侧肌间隔至臂后区内侧，下行至内上髁后下方的尺神经沟。再向下穿过尺侧腕屈肌起端转至前臂前内侧，继而于尺侧腕屈肌和指深屈肌之间、尺动脉的内侧下降，在桡腕关节上方发出较细的手背支后，主干于豌豆骨的桡侧下行，经屈肌支持带的浅面进入手掌。尺神经在臂部没有分支。

尺神经皮支：①手背支分布于手背尺侧半和小指、环指及中指尺侧半背面的皮肤。②手掌支分布于小鱼际、小指和环指尺侧半掌面的皮肤。尺神经肌支：①在前臂上部发出肌支分布至尺侧腕屈肌和指深屈肌的尺侧半。②深支支配小鱼际肌、拇收肌、骨间掌侧肌、骨间背侧肌及第3、4蚓状肌（图11-32）。

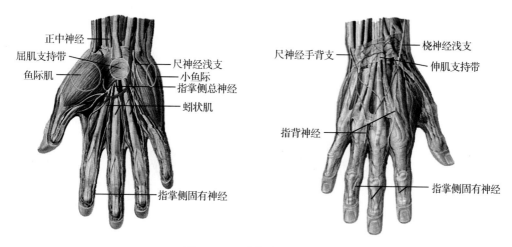

图 11-32　手的神经（右侧）

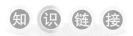

桡、尺、正中神经损伤的手形和皮肤感觉障碍区（图11-33）

尺神经在肱骨内上髁后方的尺神经沟，位置表浅，此处外伤如骨折，易累及该神经。尺神经损伤后，运动障碍表现为屈腕能力减弱，拇指内收能力消失，环指、小指的末节指不能屈，小鱼际肌萎缩，骨间肌萎缩，各指不能互相靠拢，各掌指关节过伸，呈现"爪形手"体征。感觉障碍以小指侧最为显著。

桡神经在肱骨桡神经沟内紧贴肱骨的骨面，当肱骨中段或中、下1/3交界处骨折，容易累及桡神经。桡神经损伤后，主要运动障碍是前臂伸肌瘫痪，表现为抬前臂时呈"垂腕"体征。感觉障碍以第1、2掌骨间隙背面皮肤最为明显。桡骨颈骨折时，可伤及桡神经深支，主要表现为伸腕能力弱和不能伸指等症状。

正中神经在臂部主干损伤，可累及全部分支，引起前臂屈腕能力明显减弱，不能旋前，鱼际肌萎缩，不能对掌，拇、食、中指不能屈曲，手掌平坦呈"猿手"。感觉障碍以拇、食、中指的掌面最为显著。

正中神经与尺神经合并损伤时，由于鱼际肌和小鱼际肌、骨间肌、蚓状肌全部萎缩，手掌变平坦，呈现典型"猿手"体征。

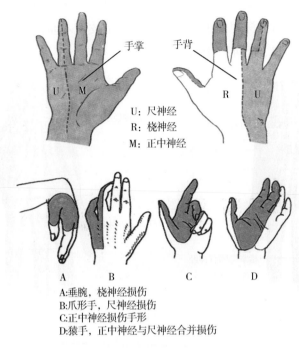

A:垂腕，桡神经损伤
B:爪形手，尺神经损伤
C:正中神经损伤手形
D:猿手，正中神经与尺神经合并损伤

图 11-33　手皮肤的神经分布

（4）**桡神经**（C5～T1）　是发自臂丛后束的一条粗大神经，在腋腔内位于腋动脉的后方，并向外下与肱深动脉伴行，先经肱三头肌长头与内侧头之间，然后沿桡神经沟绕肱骨中段背侧旋向下外，在肱骨外上髁上方穿经外侧肌间隔，至肱桡肌与肱肌之间，继而向下行于肱肌与桡侧腕长伸肌之间。

桡神经在臂部自主干发出：①皮支：臂后皮神经，分布于臂背面皮肤；臂外侧下皮神经，分布于臂下外侧皮肤；前臂后皮神经，分布于前臂背面皮肤。②肌支：支配肱三头肌、肱桡肌和桡侧腕长伸肌。

桡神经在肱骨外上髁前方分为浅支和深支：①桡神经浅支为皮支，自肱骨外上髁前外沿桡动脉外侧下降，在前臂中、下 1/3 交界处转向背面，并下行至手背，分成 4～5 支指背神经分布于手背桡侧半和桡侧两个半手指近节背面的皮肤。②深支较粗大，主要为肌支，经桡骨颈外侧穿旋后肌至前臂后面，在前臂伸肌群的浅深层之间下行，沿途发出分支支配前臂的伸肌。

（5）**正中神经**（C6～T1）　由臂丛内侧束的内侧根和外侧束的外侧根在腋动脉前方

向下汇合成正中神经干。正中神经先沿肱二头肌内侧沟下行，并由外侧向内侧跨过肱动脉的浅面与血管一起下降至肘窝。之后穿旋前圆肌及指浅屈肌腱弓，继而向下行于前臂正中，位于指浅、深屈肌之间达腕部。从桡侧腕屈肌腱和掌长肌腱之间进入腕管，在掌腱膜深面到达手掌。

正中神经在臂部无分支，在肘部和前臂发出许多肌支，支配除肱桡肌、尺侧腕屈肌和指深屈肌尺侧半以外的所有前臂的屈肌和旋前肌。在屈肌支持带下方的桡侧，由正中神经外侧缘发出一粗短的返支，行于桡动脉掌浅支的外侧并向外侧进入鱼际，分布于拇收肌以外的鱼际肌。在手掌正中神经发出数支指掌侧总神经，下行至掌骨头附近，指掌侧总神经又分为两支指掌侧固有神经，沿手指的相对缘至指尖，分布于第1、2蚓状肌及掌心、鱼际、桡侧3个半指的掌面，以及其中节和远节手指背面的皮肤。

（6）腋神经（C5~C6）　在腋窝发自臂丛后束，向后外方走行穿经腋腔后壁的四边孔，绕肱骨外科颈至三角肌深面。肌支支配三角肌和小圆肌。皮支称臂外侧上皮神经，由三角肌后缘穿出，分布于肩部和臂外侧区上部的皮肤。

临床上肱骨外科颈骨折、肩关节脱位等，易累计腋神经受损致三角肌瘫痪，出现不能高举或外展上肢，肩部骨骼耸出，肩部失去圆隆状，呈现"方形肩"体征。因邻近皮神经的重叠分布，感觉障碍不明显。

（四）胸神经前支

胸神经前支共12对。第1~11对各自位于相应的肋间隙中，称肋间神经（图11-34），第12对胸神经前支位于第12肋下方，故名肋下神经。肋间神经在肋间血管的下方，沿各肋沟前行至腋前线附近离开肋骨下缘，行于肋间隙中肋间内、外肌之间。上6对肋间神经肌支主要支配肋间肌，其皮支包括外侧皮支和前皮支，在胸腹壁侧面发出，称外侧皮支，分布于胸侧壁和肩胛区的皮肤，其主干继续前行，到达胸骨侧缘处穿至皮下，称前皮支，分布于胸前壁的皮肤；第7~11对肋间神经和肋下神经斜向前下，行于腹内斜肌与腹横肌之间，并在腹直肌外缘进入腹直肌鞘，分布于腹直肌。下6对肋间神经肌支支配相应的肋间肌和腹肌的前外侧群。其外侧皮支和前皮支主要分布于胸、腹壁的皮肤。胸神经前支在胸、腹壁皮肤的节段性分布最为明显，按神经顺序由上向下依次排列且相对恒定。如T2分布区相当于胸骨角平面，T4相当于乳头平面，T6相当于剑突平面，T8相当于肋弓平面，T10相当于脐平面，T12则分布于脐与耻骨联合连线中点平面（图11-35）。临床上实施椎管内麻醉时，多据此测定麻醉平面的位置，也可据此检查感觉障碍的平面。

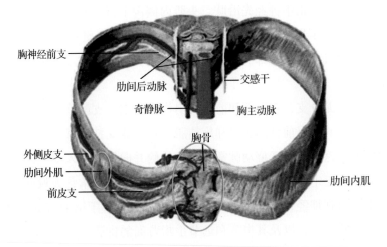

图 11-34　肋间神经走行和分支

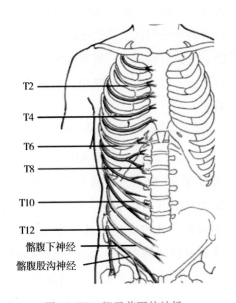

图 11-35　躯干前面的神经

（五）腰丛

1. 腰丛的组成和位置　由第 12 胸神经前支的一部分、第 1～3 腰神经前支和第 4 腰神经前支的一部分组成。第 4 腰神经前支的其余部分和第 5 腰神经前支合成**腰骶干**向下加入骶丛。腰丛位于腹后壁腰大肌深面，腰椎横突前面（图 11-36）。

2. 腰丛的主要分支　腰丛除发出肌支支配髂腰肌和腰方肌外，还发出下列分支分布于腹股沟区及大腿的前部和内侧部（图 11-37）。

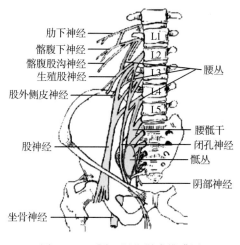

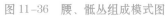

图 11-36　腰、骶丛组成模式图

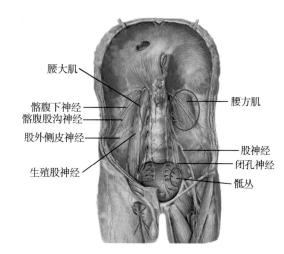

图 11-37　腰丛的主要分支

（1）髂腹下神经（T12、L1）　从腰大肌外侧缘穿出，经肾后面和腰方肌前面行向外下，经髂嵴后份上方进入腹内斜肌和腹横肌之间，继而在腹内斜肌、腹外斜肌之间前行，最后在腹股沟管浅环上方3cm处穿腹外斜肌腱膜至皮下。沿途发出肌支支配腹壁肌下份，其皮支分布于臀外侧部、腹股沟区及下腹部皮肤。

（2）髂腹股沟神经（L1）　自腰大肌外侧缘，髂腹下神经的下方穿出，走行方向与该神经略同，在髂嵴前端附近穿经腹横肌，在腹横肌与腹内斜肌之间前行，向下穿腹股沟管并伴精索（子宫圆韧带），自腹股沟管浅环浅出。其肌支分布于沿途附近的腹壁肌，皮支分布于腹股沟区和阴囊或大阴唇皮肤。

（3）股外侧皮神经（L2～L3）　腰大肌外侧缘穿出，行向前外侧，斜越髂肌表面，达髂前上棘内侧，经腹股沟韧带深面进入股部，穿出深筋膜，分布于大腿前外侧面皮肤。

（4）股神经（L2～L4）　是腰丛中最大的分支，自腰大肌外侧缘发出后，在腰大肌与髂肌之间下行，在腹股沟韧带中点稍外侧，经腹股沟韧带深面、股动脉外侧到达股三角，随即分为数支：①肌支，支配髂肌、耻骨肌、股四头肌和缝匠肌。②皮支，有数条较短的皮支，分布于大腿和膝关节前面的皮肤；最长的皮支称隐神经，伴随股动脉入收肌管下行，至膝关节内侧浅出至皮下后，伴随大隐静脉沿小腿内侧面下行达足内侧缘，沿途分布于膝关节、髌下、小腿内侧面和足内侧缘的皮肤（图11-38）。

股神经损伤后出现屈髋无力，坐位时不能伸小腿，行走困难，股四头肌萎缩，膝跳反射消失，髌骨高高突出于皮下。大腿前面和小腿内侧面皮肤感觉障碍。

（5）闭孔神经（L2～L4）　自腰丛发出后，从腰大肌内侧缘穿出，沿小骨盆内侧壁前行，伴闭孔血管穿闭膜管出小骨盆，分前、后两支，分别从短收肌前、后面进入大腿内侧区。其皮支分布于大腿内侧面的皮肤，肌支支配闭孔外肌、大腿内收肌群。

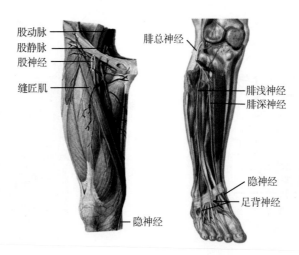

图 11-38　下肢的神经（前面观）

（6）生殖股神经（L1~L2）　自腰大肌前面穿出后，在该肌前面下降。在腹股沟韧带上方分成生殖支和股支。生殖支分布于阴囊（大阴唇）和提睾肌。股支则分布于股三角的皮肤。

（六）骶丛

1. 骶丛的组成和位置　骶丛是全身最大的神经丛，由腰骶干及全部骶神经和尾神经的前支组成。骶丛位于盆腔内，在骶骨及梨状肌的前面，髂血管的后方。

2. 骶丛的主要分支　骶丛分支分布于盆壁、臀部、会阴、股后部、小腿及足部的肌肉和皮肤（图 11-39）。

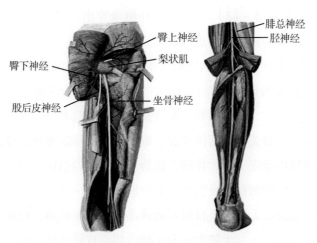

图 11-39　下肢的神经（后面观）

（1）臀上神经（L4~L5，S1）　从骶丛发出后伴臀上动、静脉经梨状肌上孔出盆腔，行于臀中肌、臀小肌间，支配臀中肌、臀小肌和阔筋膜张肌。

（2）臀下神经（L5，S1～S2）　从骶丛发出后伴臀下动、静脉经梨状肌下孔出盆腔，行于臀大肌深面，支配臀大肌。

（3）股后皮神经（S1～S3）　从骶丛发出后出梨状肌下孔，至臀大肌下缘浅出分布于股后区皮肤。

（4）阴部神经（S2～S4）　从骶丛发出后伴阴部内动、静脉出梨状肌下孔，绕坐骨棘穿坐骨小孔进坐骨肛门窝，贴此窝外侧壁向前分支分布于会阴部和外生殖器的肌群和皮肤。

（5）坐骨神经（L4～L5，S1～S3）　是全身最粗大、行程最长的神经，穿梨状肌下孔出盆腔，在臀大肌深面，经坐骨结节与股骨大转子之间连线中点深面进入大腿后部，沿中线经股二头肌长头深面，一般在腘窝上角处分为胫神经和腓总神经。在大腿后部发出肌支支配大腿后群肌。

自坐骨结节与大转子之间的中点到股骨内、外侧髁之间中点的连线的上2/3段，为坐骨神经在股后部的体表投影。坐骨神经痛时，常在此投影线上出现压痛。

1）**胫神经**（L4～L5，S1～S3）：是坐骨神经干的直接延续。于股后区沿中线下行入腘窝，在腘窝内与深部的腘血管伴行向下，在小腿后区比目鱼肌深面伴胫后血管下降，经内踝后方，在屈肌支持带深面分为足底内、外侧神经两终支行向足底。胫神经在腘窝及小腿部沿途发出肌支支配小腿肌后群。足底内侧神经经踇展肌深面，至趾短屈肌内侧前行，分布于足底肌内侧群及足底内侧和内侧三个半脚趾跖面皮肤。足底外侧神经经踇展肌及趾短屈肌深面，至足底外侧向前，分布于足底肌中间群和外侧群，以及足底外侧和外侧一个半脚趾跖面皮肤（图11-40）。

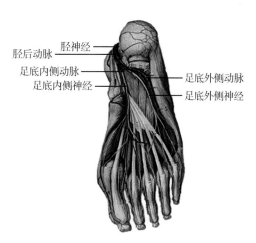

图11-40　足底的神经

2）**腓总神经**（L4～L5，S1～S2）：与胫神经分离后沿股二头肌内侧缘行向下外，绕腓骨颈外侧向前，穿腓骨长肌分为腓浅神经和腓深神经。①腓浅神经自腓总神经分出后，在腓骨长、短肌与趾长伸肌之间下行，其肌支支配腓骨长、短肌，至小腿中、下 1/3 交界处穿深筋膜浅出为皮支，分布于小腿外侧、足背和第 2～5 趾背的皮肤。②腓深神经自腓总神经分出后，经腓骨颈与腓骨长肌间斜向前行，伴行胫前血管，先在胫骨前肌和趾长伸肌间，后在胫骨前肌与踇长伸肌之间下行至足背。分布于小腿肌前群、足背肌及第 1、2 趾背面的相对缘皮肤。

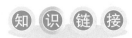

胫神经与腓总神经损伤

胫神经损伤为运动障碍，足内翻力弱，不能跖屈，不能以足尖站立。由于小腿前外侧群肌过度牵拉，致使足呈背屈、外翻位，出现"钩状足"畸形；感觉障碍区以足底面皮肤明显。腓总神经在经腓骨颈处位置表浅，最易受损伤，受损伤后，运动障碍为足不能背屈，趾不能伸，足下垂且内翻，出现"马蹄内翻足"畸形，行走呈"跨阈步态"；感觉障碍主要在小腿外侧面和足背较为明显（图 11-41）。

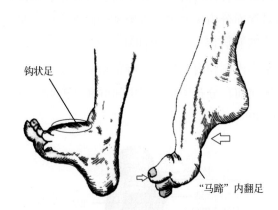

图 11-41 神经损伤后足的畸形

二、 脑神经

（一）概述

1. 脑神经的组成和名称 脑神经是指与脑相连的周围神经，其排列顺序通常用罗马数字表示，共 12 对：Ⅰ嗅神经、Ⅱ视神经、Ⅲ动眼神经、Ⅳ滑车神经、Ⅴ三叉神经、Ⅵ展神经、Ⅶ面神经、Ⅷ前庭蜗神经、Ⅸ舌咽神经、Ⅹ迷走神经、Ⅺ副神经、Ⅻ舌下神经（图 11-42）。

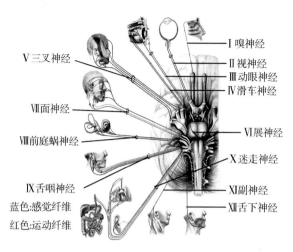

图 11-42　脑神经概况

2. 脑神经的纤维成分　脑神经的成分比脊神经复杂，一般认为含有 7 种纤维成分，为描述方便，本文简单归纳为四种：①躯体感觉纤维：分布于头面部皮肤、肌、肌腱和大部口、鼻腔黏膜和由外胚层分化形成的视器和前庭蜗器等特殊感觉器官。②内脏感觉纤维：分布于头、颈、胸、腹的脏器、味蕾和嗅器。③躯体运动纤维：支配眼球外肌、舌肌和由鳃弓衍化而来的横纹肌，如咀嚼肌、面肌、咽喉肌、胸锁乳突肌和斜方肌等。④内脏运动纤维：支配平滑肌、心肌和腺体。

脑神经与脊神经之间基本方面大致相同，但也存在一些具体差别，主要包括：①脑神经有感觉性（Ⅰ、Ⅱ、Ⅷ）、运动性（Ⅲ、Ⅳ、Ⅵ、Ⅺ、Ⅻ）和混合性（Ⅴ、Ⅶ、Ⅸ、Ⅹ）三种，而每对脊神经都是混合性的。②头部分化出特殊的感觉器，随之出现了与其相联系的Ⅰ、Ⅱ、Ⅷ对脑神经。③脑神经中的内脏运动纤维均属副交感成分，且仅存在于Ⅲ、Ⅶ、Ⅸ、Ⅹ这 4 对脑神经中。而脊神经中的内脏运动纤维主要是交感成分，且每对脊神经中都有，仅在第 2~4 骶神经中含有副交感成分。Ⅲ、Ⅶ、Ⅸ对脑神经中的内脏运动纤维自中枢发出后，先终止于相应的副交感神经节（有 4 对），节内的神经元再发出纤维分布于平滑肌和腺体。与第Ⅹ对脑神经内脏运动纤维相连属的副交感神经节多位于所支配器官的壁旁或壁内。脑神经中的躯体感觉和内脏感觉纤维的胞体绝大多数是假单极神经元，在脑外集聚成感觉神经节，有三叉神经节（Ⅴ）、膝神经节（Ⅶ）、上神经节和下神经节（Ⅸ、Ⅹ），其性质与脊神经节相同。由双极神经元胞体集聚形成的前庭神经节和蜗神经节（Ⅷ）是与平衡觉、听觉传入相关的神经节。

（二）12 对脑神经

┃嗅神经

感觉性神经。由上鼻甲以上和鼻中隔上部黏膜内的嗅细胞中枢突聚集成多条嗅丝（即嗅神经），穿筛孔入颅，进入嗅球传导嗅觉（图11-43）。颅前窝骨折伤及筛板时，可损伤嗅丝和脑膜，造成嗅觉障碍，严重时可形成脑脊液鼻漏。

Ⅱ 视神经

感觉性神经。由视网膜节细胞的轴突，在视神经盘处汇聚穿过巩膜而构成。视神经在眶内行向后内，穿视神经管入颅中窝，于垂体前方连于视交叉，再经视束连于间脑外侧膝状体，传导视觉冲动（图11-44）。

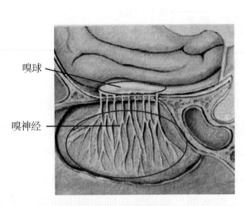

图11-43　嗅神经

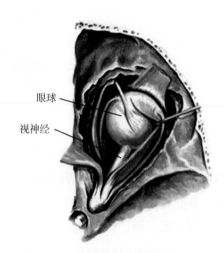

图11-44　视神经

由于视神经是在胚胎发育过程中间脑向外突出形成视器的一部分，故视神经外面包有与3层脑膜分别相延续的3层被膜（即视神经鞘），脑蛛网膜下隙通至视神经周围，直至视神经盘处。因此，颅内压升高时，可导致视神经盘水肿。

Ⅲ 动眼神经

运动性神经，含有躯体运动和内脏运动两种纤维（图11-45）。躯体运动纤维起于中脑动眼神经核，内脏运动纤维属于副交感节前纤维，起于动眼神经副核。动眼神经自中脑腹侧面脚间窝出脑，紧贴小脑幕切迹缘及后床突侧方前行，进入海绵窦外侧壁上部，再经眶上裂入眶，立即分成上、下两支。上支细小，支配上睑提肌和上直肌。下支粗大，支配下直肌、内直肌和下斜肌。下斜肌支分出一小支称睫状神经节短根，由内脏运动纤维（副交感）组成，进入睫状神经节交换神经元后，分布于眼球内的睫状肌和瞳孔括约肌，参与调节反射和瞳孔对光反射。

睫状神经节为副交感神经节，位于视神经与外直肌之间，有副交感、交感、感觉3个根进入此节。其中副交感根即睫状神经节短根，来自动眼神经，在此节交换神经元。节后纤维加入睫状短神经进入眼球，支配睫状肌和瞳孔括约肌。

动眼神经损伤，一侧动眼神经完全损伤，可致所支配的眼肌瘫痪，出现患侧上睑下垂，瞳孔斜向外下方及瞳孔散大，瞳孔对光反射消失等症状。

Ⅳ 滑车神经

运动性神经。滑车神经由滑车神经核发出的躯体运动纤维组成（图11-46）。

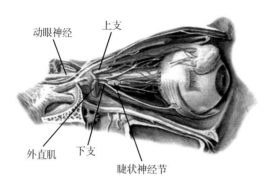

图 11-45　动眼神经

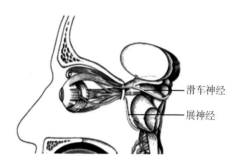

图 11-46　滑车神经、展神经

滑车神经自中脑背侧的下丘下方、中线的两侧出脑，绕大脑脚外侧向前，穿海绵窦外侧壁，向前经眶上裂入眶。滑车神经支配上斜肌。滑车神经损伤，上斜肌瘫痪，患侧眼不能向外下方斜视。

Ⅴ 三叉神经

混合性神经，含有躯体感觉和躯体运动两种纤维（图11-47）。躯体运动纤维始于脑桥三叉神经运动核，组成三叉神经运动根，由脑桥基底部与脑桥臂交界处出脑，位于感觉根下内侧，后进入下颌神经，经卵圆孔出颅，分布于咀嚼肌等。躯体感觉纤维的胞体位于**三叉神经节**内。三叉神经节由假单极神经元组成，位于颞骨岩部尖端的三叉神经压迹处，其中枢突聚集成粗大的三叉神经感觉根，由脑桥基底部与脑桥臂交界处入脑，止于三叉神经脑桥核和三叉神经脊束核；其周围突组成三叉神经三大分支，即眼神经、上颌神经和下颌神经，分布于面部皮肤、眼、口腔、鼻腔、鼻旁窦的黏膜、牙、脑膜等，传导痛、温、触等多种感觉。

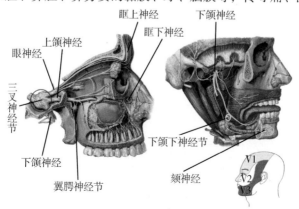

图 11-47　三叉神经

1. 眼神经　感觉性神经。自三叉神经节发出后，穿经海绵窦外侧壁，在动眼神经和滑车神经下方经眶上裂入眶。分支分布于眶、眼球、泪腺、结膜、硬脑膜和部分鼻黏膜，以及额顶部、上睑和鼻背的皮肤。

2. 上颌神经　感觉性神经。自三叉神经节发出后，穿经海绵窦外侧壁，经圆孔出颅入翼腭窝，再经眶下裂入眶，延续为眶下神经。分布于硬脑膜、眼裂和口裂间的皮肤、上颌牙齿，以及鼻腔和口腔黏膜。

3. 下颌神经　混合性神经，3 支中最粗大的 1 支。自卵圆孔出颅后，在翼外肌深面分为前、后两干。前干细小，除发肌支支配咀嚼肌、鼓膜张肌和腭帆张肌外，还分出 1 支颊神经。后干粗大，除分布于硬脑膜、下颌牙及牙龈、舌前 2/3 及口腔底的黏膜（一般感觉）、耳颞区和口裂以下的皮肤外，尚有分支支配下颌舌骨肌和二腹肌前腹。

当一侧三叉神经周围性完全损伤时，感觉障碍表现为同侧面部皮肤及口腔、鼻腔黏膜痛温觉丧失，角膜反射消失；运动障碍表现为患侧咀嚼肌瘫痪，张口时下颌偏向患侧，闭口时患侧咬合无力。临床常见的三叉神经痛可波及整个三叉神经或某一分支的分布范围，可发生在三叉神经任何一支，疼痛部位和范围与受累的三叉神经或某支分布区域一致。

Ⅵ展神经

运动性神经。起于脑桥展神经核，自延髓脑桥沟中部出脑，前行至颞骨岩部尖端穿入海绵窦内侧壁，经眶上裂入眶，分布于外直肌（图 11-46）。展神经损伤后可致外直肌瘫痪，患侧眼球不能转向外侧，产生内斜视。

Ⅶ面神经

混合性神经。含有四种纤维成分：躯体运动纤维起于脑桥被盖部面神经核，主要支配面肌的运动；内脏运动纤维，属副交感节前纤维，起于脑桥上泌涎核，换元后的节后纤维分布于泪腺、下颌下腺、舌下腺及鼻、腭的黏膜腺，支配腺体的分泌；内脏感觉纤维，即味觉纤维，其胞体位于**膝神经节**，周围突分布于舌前 2/3 黏膜的味蕾，中枢突止于脑干孤束核上部；躯体感觉纤维，传导耳部皮肤的躯体感觉和面部表情肌的本体感觉（图 11-48）。

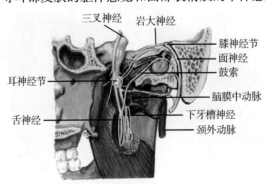

图 11-48　面神经

面神经由两个根组成，一是较大的运动根，另一个是较小的混合根（感觉和副交感纤维），称中间神经，自脑桥延髓沟出脑，进入内耳门后两根合成一干，穿内耳道底进入面神经管，由茎乳孔出颅，向前穿过腮腺到达面部，在面神经管内转折处形成膨大的膝神经节。

1. 面神经管内的分支

（1）鼓索 在面神经出茎乳孔前约6mm处发出，向前上行进入鼓室，继而穿岩鼓裂出鼓室至颞下窝，行向前下并入舌神经。鼓索含两种纤维：味觉纤维随舌神经分布于舌前2/3的味蕾，传导味觉；副交感纤维进入**下颌下神经节**，换元后节后纤维分布于下颌下腺和舌下腺，支配腺体分泌。

（2）岩大神经 含副交感性的分泌纤维，自膝神经节处分出，出岩大神经裂孔前行，穿破裂孔至颅底，与来自颈内动脉交感丛的岩深神经合成翼管神经，穿翼管至翼腭窝，进入**翼腭神经节**。副交感纤维在节内换元后，支配泪腺、腭及鼻黏膜的腺体分泌。

（3）镫骨肌神经 自面神经管下行段上部发出，支配镫骨肌。

2. 面神经管外的分支 面神经出茎乳孔后前行进入腮腺实质，在腺内分支组成腮腺内丛，由丛发分支在腮腺上缘、前缘和下端穿出，呈扇形分布，支配面部表情肌及颈阔肌（图11-49）。

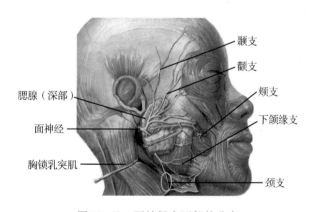

图 11-49 面神经在面部的分支

3. 与面神经相联系的副交感神经节

（1）翼腭神经节 副交感神经节，位于翼腭窝上部，上颌神经下方，为一不规则的扁平小结，有3个根：①副交感根，来自面神经的岩大神经，在节内换元；②交感根，来自颈内动脉交感丛；③感觉根，来自上颌神经的翼腭神经。由翼腭神经节发出一些分支，分布于泪腺、腭和鼻的黏膜，控制腺体的分泌和传导黏膜的一般感觉。

（2）下颌下神经节 副交感神经节，位于下颌下腺和舌神经之间，有3个根：①副交感根，来自鼓索，随舌神经到达此节，在节内交换神经元；②交感根，来自面动脉的交感丛；③感觉根，来自舌神经。自节发出分支分布于下颌下腺和舌下腺，管理腺体的分泌和传导一般感觉。

面神经受损主要表现为面肌瘫痪。具体表现有患侧额纹消失，闭眼困难，鼻唇沟变平坦；笑时口角偏向健侧，不能鼓腮，说话时唾液从口角流出；因眼轮匝肌瘫痪导致闭眼困难，故角膜反射消失；听觉过敏；舌前 2/3 味觉丧失；泌泪障碍引起角膜干燥；泌涎障碍等。

Ⅷ前庭蜗神经

感觉性神经。前庭蜗（位听）神经由前庭神经和蜗神经组成（图 11-50）。

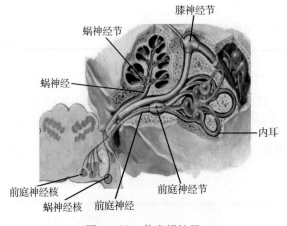

图 11-50　前庭蜗神经

1. 前庭神经　传导平衡觉。其双极神经元的胞体在内耳道底聚集成前庭神经节，周围突穿内耳道底分布于内耳椭圆囊斑、球囊斑和壶腹嵴中的毛细胞，中枢突组成前庭神经，穿内耳道、内耳门入颅，经脑桥延髓沟外侧端入脑，终于脑干的前庭神经核群和小脑等部。

2. 蜗神经　传导听觉。其双极神经元的胞体在内耳蜗轴内聚集成蜗神经节，其周围突分布于内耳螺旋器上的毛细胞，中枢突组成蜗神经，经内耳门入颅，经脑桥延髓沟入脑，终于脑干的蜗神经腹侧、背侧核。

前庭蜗神经损伤后表现为伤侧耳聋和平衡功能障碍；如果仅有部分损伤，由于前庭神经受到刺激可出现眩晕和眼球震颤，并多伴有自主神经功能障碍的症状，如呕吐等。这与前庭网状结构-自主神经中枢的联系有关。

Ⅸ舌咽神经

混合性神经。含有四种纤维成分：躯体运动纤维，起于疑核，支配茎突咽肌；内脏运动纤维，属副交感节前纤维，起于下泌涎核，在耳神经节更换神经元后分布于腮腺，控制腺体分泌；内脏感觉纤维，其胞体位于颈静脉孔处的舌咽神经下神经节，中枢突终于脑干孤束核，周围突分布于咽、舌后 1/3 黏膜和味蕾、咽鼓管、鼓室等处的黏膜，以及颈动脉窦和颈动脉小球；躯体感觉纤维，胞体位于舌咽神经上神经节内，中枢突止于三叉神经脊束核，周围突分布于耳后皮肤。舌咽神经的根丝，自延髓橄榄后沟上部出脑，与迷走神经和副神经同穿颈静脉孔出颅。在孔内神经干上有膨大的上神经节，出孔时又形成一稍大的下神经节。舌咽神经出颅后先在颈内动、静脉间下降，继而弓形向前，经舌骨舌肌内侧达舌根（图 11-51）。其主要分支有以下几种。

1. 舌支　为舌咽神经的终支，经舌骨舌肌深面分布于舌后 1/3 黏膜和味蕾，传导一般感觉和味觉。

2. 颈动脉窦支　有 1~2 支，属感觉性，在颈静脉孔下方发出，沿颈内动脉下行，分布于颈动脉窦和颈动脉小球，分别感受血压和血液中二氧化碳浓度的变化，反射性地调节血压和呼吸。

3. 鼓室神经　发自下神经节，进入鼓室，在鼓室内侧壁黏膜内与交感神经纤维共同形成鼓室丛，发数小支分布至鼓室、咽鼓管和乳突小房黏膜，传导感觉。鼓室神经的终支为岩小神经，含来自下泌涎核的副交感纤维，出鼓室达耳神经节换元后，节后纤维随耳颞神经分布于腮腺，支配其分泌（图 11-52）。

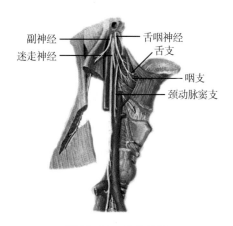

图 11-51　舌咽神经

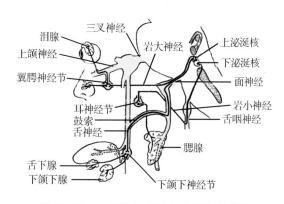

图 11-52　头部腺体的副交感纤维模式图

耳神经节为副交感神经节。位于卵圆孔下方，贴附于下颌神经的内侧。有 4 个根：①副交感根，来自岩小神经，在节内换元后，节后纤维随耳颞神经至腮腺，管理腮腺的分泌；②交感根，来自脑膜中动脉交感丛；③运动根，来自下颌神经，支配鼓膜张肌和腭帆张肌；④感觉根，来自耳颞神经，分布于腮腺，传导腮腺一般感觉冲动。

X 迷走神经

混合性神经，是行程最长、分布最广的脑神经。含有四种纤维成分：躯体运动纤维，起于延髓疑核，支配咽喉肌；副交感节前纤维，起于延髓迷走神经背核，分布于颈、胸和腹部的多种脏器，在器官旁或器官内节换元后，节后纤维控制平滑肌、心肌和腺体的活动；内脏感觉纤维，其胞体位于迷走神经下神经节内，中枢突终于孤束核，周围突分布于颈、胸和腹部的脏器；躯体感觉纤维，其胞体位于迷走神经上神经节内，其中枢突止于三叉神经脊束核，周围突分布于耳郭、外耳道的皮肤和硬脑膜。迷走神经根丝自橄榄后沟中部出延髓，经颈静脉孔出颅，在此处有膨大的迷走神经上、下神经节。迷走神经干在颈部位于颈动脉鞘内，在颈内静脉与颈内动脉或颈总动脉之间的后方下行至颈根部，由此向下，左、右迷走神经的行程稍有差异。左迷走神经在左颈总动脉与左锁骨下动脉之间下行，越过主动脉弓的前方，经左肺根的后方至食管前面分成许多细支，构成左肺丛和食管前丛，在食管下端又集中延续为迷走神经前干。右迷走神经过右锁骨下动脉前方，沿气管右侧下行，经右肺根后方达食管后面，分支构成右肺丛和食管后丛，向下集中延续为迷走神经后干。迷走神经前、后干向下与食管一起穿膈肌食管裂孔进入腹腔，分布于胃前、后壁，其终支为腹腔支，参与构成腹腔丛。迷走神经沿途发出许多分支，其中较重要的分支有以下几种（图11-53）。

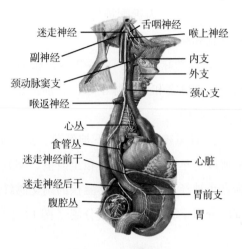

图 11-53　迷走神经

1. 颈部的分支

（1）**喉上神经**　发自下神经节，沿颈内动脉内侧下行，在舌骨大角水平分成内、外两支。外支支配环甲肌。内支为感觉支，伴喉上动脉一同穿甲状舌骨膜入喉腔，分布于咽、会厌、舌根及声门裂以上的喉黏膜。

（2）颈心支　有上、下两支，下行入胸腔与交感神经交织构成心丛。上支有一支称主动脉神经或减压神经，分布于主动脉弓壁内，感受血压变化和化学刺激。

（3）耳支　发自上神经节，向后外分布于耳郭后面及外耳道的皮肤。

（4）咽支　起自下神经节，与舌咽神经和交感神经咽支共同构成咽丛，分布于咽缩肌、软腭的肌肉及咽部黏膜。

（5）脑膜支　发自上神经节，分布于颅后窝硬脑膜。

2. 胸部的分支

（1）**喉返神经**　左、右侧喉返神经均由迷走神经在胸部发出后返回至颈部，但二者勾绕的结构各不相同。右喉返神经在右迷走神经经右锁骨下动脉前方处发出，并勾绕此动脉，上行返回至颈部。左喉返神经在左迷走神经经过主动脉弓前方处发出，并绕主动脉弓返回至颈部。在颈部，两侧的喉返神经均上行于气管食管间沟内，至甲状腺侧叶深面、环甲关节后方进入喉内，分数支分布于喉。其躯体运动纤维支配除环甲肌以外的所有喉肌，内脏感觉纤维分布于声门裂以下的喉黏膜。喉返神经在行程中还发出心支、支气管支和食管支，分别参加心丛、肺丛和食管丛（图11-54）。

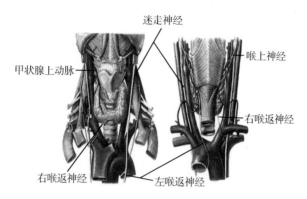

图 11-54　喉返神经

喉返神经是大多数喉肌的运动神经，在其入喉前与甲状腺下动脉的终支相互交叉。在甲状腺手术结扎或钳夹动脉时，应注意保护喉返神经，若损伤此神经会导致声音嘶哑；若两侧喉返神经同时受损，可引起失音、呼吸困难，甚至窒息。

（2）支气管支和食管支　是左、右迷走神经在胸部发出的一些小支，与交感神经的分支共同构成肺丛和食管丛，自丛发细支至气管、支气管、肺及食管。包含内脏运动和内脏感觉纤维，除支配平滑肌和腺体外，还传导脏器和胸膜的感觉。

3. 腹部的分支

（1）胃前支和肝支　为迷走神经前干的两个终支。胃前支沿胃小弯向右，沿途发出4~6个小支，分布于胃前壁，其终支以"鸦爪"形的分支分布于幽门部前壁。肝支有1~3条，参加构成肝丛，随肝固有动脉分布于肝、胆囊等处。

（2）胃后支和腹腔支　为迷走神经后干的两个终支。胃后支沿胃小弯深部走行，沿途发支至胃后壁。终支与胃前支同样以"鸦爪"形分支，分布于幽门窦及幽门管后壁。腹腔支向右行与交感神经一起构成腹腔丛，伴腹腔干、肠系膜上动脉及肾动脉等分支分布于肝、胆、胰、脾、肾及结肠左曲以上的腹部消化管。

迷走神经主干损伤所致内脏活动障碍的主要表现为心率加快、心悸、恶心、呕吐、呼吸深慢和窒息等。若咽喉感觉障碍和肌肉瘫痪，可出现声音嘶哑、语言和吞咽困难，腭垂偏向患侧等症状。

XI副神经

运动性神经，包括颅根和脊髓根两部分。颅根起自延髓疑核，自迷走神经根下方出脑后与脊髓根同行，经颈静脉孔出颅，加入迷走神经内支配咽喉肌。脊髓根起自脊髓颈部的副神经脊髓核，自脊神经前、后根之间出脊髓后，在椎管内上行，经枕骨大孔入颅腔，与颅根汇合一起经颈静脉孔出颅后，又与颅根分开，绕颈内静脉行向外下方，经胸锁乳突肌深面继续向外下斜行进入斜方肌深面，分支支配胸锁乳突肌和斜方肌。

Ⅻ舌下神经

运动性神经。由延髓舌下神经核发出后，自延髓前外侧沟出脑，经舌下神经管出颅，下行于颈内动、静脉之间，弓形向前达舌骨舌肌浅面，在舌神经和下颌下腺管下方穿颏舌肌入舌，支配舌肌。

一侧舌下神经完全损伤时，患侧半舌肌瘫痪，伸舌时，由于患侧颏舌肌瘫痪，健侧颏舌肌收缩使健侧半舌伸出，舌尖偏向患侧。

表 11-1　脑神经一览表

顺序名称	纤维成分	起始核	终止核	分布范围	损伤表现
Ⅰ 嗅神经	内脏感觉		嗅球	鼻腔嗅黏膜	嗅觉障碍
Ⅱ 视神经	躯体感觉		外侧膝状体	眼球视网膜	视觉障碍
Ⅲ动眼神经	躯体运动	动眼神经核		上、下、内直肌及下斜肌、上睑提肌	眼外斜视、上睑下垂
	内脏运动（副交感）	动眼神经副核		瞳孔括约肌、睫状肌	对光及调节反射消失
Ⅳ 滑车神经	躯体运动	滑车神经核		上斜肌	眼不能外下斜视
Ⅴ 三叉神经	躯体感觉		三叉神经脊束核、三叉神经脑桥核、三叉神经中脑核	头面部皮肤、口腔、鼻腔黏膜、牙及牙龈、眼球、硬脑膜	感觉障碍
	躯体运动	三叉神经运动束核		咀嚼肌、鼓膜张肌、腭帆张肌	咀嚼肌瘫痪
Ⅵ 展神经	躯体运动	展神经核		外直肌	眼内斜视
Ⅶ面神经	躯体感觉		三叉神经脊束核	耳部皮肤	感觉障碍
	躯体运动	面神经核		面部表情肌、颈阔肌、茎突舌骨肌、二膜肌后膜	额纹消失、眼不能闭合、口角歪向健侧、鼻唇内变浅
	内脏运动	上泌涎核		泪腺、下颌下腺、舌下腺及鼻腔和腭的腺体	分泌障碍
	内脏感觉		孤束核	舌前2/3味蕾	味觉障碍
Ⅷ 前庭蜗神经	躯体感觉		前庭神经核群	平衡器的半规管壶腹嵴球囊斑和椭圆囊斑	眩晕、眼球震颤等
	躯体感觉		蜗神经核	耳蜗螺旋器	听力障碍
Ⅸ舌咽神经	躯体运动	疑核		茎突咽肌	

顺序名称	纤维成分	起始核	终止核	分布范围	损伤表现
IX舌咽神经	内脏运动（副交感）	下泌涎核		腮腺	分泌障碍
	内脏感觉		孤束核	咽、鼓室、咽鼓管、软腭、舌后1/3黏膜、颈动脉窦、颈动脉小球	
	躯体感觉		孤束核上部，三叉神经脊束核	舌后1/3味蕾、耳后皮肤	舌后1/3味觉丧失
X迷走神经	内脏运动（副交感）	迷走神经背核		胸腹腔内脏平滑肌、心肌、腺体	心动过速、内脏活动障碍
	躯体运动	疑核		咽喉肌	发音困难、声音嘶哑、发呛、吞咽障碍
	内脏感觉		孤束核	胸腹腔脏器、咽喉黏膜	
	躯体感觉		三叉神经脊束核	硬脑膜、耳郭及外耳道皮肤	
XI副神经	躯体运动	疑核（延髓部）、副神经核（脊髓部）		咽喉肌、胸锁乳突肌、斜方肌	一侧胸锁乳突肌瘫痪，头无力转向对侧；斜方肌瘫痪，肩下垂，提肩无力
XII舌下神经	躯体运动	舌下神经核		舌内肌和部分舌外肌	舌肌瘫痪、萎缩、伸舌时舌尖偏向患侧

三、 内脏神经系统

内脏神经系统是神经系统中分布于内脏、心血管和腺体的部分，可分为内脏运动神经和内脏感觉神经。其中内脏运动神经的主要功能是调节内脏、心血管的运动及腺体的分泌，这种调节是不受人的意志控制的，故又称为自主神经系。又因为它主要是控制和调节动、植物共有的物质代谢活动，所以也称植物神经系统。内脏感觉神经的末梢分布于内脏及心血管各处的内感受器，其初级神经元位于脑神经和脊神经节内。由此，内感受器可将感受到的各种刺激通过内脏神经传递到各级内脏感觉中枢，中枢整合后做出反应，通过内脏运动神经调节相应器官的活动，以保持机体内、外环境的动态平衡，维持机体正常的生命活动。

（一）内脏运动神经

内脏运动神经，在形态和结构上，与躯体运动神经有着显著差异。以形态为例，其主要差异有：支配的器官不同，躯体运动神经支配骨骼肌，而内脏运动神经支配的则是平滑肌、心肌和腺体；纤维成分不同，躯体运动神经为单一纤维成分，而内脏运动神经则包括两种纤维成分：交感与副交感纤维，并且多数内脏器官同时接受这两者的共同支配；从低级中枢到支配器官间所须经过的神经元数目不同，躯体运动神经在到达骨骼肌前只需经过一个神经元，而内脏运动神经在到达效应器前则须经过两个神经元（肾上腺髓质例外，只须一个神经元）；内脏运动神经节后纤维的终末与效应器连接，通常是以纤细神经丛的形式分布于肌纤维和腺细胞的周围，而非躯体运动神经那样形成单独的末梢装置（神经干），所以从内脏运动神经末梢释放出来的递质可能是以扩散方式作用于邻近的较多肌纤维和腺细胞；神经纤维的种类不同，躯体运动神经通常是较粗的有髓纤维，而内脏运动神经则常为薄髓（节前纤维）和无髓（节后纤维）的细纤维（图11-55）。

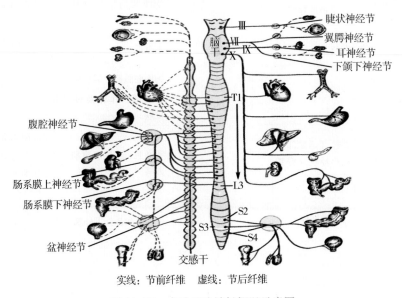

实线：节前纤维　虚线：节后纤维

图 11-55　内脏运动神经概况示意图

根据形态、功能和药理的特点，可将内脏运动神经分为交感神经和副交感神经两部分。

1. 交感神经　可分为中枢部和周围部。其低级中枢位于脊髓胸1节段至腰3节段（T1～L3）侧角，由此发出节前纤维；其周围部由交感干、交感神经节，以及由节发出的分支和交感神经丛等组成。根据位置不同，可将交感神经节分为椎旁节和椎前节（图11-56，图11-57）。

（1）椎旁神经节　位于脊柱两旁，由多极神经元组成，大小不等，部分交感神经节后纤维由此发出。同侧相邻椎旁神经节之间借节间支相连，上至颅底，下至尾骨，呈现串珠状，称为**交感干**，故椎旁神经节又称为交感干神经节。左右交感干在尾骨前合并，并分为颈、胸、腰、骶、尾5部。每一侧交感干由19～24个神经节连成，其中颈部含3～4个节；胸部10～12个节；腰部4～5个节；骶部2～3个节；尾部1个节，又称奇神经节。

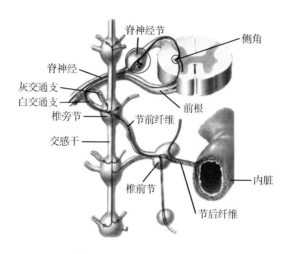

图 11-56　交感神经纤维走行

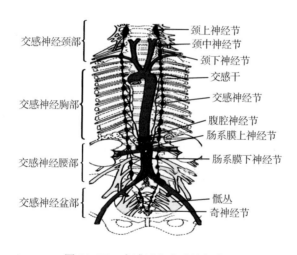

图 11-57　交感干和交感神经节

（2）椎前节　位于脊柱前方，腹主动脉脏支的根部周围，包括腹腔神经节、主动脉肾节、肠系膜上神经节及肠系膜下神经节等。在椎旁神经节与相应的脊神经之间借交通支相连，可分为白交通支和灰交通支。白交通支主要由具有髓鞘的纤维组成，呈白色；灰交通支则多由无髓鞘的纤维组成，颜色灰暗。交感神经的节前纤维由脊髓胸 1～腰 3 节段的中间外侧核发出，经脊神经前根、脊神经干、白交通支进入交感干，所以白交通支主要由节前纤维组成，并且仅见于于胸 1～腰 3 节段相连的脊神经前支与相应的交感干神经节之间。节前纤维在交感神经节换元后，节后纤维经灰交通支返回脊神经，因此灰交通支由节后纤维组成，并且连于交感干与全部 31 对脊神经前支之间。

交感神经节前纤维经白交通支进入交感干后，通常有 3 种去向：①终止于相应的椎旁节换元。②在交感干内上升或下降，然后终止上方或下方的椎旁节换元。一般来自脊髓上胸段（胸1~6）中间带外侧核的节前纤维，在交感干内上升至颈部，在颈部椎旁神经节换元；中胸段者（胸6~10）在交感干内上升或下降，至其他胸部交感神经节换元；下胸段和腰段者（胸11~腰3）在交感干内下降，在腰骶部交感神经节换元。③穿经椎旁节，至椎前节换神经元。

交感神经节前纤维在椎旁节、椎前节换元后，节后纤维的分布也有3种去向：①经灰交通支返回脊神经，随脊神经分布至头颈部、躯干和四肢的血管、汗腺和竖毛肌等。31对脊神经与交感干之间都有灰交通支联系，故其分支一般都含有交感神经节后纤维。②攀附动脉走行，在动脉外膜处形成相应的神经丛，并随动脉分布到所支配的器官。各丛的名称依所攀附的动脉来命名（如颈内动脉丛、颈外动脉丛、腹腔丛、肠系膜上丛等）。③由交感神经节直接发支分布到所支配的脏器。

2. 交感神经的主要分布　　交感神经的节后纤维可按其在人体中的分布分为颈部、胸部、腰部、盆部4部分。

（1）颈部　包括3~4对椎旁节，分别称颈上神经节、颈中神经节、颈下神经节。其中，颈上神经节最大，呈梭形；颈中神经节最小，有时甚至缺如；颈下神经节常与第1胸神经节合并，称为颈胸神经节（星状神经节）。颈部交感神经节发出的节后神经纤维的分布，可概括如下：①经灰交通支返回8对颈神经，随之分布至头颈和上肢的血管、汗腺、竖毛肌等。②攀附邻近的动脉，形成颈内动脉丛、颈外动脉丛、锁骨下动脉丛和椎动脉丛等，伴随动脉的分支至头颈部的腺体（泪腺、唾液腺、口腔和鼻腔黏膜内腺体、甲状腺等）、竖毛肌、血管、瞳孔开大肌。③神经节发出咽支，直接进入咽壁，与迷走神经、舌咽神经的咽支共同组成咽丛。④3对颈交感神经节分别发出心上、心中和心下神经，进入胸腔，加入心丛。

（2）胸部　包括10~12对（以11对最为多见）胸交感神经节。胸部交感神经节发出的节后神经纤维的分布，可概括如下：①经灰交通支返回12对胸神经，随之分布于胸腹壁的血管、汗腺、竖毛肌等。②上5对胸交感干神经节可发出许多分支，参加胸主动脉丛、食管丛、肺丛及心丛等。③穿经第5或第6~9胸交感干神经节的节前纤维组成内脏大神经，向下合成一干，沿椎体前面倾斜下降，穿膈脚，主要终于腹腔节。④穿经第10~12胸交感干神经节的节前纤维组成内脏小神经，向下穿膈脚，主要终于主动脉肾节。再由腹腔节、主动脉肾节等发出节后纤维，分布至肝、脾、肾等实质性脏器和结肠左曲以上的消化管。

（3）腰部　交感干有3~4个腰神经节。腰部交感神经节发出的节后神经纤维的分布，可概括如下：①经灰交通支返回5对腰神经，随之分布。②穿经腰神经节的节前纤维组成腰内脏神经，终于腹主动脉丛和肠系膜下丛内的椎前神经节换元。节后纤维分布至结肠左曲以下的消化管及盆腔脏器，部分纤维还伴随血管分布至下肢。因此当下肢血管出现痉挛时，可手术切除腰交感干而获得缓解。

（4）盆部 包括 2～3 对骶交感干神经节和一个奇神经节。盆部交感神经节发出的节后神经纤维的分布，可概括如下：①经灰交通支，返回骶尾神经，随之分布于下肢及会阴部的血管、汗腺和竖毛肌。②发一些小支加入盆丛，分布于盆腔器官。

交感神经节前、节后纤维的分布具有一定的规律：①来自脊髓上胸段（1～5 节段）的节前纤维，换元后，节后纤维支配头、颈、胸腔脏器和上肢的血管、汗腺和竖毛肌。②来自脊髓中、下胸段（5～12 节段）的节前纤维，换元后，节后纤维支配肝、脾、肾等实质性器官和结肠左曲以上的消化管。③来自脊髓上腰段中间带外侧核的节前纤维，更换神经元后，其节后纤维支配结肠左曲以下的消化管、盆腔脏器、下肢的血管、汗腺和立毛肌。

3. 副交感神经 分为中枢部和周围部。其低级中枢位于脑干的脑神经内脏运动核（副交感核）和脊髓骶 2～4 节段的骶副交感核。这些核的细胞发出节前纤维至周围部的副交感神经节更换神经元，节后纤维分布至相应的器官。其周围部主要包括副交感神经节和副交感神经纤维。副交感神经节多位于脏器附近或脏器壁内，分别称为器官旁节和器官内节。其中，位于颅部的副交感神经节较大，如睫状神经节、下颌下神经节、翼腭神经节和耳神经节等。副交感纤维在节内换元，发出的节后纤维随相应脑神经到达所支配的器官。

（1）颅部 副交感神经节前纤维起自脑干的副交感神经核，参与组成Ⅲ、Ⅶ、Ⅸ、Ⅹ对脑神经：①动眼神经副核发出的副交感节前纤维：随动眼神经走行，到达眶内的睫状神经节，在此更换神经元，其节后纤维进入眼球壁，分布于瞳孔括约肌和睫状肌。②上泌涎核发出的副交感神经节前纤维：随面神经走行，一部分节前纤维经岩大神经至翼腭窝内的翼腭神经节交换神经元，节后纤维分布于泪腺、鼻腔、口腔及腭黏膜的腺体；另一部分节前纤维经鼓索，加入舌神经，再到下颌下神经节更换神经元，节后纤维分布于下颌下腺和舌下腺。③下泌涎核发出的副交感节前纤维：随舌咽神经走行，节前纤维先经鼓室神经至鼓室丛，继而随鼓室丛发出的岩小神经走行，至卵圆孔下方的耳神经节更换神经元，节后纤维分布于腮腺。④迷走神经背核发出的副交感节前纤维：随迷走神经行走，并随其分支到达胸、腹腔脏器附近或壁内的副交感神经节更换神经元，节后纤维分布于胸、腹腔脏器（只分布至结肠左曲以上的消化管）。

（2）骶部 副交感神经由脊髓骶部第 2～4 节段的骶副交感核发出节前纤维，先随骶神经出骶前孔，继而从骶神经中分出，组成盆内脏神经加入盆丛，随盆丛分支分布到盆部脏器附近或脏器壁内的副交感神经节交换神经元，节后纤维支配结肠左曲以下的消化管和盆腔脏器。

4. 交感神经与副交感神经的区别 内脏运动神经包括交感神经和副交感神经，多数器官常同时接受这两种纤维的双重支配。但在来源、形态结构、分布范围和功能上，交感与副交感神经又不完全相同。

（1）低级中枢不同　交感神经低级中枢由脊髓胸、腰部灰质的中间带外侧核组成；副交感神经的低级中枢则由脑干和脊髓骶部的副交感核组成。

（2）周围部神经节的位置不同　交感神经节包括椎旁节和椎前节，位于脊柱两旁和脊柱前方；副交感神经节为器官旁节和器官内节，位于所支配的器官附近或器官壁内。因此副交感神经节前纤维比交感神经长，而其节后纤维则较短。

（3）节前神经元与节后神经元的比例不同　一个交感节前神经元的轴突可与许多节后神经元组成突触，而一个副交感节前神经元的轴突则与较少的节后神经元组成突触。所以交感神经的作用范围较广泛，而副交感神经则较局限。

（4）分布范围不同　交感神经除分布至头颈部、胸、腹腔脏器外，尚遍及全身血管、腺体、竖毛肌等，故其分布范围较广。而副交感神经，一般认为大部分血管、汗腺、竖毛肌、肾上腺髓质不受其支配，故其分布不如交感神经广泛。

（5）对同一器官所起的作用不同　交感与副交感神经对同一器官的作用既是互相拮抗又是互相统一的。运动、紧张时，交感神经兴奋，此时心跳加快、血压升高、支气管扩张、瞳孔开大、消化活动受抑制，这些现象表明，机体的代谢加强，能量消耗加快，以适应环境的剧烈变化；安静、睡眠时，副交感神经兴奋，出现心跳减慢、血压下降、支气管收缩、瞳孔缩小、消化活动增强等现象，以利于体力的恢复和能量的储存。

（二）内脏感觉神经

内脏器官除有内脏运动神经支配外，还有丰富的内脏感觉神经分布。内脏感觉神经元为假单极神经元，胞体位于脑神经节和脊神经节内，其周围突是粗细不等的有髓或无髓纤维，随同交感神经、舌咽神经、迷走神经和骶部副交感神经分布于内脏器官；其中枢突一部分随同舌咽、迷走神经入脑干，终于孤束核，另一部分随同交感神经及盆内脏神经进入脊髓，终于灰质后角。机体内感受器将来自内脏的刺激传递至内脏感觉神经，由此将内脏感觉性冲动传到中枢，中枢可直接通过内脏运动神经调节各内脏器官的活动，也可以间接通过体液调节起作用。

内脏感觉神经与躯体感觉神经形态基本相似，但内脏感觉神经有如下特点：与躯体感觉神经相比，内脏感觉纤维的数目较少，多数为细纤维，且痛阈较高，对于一般强度的刺激难以产生主观感觉。此外，在病理条件下或极强烈刺激下，也可产生痛觉，一般认为内脏痛觉纤维多与交感神经伴行进入脊髓。例如，内脏器官因过度膨胀而受到牵张，或平滑肌发生痉挛，以及由于缺血而代谢产物积聚等，皆可因刺激神经末梢而产生内脏痛。但是，内脏痛觉纤维并不限于和交感神经伴行，部分盆腔脏器的痛觉冲动可通过盆内脏神经（副交感神经）到达脊髓，而气管和食管的痛觉纤维可能经迷走神经传入脑干，心包、胆道和膈上、下面的胸腹膜壁层的痛觉可沿膈神经传入，其他部分的胸腹膜壁层的痛觉可沿胸神经和腰神经传入脊髓的相应节段。其次，与躯体感觉神经相比，内脏感觉的传入途径比较分散，即一个脏器的感觉纤维经过多个节段的脊神经进入中枢，而一条脊神经又包含来自几个脏器的感觉纤维。因此，内脏痛往往是弥散的，而且定位亦不准确。

（三）牵涉性痛

牵涉性痛是指当某些内脏器官发生病变时，常在体表一定区域产生感觉过敏或疼痛感觉的现象。牵涉性痛可发生在患病内脏邻近的皮肤区，也可以发生在距患病内脏较远的皮肤区。疼痛区域内皮肤常有感觉过敏、血管运动障碍、汗腺分泌及立毛肌运动障碍或反射性肌肉痉挛。临床上称这一体表过敏区域为海德带，根据海德带可协助内脏疾病的诊断。例如心绞痛时则常在胸前区及左臂内侧皮肤感到疼痛，肝胆疾患时，常在右肩部感到疼痛，胃溃疡时腹上部皮肤出现疼痛（图11-58）。

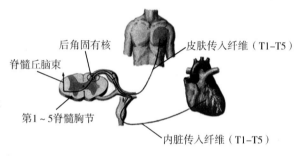

图 11-58 心传入神经与皮肤传入神经的中枢投射联系

关于牵涉性痛发生的机制，一般认为，发生病变的器官与牵涉性痛的体表部位往往受同一节段脊神经的支配，二者的感觉神经也进入同一脊髓节段，并在脊髓后角内密切联系。因此，从患病器官传来的冲动可以扩散或影响到邻近的躯体感觉神经元，从而产生牵涉性痛。

第五节　神经系统传导通路

机体感受器接受内、外环境的各种刺激，并将其转换成神经冲动，沿着传入神经传至中枢神经系统的相应部位，再经上行纤维束中继后传至大脑皮质，通过大脑皮质高级中枢的分析与整合，产生感觉，这种上行的传递神经冲动的途径称为**感觉（上行）传导通路**。大脑皮质将这些感觉信息整合后，发出神经冲动，经下行纤维束传至脑干或者脊髓的运动神经元，最后沿着传出神经传至效应器，产生反应，这种下行的传递神经冲动的途径称为**运动（下行）传导通路**。因此，在神经系统内存在上行和下行的两大传导通路，即感觉传导通路和运动传导通路。本节只介绍躯体神经传导通路（表11-4），内脏神经传导通路参见内脏神经。

表11-4 躯体神经传导通路

名称	分类
躯体感觉传导通路	本体感觉与精细触觉传导通路（意识性、非意识性）
	痛温觉、粗触觉和压觉传导通路（躯干和四肢；头面部）
	视觉传导通路
	听觉传导通路
躯体运动传导通路	锥体系（皮质脊髓束；皮质核束）
	锥体外系

一、本体感觉与精细触觉传导通路

本体感觉是指肌、腱、关节等运动器官在不同状态（运动或者静止）时产生的感觉（如人在闭眼时能感知身体各部的位置），包括位置觉、运动觉、振动觉，此类感觉不需外来刺激，肌肉收缩和关节运动就能产生。因其感受器位置深在，所以又称**深感觉**。因此，本体感觉传导通路也称为深感觉传导通路。皮肤的**精细触觉**（如辨别两点间距离和感受物体纹理粗细等）和深感觉在同一通路上传导，故一并讲述。

头面部的本体感觉传导通路尚不十分明确，此处主要介绍躯干和四肢的本体感觉传导通路，共有两条，一条传至大脑皮质，产生意识性感觉；另外一条传至小脑，不产生意识性感觉，而是反射性地调节肌张力和协调运动，以维持身体的姿势和平衡。

（一）躯干和四肢的意识性本体感觉与精细触觉传导通路

该通路传导来自躯干及四肢的肌、肌腱、关节等结构的位置觉、运动觉和震动觉，同时还传导来自皮肤的精细触觉，由3级神经元组成（图11-59）。

第1级神经元为假单极神经元，胞体位于脊神经节内，其周围突为脊神经的感觉纤维，分布于骨骼肌、肌腱、关节等处的本体感受器及皮肤的精细触觉感受器，中枢突经脊神经后根进入脊髓后索，其中来自第5胸节以下的纤维在后索的内侧部形成薄束，传导下肢和躯干下部的本体感觉；而来自第4胸节以上的纤维在后索的外侧部形成楔束，传导上肢和躯干上部的本体感觉。薄束和楔束上行至延髓，分别止于延髓的薄束核和楔束核。

第2级神经元胞体位于延髓的薄束核和楔束核内，由此二核发出的纤维形成内弓状向前绕过延髓

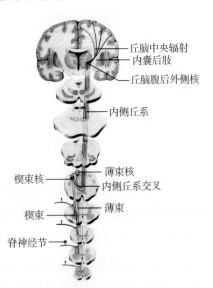

图11-59 躯干和四肢的意识性
本体感觉与精细触觉传导通路

（图中标注：丘脑中央辐射、内囊后肢、丘脑腹后外侧核、内侧丘系、薄束核、楔束核、内侧丘系交叉、薄束、楔束、脊神经节）

中央灰质的腹侧，在中线上与对侧薄束核、楔束核发出的纤维左右交叉。称内侧丘系交叉，交叉后的纤维组成内侧丘系，在锥体系的背侧呈前后方向排列，行于正中线两侧，向上经延髓、脑桥、中脑止于背侧丘脑的腹后外侧核。

第3级神经元胞体位于背侧丘脑腹后外侧核内，由此核发出的纤维参与组成丘脑中央辐射，经内囊后肢主要投射到大脑皮质的中央后回中、上部和中央旁小叶后部，少部分纤维投射至中央前回。

此通路如果在内侧丘系交叉的下方或上方的不同部位损伤时，则患者在闭眼时不能确定损伤同侧（交叉下方损伤）和损伤对侧（交叉上方损伤）关节的位置和运动方向及两点间距离。

（二）躯干和四肢的非意识性本体感觉传导通路

非意识性本体感觉传导通路实际上是反射通路的上行部分，为传入小脑的本体感觉，由2级神经元组成（图11-60）。

第1级神经元为假单极神经元，胞体位于脊神经节内，其周围突也分布于骨骼肌、肌腱、关节等处的本体感受器，中枢突经脊神经后根的内侧部进入脊髓，终止于脊髓后角。

第2级神经元胞体位于脊髓后角内，由胸核发出的第2级纤维在同侧的脊髓外侧索组成脊髓小脑后束，向上行经小脑下脚进入旧小脑皮质。由腰骶膨大第Ⅴ～Ⅶ层外侧部发出的第2级纤维组成对侧和同侧的脊髓小脑前束，经小脑上脚止于旧小脑皮质。

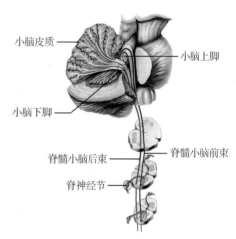

图11-60　躯干和四肢的非意识性
本体感觉传导通路

上述纤维束传导躯干（颈部除外）和下肢的本体感觉。由颈膨大部的第Ⅵ、第Ⅶ层和延髓的楔束副核发出的第2级纤维也经小脑下脚进入旧小脑皮质，传导上肢和颈部的本体感觉。

二、 痛温觉、 粗触觉和压觉传导通路

痛温觉、粗触觉和压觉的感受器通常位于皮肤和黏膜内，位置较浅，故此类感觉又称**浅感觉**。痛温觉、粗触觉和压觉传导通路也称浅感觉传导通路，可分为两条，一条传递躯干和四肢的浅感觉，另外一条传递头面部的浅感觉。

（一）躯干和四肢的痛温觉、粗触觉和压觉传导通路

该通路传导来自躯干和四肢的皮肤的浅感觉，由3级神经元组成（图11-61）。

第1级神经元为假单极神经元，胞体位于脊神经节内，其周围突随脊神经分布于躯干

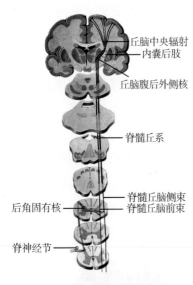

图 11-61 躯干和四肢的痛温觉、
粗触觉和压觉传导通路

和四肢皮肤的感受器，中枢突经脊神经后根进入脊髓后角。其中，传导痛温觉的纤维在后根的外侧部进入脊髓，经背外侧束再终止于第 2 级神经元；传导粗触觉和压觉的纤维经后根内侧部进入脊髓后索，再终止于第 2 级神经元。

第 2 级神经元胞体位于脊髓后角固有核内，由此核发出的纤维上升 1~2 个脊髓节段，经白质前连合交叉到对侧的外侧索和前索，分别组成脊髓丘脑侧束（传导痛温觉）和脊髓丘脑前束（传导粗触觉、压觉）。脊髓丘脑侧束和脊髓丘脑前束合称为脊髓丘脑束，上行经延髓下橄榄核的背外侧，至脑桥和中脑内侧丘系的外侧，向上终止于背侧丘脑的腹后外侧核。

第 3 级神经元胞体位于背侧丘脑腹后外侧核，由此核发出的神经纤维参与组成丘脑中央辐射，经内囊后肢投射到大脑皮质的中央后回中、上部和中央旁小叶后部。

在脊髓内，脊髓丘脑束的纤维有一定的排列顺序：由外侧向内侧、由浅入深依次排列着来自骶部、腰部、胸部、颈部的纤维。因此，当脊髓内肿瘤压迫一侧脊髓丘脑束时，痛温觉障碍首先出现在身体对侧上半部（压迫来自颈部、胸部的纤维）逐渐波及下半部（压迫来自腰部、骶部的纤维）。如果受到脊髓外肿瘤压迫，则发生感觉障碍的顺序相反。

（二）头面部的痛温觉、粗触觉和压觉传导通路

该通路传导来自头面部的皮肤和口腔、鼻腔黏膜的浅感觉，由 3 级神经元组成（图 11-62）。

第 1 级神经元为假单极神经元，胞体位于三叉神经节、舌咽神经上神经节、迷走神经上神经节和膝神经节内，其周围突经过相应的脑神经分支分布于头面部的皮肤和口腔、鼻腔黏膜的相关感受器，中枢突经三叉神经根和舌咽神经、迷走神经、面神经进入脑桥。其中，三叉神经中传导痛温觉的纤维入脑后下降为三叉神经脊束，连同舌咽神经、迷走神经和面神经的纤维一起终止于三

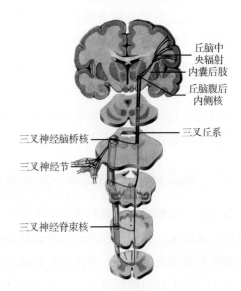

图 11-62 头面部的痛温觉、
粗触觉和压觉传导通路

叉神经脊束核；三叉神经中传导粗触觉和压觉的纤维终止于三叉神经脑桥核。

第 2 级神经元胞体位于三叉神经脊束核和三叉神经脑桥核内，由此二核发出的纤维交叉到对侧，组成三叉丘系，沿内侧丘系的背侧上行，止于背侧丘脑的腹后内侧核。

第 3 级神经元胞体位于背侧丘脑的腹后内侧核，由此核发出的纤维参与组成丘脑中央辐射，经内囊后肢投射到中央后回下部。

在此通路中，如果三叉丘系以上部位受损，可导致对侧头面部痛温觉、粗触觉和压觉障碍；如果三叉丘系以下部位受损，可导致同侧头面部的痛温觉、粗触觉和压觉障碍。

三、 视觉、 听觉传导通路

（一） 视觉传导通路和瞳孔对光反射通路

1. 视觉传导通路　该通路传导视觉冲动，由 3 级神经元组成（图 11-63）。

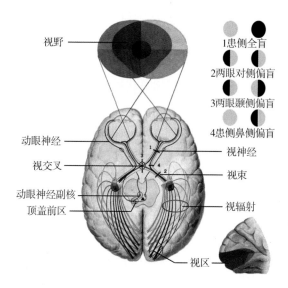

图 11-63　视觉传导通路和瞳孔对光反射通路

第 1 级神经元为视网膜神经部中层的双极细胞，它们接受来自视网膜神经部最外层的视锥细胞和视杆细胞受光刺激产生的视觉冲动并传至节细胞。

第 2 级神经元为视网膜神经部最内层的节细胞，其轴突在视神经盘处汇集并穿出眼球壁形成视神经，视神经经视神经管入颅，形成视交叉后，延续为视束。在视交叉中，来自两眼视网膜鼻侧半的纤维交叉，交叉后的纤维加入对侧视束；来自两眼视网膜颞侧半的纤维不交叉，加入同侧视束。因此，左侧视束由来自两眼视网膜左侧半的纤维构成，右侧视束由来自两眼视网膜右侧半的纤维构成。视束绕大脑脚向后主要终止于外侧膝状体。

第 3 级神经元的胞体位于外侧膝状体内，由外侧膝状体核发出的纤维组成视辐射，经内囊后肢投射到端脑枕叶距状沟上下两侧的视区皮质，形成视觉。

视束中尚有少数纤维经上丘臂终止于上丘和顶盖前区。上丘发出的纤维组成顶盖脊髓束，下行至脊髓，完成视觉反射。

视野是指当眼球固定向前平视时所能看到的空间范围。视觉传导通路不同部位的损伤，会导致不同的视野缺损：①一侧视神经损伤，导致患侧视野全盲；②一侧视束或视辐射、视区皮质等受损，可致两眼对侧视野同向性偏盲（如右侧受损则右眼视野鼻侧半和左眼视野颞侧半偏盲）；③视交叉中央部的交叉纤维受损（如垂体瘤的压迫），可致双眼视野颞侧半偏盲；④一侧视交叉外侧部的不交叉纤维受损，则患侧视野的鼻侧半偏盲。

2. 瞳孔对光反射通路　所谓瞳孔对光反射即光照一侧眼的瞳孔，引起两眼瞳孔都缩小的反应。光照侧眼的反应称为**直接对光反射**，无光照射侧眼的反应称为**间接对光反射**。顶盖前区是瞳孔对光反射通路的中枢。瞳孔对光反射的通路如下：视网膜→视神经→视交叉→两侧视束→上丘臂→顶盖前区→两侧动眼神经副核→动眼神经→睫状神经节→节后纤维→瞳孔括约肌收缩→两侧瞳孔缩小（图11-63）。

瞳孔对光反射在临床上有重要意义，如双眼瞳孔对光反射消失，预示可能病危。但视神经或动眼神经受损，也能引起瞳孔对光反射的变化。如果一侧视神经受损时，由于反射通路的传入部分中断，光照患侧眼时，两侧瞳孔均无反应，但光照健侧眼的瞳孔，则两眼瞳孔均缩小，即患侧眼的瞳孔直接对光反射消失，间接对光反射存在。如果一侧动眼神经受损时，由于反射通路的传出部分中断，无论光照哪一侧眼，患侧眼的瞳孔都无反应，即患侧眼的直接及间接对光反射均消失，但健侧眼的瞳孔直接和间接对光反射均存在。

（二）听觉传导通路

听觉传导通路传导听觉冲动，由4级神经元组成（图11-64）。

第1级神经元为蜗神经节内的双极细胞，其周围突分布于内耳的螺旋器；中枢突组成蜗神经，与前庭神经组成前庭蜗神经，在延髓和脑桥交界处入脑，终止于蜗腹侧核和蜗背侧核。

第2级神经元胞体在蜗腹侧核和蜗背侧核。由此二核发出的纤维大部分在脑桥内形成斜方体并交叉至对侧，至上橄榄核外侧折向上行，称为外侧丘系；另一部分不交叉的纤维加入同侧外侧丘系上行。外侧丘系的大部分纤维经中脑被盖的背外侧部终止于下丘。

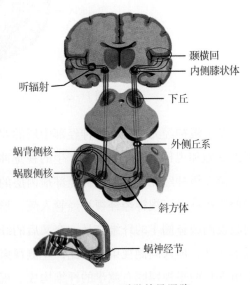

图11-64　听觉传导通路

第 3 级神经元胞体在下丘，由此发出的纤维经下丘臂终止于内侧膝状体。

第 4 级神经元胞体在内侧膝状体，发出纤维组成听辐射，经内囊后肢，终止于大脑皮质的颞横回。

听觉的反射中枢在下丘。下丘神经元发出纤维到上丘，再由上丘神经元发出纤维，经顶盖脊髓束下行至脊髓的前角细胞，完成听觉反射。

由于听觉传导通路第二级神经元发出的纤维经双侧外侧丘系传导，所以听觉冲动是双侧传导的。如果一侧通路在外侧丘系、听辐射或听区损伤时，不致产生明显的听觉障碍；但若损伤了蜗神经、内耳或中耳，则将导致听觉障碍。

四、 运动传导通路

运动传导通路是指从大脑皮质至躯体运动效应器和内脏活动效应器的神经联系途径。大脑皮质是躯体运动的最高级中枢，从大脑皮质至躯体运动效应器（横纹肌或骨骼肌）的神经通路，称为躯体运动传导通路，包括**锥体系**和**锥体外系**。

（一）锥体系

锥体系主要管理骨骼肌的随意运动，由上下两级运动神经元组成。**上运动神经元**为位于大脑皮质的各类型锥体细胞，其轴突组成下行纤维束，称为锥体系，其中下行至脊髓前角的纤维称皮质脊髓束，下行至脑干内止于躯体运动核的纤维称皮质核束。**下运动神经元**的胞体位于脑干躯体运动核和脊髓前角内，所发出的轴突分别参与脑神经和脊神经的组成，构成运动传导通路的最后公路。

1. **皮质脊髓束** 上运动神经元的胞体主要在中央前回中上部和中央旁小叶前部等处的皮质，其轴突组成皮质脊髓束下行，经内囊后肢、中脑、脑桥至延髓锥体。在锥体的下端，75% ~ 90% 的纤维左、右交叉形成锥体交叉，交叉后的纤维继续沿脊髓外侧索下行，形成皮质脊髓侧束，沿此束途发出侧支，逐节终止于脊髓的前角运动神经元，主要支配四肢肌。皮质脊髓束中小部分未交叉的纤维在同侧脊髓前索内下行，形成皮质脊髓前束，该束只到达上胸髓节段，并经白质前连合逐节交叉至对侧，终止于前角运动神经元，支配躯干和四肢骨骼肌的运动；皮质脊髓前束中有一部分纤维始终不交叉而止于同侧脊髓前角运动神经元，主要支配躯干肌。下运动神经元为脊髓前角运动神经元，其轴突组成脊神经的前根，随脊神经分布于躯干和四肢的骨骼肌（图11-65）。

由于躯干肌是受两侧大脑皮质支配，而上下肢肌只受对侧支配，所以一侧皮质脊髓束在锥体交叉前损伤时，表现为对侧上下肢骨骼肌瘫痪明显，而躯干肌的瘫痪不明显；在锥体交叉后受损，主要引起同侧上下肢骨骼肌瘫痪。

2. **皮质核束** 上运动神经元的胞体位于中央前回的下部皮质内，由其轴突组成皮质核束，经内囊膝下行至脑干。大部分纤维终止于双侧的躯体运动核，支配眼球外肌、咀嚼肌、面肌上部、咽喉肌、胸锁乳突肌和斜方肌。小部分纤维完全交叉至对侧，终止于面神经核下部和舌下神经核，支配对侧的面肌下部和舌肌。下运动神经元的胞体位于脑干的躯体运动核内，其轴突随脑神经分布到头、颈、咽、喉等处的骨骼肌（图11-66）。

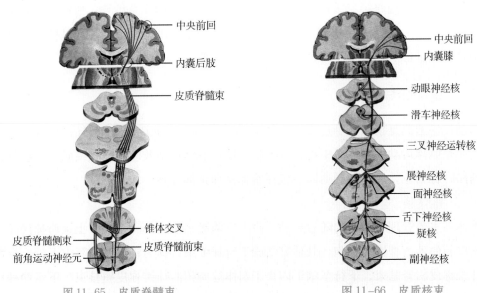

图 11-65　皮质脊髓束　　　　　　　　图 11-66　皮质核束

临床上发现，不同位置的皮质核束的损伤，其表现也不同。如果一侧上运动神经元损伤，可产生病灶对侧眼裂以下面肌和舌肌瘫痪，表现为鼻唇沟消失，口角低垂并向病灶侧偏斜，流涎，不能做鼓腮、露齿等动作，伸舌时舌尖偏向病灶对侧，称为核上瘫。如果一侧面神经核的神经元损伤，可致病灶同侧所有的面肌瘫痪，表现为额纹消失，眼不能闭合，口角下垂，鼻唇沟消失等；如果一侧舌下神经核的神经元损伤，可致病灶同侧全部舌肌瘫痪，表现为伸舌时舌尖偏向病灶侧，两者均为下运动神经元损伤，故统称为核下瘫（图11-67，图11-68）。

锥体系的任何部位损伤都可引起其支配区的随意运动障碍，导致瘫痪，可分为两类。①上运动神经元损伤，指脊髓前角运动神经元和脑神经运动核以上的锥体系损伤，即锥体细胞或其轴突组成的锥体系的损伤。②下运动神经元损伤，指脑神经运动核和脊髓前角运动神经元以下的锥体系损伤，即脑神经运动核和脊髓前角运动神经元以及它们的轴突（脑神经和脊神经）的损伤。表现如表11-5所示。

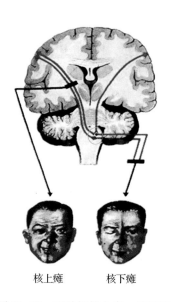

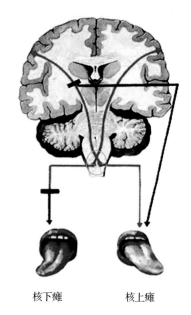

核上瘫　　　核下瘫　　　　　　　　　　　　核下瘫　　　核上瘫

图 11-67　面神经核上瘫、核下瘫　　　　　图 11-68　舌下神经核上瘫、核下瘫

表 11-5　上、下运动神经元损伤的对比简表

项目	上运动神经元损伤	下运动神经元损伤
瘫痪特点	痉挛性（硬瘫）	弛缓性（软瘫）
肌张力	增高	降低
深反射	亢进	消失或减弱
浅反射	减弱或消失	消失
病理反射	阳性	阴性
早期肌萎缩	不明显	明显

（二）锥体外系

一般是指锥体系以外的管理躯干运动的所有传导通路，其结构十分复杂。锥体外系包括大脑皮质、纹状体、背侧丘脑、红核、黑质、小脑、脑干网状结构等及它们的纤维联系。其纤维在上述组成部位多次换元，最后终止于脑神经运动核和脊髓前角运动神经元，通过脊神经或脑神经，支配相应的骨骼肌。锥体外系的主要功能是调节肌张力、协调肌肉活动、维持体态姿势和习惯性动作（如走路时双臂自然协调地摆动）等。锥体系和锥体外系在运动功能上互相依赖，协同完成人体的各随意运动如写字、刺绣等。

复习思考

1. 试述内囊的位置，神经纤维束的走行。

2. 基底核区供血与脑出血的关系？

3. 试述脑脊液循环与颅内压的联系。

4. 试述神经系统的组成及常用概念。

5. 试述脊髓的位置、形态、结构。

6. 试述脑的组成；脑干的组成、位置；间脑的位置、分部、功能。

7. 试述混合性脑神经的组成和主要分支。

8. 试述脊神经丛的组成及主要分支。

9. 试述交感神经与副交感神经的区别。

10. 试述躯干和四肢的意识性本体感觉和精细触觉传导通路的组成。

11. 试述躯干和四肢的痛温觉、粗触觉和压觉传导通路的组成。

12. 试述视觉传导通路的组成。

人体胚胎学概要

人体胚胎学（embryology）是研究从受精卵发育为新个体的过程及其机制的科学。具体研究内容包括两性生殖细胞的发生、受精、胚胎的发育、胚胎与母体的关系、先天畸形等。

人体胚胎在母体宫腔内发育大约经历 266 天（38 周），整个过程可分为两个时期：①**胚期**（embryology period），即从受精卵形成至第 8 周末期间，此期内受精卵经过复杂的增殖分化，发育为初具雏形的胎儿；② **胎期**（fetal period），指从第 9 周至第 38 周，此阶段胎儿逐渐长大，各组织、器官、系统继续发育，功能逐步建立，直至成熟分娩。

第一节 生殖细胞与受精

一、生殖细胞

精子在睾丸内发育成熟后，尚不具备使卵子受精的能力，只有在到达子宫和输卵管内后，附在其头部顶体表面的糖蛋白被女性生殖管道内的分泌物降解后，才能获得使卵子受精的能力，此现象称为**获能**（capacitation）。精子的受精能力一般可维持在 24 小时，此后精子将退化。

卵子由卵巢排出时尚处于第二次成熟分裂的中期，只有到达输卵管内，与精子相遇，并在穿入其内的精子的激发下，才能完成第二次减数分裂。若卵子排出 12～24 小时后未受精，则发生退化。

精子与卵子结合形成受精卵的过程，称**受精**（fertilization）（图 12-1）。受精的部位通常在输卵管壶腹部。受精的有效时间一般在排卵后 12～24 小时，射精后 24 小时内。

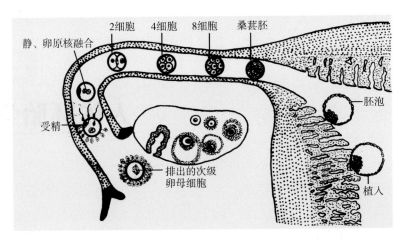

图 12-1　排卵、受精、卵裂和植入的位置

二、 受精的条件

受精需符合以下条件：

1. 足够数量发育成熟的精子并已获能。

2. 卵细胞必须处于第 2 次成熟分裂的中期，这是受精的基本条件。

3. 生殖管道必须通畅，使两性生殖细胞能在特定的适宜时间内相遇。

三、 受精的过程

受精按以下过程进行（图 12-1）：

1. 获能的精子头部与卵子接触并释放顶体酶，将放射冠和透明带溶解，此过程称为**顶体反应**。经此反应，精子头部表面的细胞膜与顶体的前膜因相互融合而破裂，形成许多小孔，顶体内的酶得以释放。

2. 精子与卵子的细胞膜互相融合，随即精子进入卵子内，精子与卵子的细胞膜融合为一体。精子与卵子结合后，卵子释放酶，使透明带结构发生变化，以阻止其他精子突破透明带与其结合，此过程称**透明带反应**，意义在于防止多精子受精。

3. 卵子受精子激发后迅速完成第 2 次成熟分裂，此时精子和卵子的细胞核较为膨大，分别称之为雄原核与雌原核。雄原核与雌原核逐渐靠拢并互相融合，形成二倍体细胞即**受精卵**，也称合子。

四、 受精的意义

1. 受精卵形成后，不断进行增殖分裂，由此启动胚胎发育的进程，标志着新生命的开始。经过受精卵逐步发育，形成新个体。

2. 受精使新个体具有双亲的遗传性状。双亲的遗传物质随机组合，使新个体既保持双亲的遗传特征，同时又有着与双亲不完全相同的遗传特征和更强的生命力。

3. 决定新个体的遗传性别。若带有 Y 染色体的精子与卵子结合，则新个体的性别为男性；若带有 X 染色体的精子与卵子结合，则新个体的性别即为女性。

第二节 卵裂和胚泡形成

一、卵裂

受精卵进行的细胞分裂，叫**卵裂**（cleavage）。卵裂形成的新细胞称**卵裂球**。受精卵在边卵裂的同时，边向子宫腔方向移行。受精后 72 小时，卵裂球的数量可达 12 ~ 16 个，它们组成一个实心细胞团，外观似桑葚，故称为**桑葚胚**，此期的胚体已由输卵管运行到达子宫腔（图 12-1）。

二、胚泡的形成

桑葚胚到达子宫腔后，其细胞继续进行分裂，当卵裂球的数目达约 100 个时，细胞之间开始出现许多的小腔隙，小腔隙随即互相融合成一个大空腔，腔内充满来自于子宫的液体，此时包裹在人胚外的透明带已溶解，胚体外观似一个囊泡，称**胚泡**（blastocyst）（图 12-2）。胚泡内的大空腔，称**胚泡腔**；围成胚泡壁的一层细胞，称**滋养层**，可吸收营养；聚集于胚泡腔一侧细胞团则为**内细胞群**，大而不规则形，将来发育为胚体和部分胎膜；贴附于内

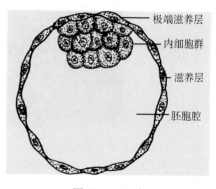

图 12-2 胚泡

细胞群表面的滋养层部分，称**极端滋养层**。随着胚泡的增大，其外围的透明带逐渐变薄，最后溶解消失，胚泡与子宫内膜相贴，开始植入。

第三节 植入与二胚层的形成

一、植入

胚泡埋入子宫内膜的过程，称**植入**（implantation），又称**着床**（imbed）。植入大约开始于受精后第 5 ~ 6 天，至第 11 ~ 12 天完成。

（一）植入的过程

开始植入时，随着透明带的溶解消失，极端滋养层与子宫内膜接触，并分泌蛋白水解酶，将所接触部位的子宫内膜溶解，形成一缺口，胚泡随即由缺口处陷入子宫内膜，并逐渐被包埋于其中。胚泡完全埋入子宫内膜后，缺口附近的上皮细胞同时增殖分裂，将缺口修复（图 12-3），植入完成。

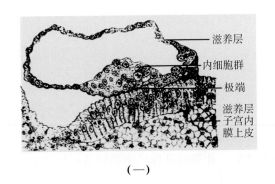

（一）

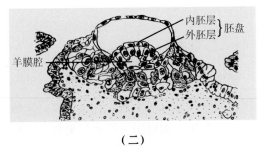

（二）

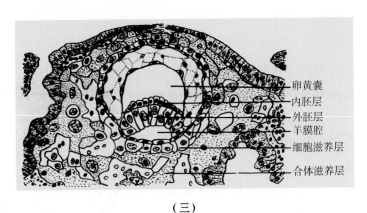

（三）

图 12-3　植入的过程

在胚泡植入过程中，极端滋养层细胞迅速分裂增殖，厚度增加，并分化内、外两层，内层称**合体滋养层**，其内的部分细胞互相融合，细胞间界限消失；外层称**细胞滋养层**，其内的细胞排成单层，细胞间有明显的界线。细胞滋养层细胞增殖分裂，数目不断增多，并不断补充、融入至合体滋养层内。

（二）植入的条件

胚泡成功植入子宫内膜须具备以下条件：

1. 植入时人胚恰处于胚泡期，透明带及时消失。

2. 子宫内膜处于分泌期，与胚泡发育同步；人为地干扰植入条件，如口服避孕药或在子宫腔内放置避孕环，均可达到避孕目的。

（三）植入的部位

植入的部位通常发生在子宫底或子宫体上部（图12-1）。若胚泡植入在子宫颈附近，则胎盘即附着于此，称**前置胎盘**，自然分娩时易使产道堵塞，导致胎儿娩出困难；也可因胎盘早剥引起大出血。若胚泡植入在子宫以外的部位，称**异位妊娠**或**宫外孕**，常发生在输卵管，偶见于肠系膜、子宫阔韧带、直肠子宫陷窝等处，罕见于卵巢表面。宫外孕的胚胎大都早期死亡并被吸收，少数胚胎发育到较大后可引起输卵管破裂和大出血。

（四）蜕膜

胚泡植入时子宫内膜处于分泌期，植入后的子宫内膜进一步增厚，血液供应更丰富，腺体分泌更旺盛，基质细胞更加肥大，内富含糖原颗粒和脂滴，称**蜕膜细胞**。子宫内膜发生的这一系列变化称为**蜕膜反应**，将此时的子宫内膜改称为**蜕膜**（decidua），它随分娩过程发生脱落。根据蜕膜与胚泡的位置关系，将蜕膜分为三部分，即基蜕膜、包蜕膜和壁蜕膜。①**基蜕膜**：指位于胚泡深面的部分；②**包蜕膜**：为覆于胚泡子宫腔面的部分；③**壁蜕膜**：除基蜕膜和包蜕膜以外的部分。包蜕膜与壁蜕膜之间为子宫腔，随着胚胎的发育，包蜕膜逐渐凸向子宫腔，使子宫腔逐渐变窄，至第3个月末包蜕膜和壁蜕膜相贴，子宫腔消失（图12-4）。

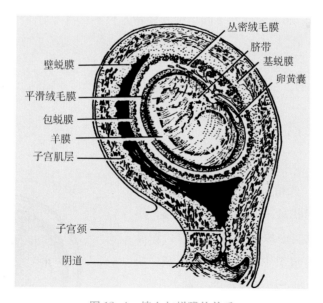

图12-4　植入与蜕膜的关系

二、　二胚层形成期

受精后第2周至第8周，胚胎继续发育，经过二胚层胚盘和三胚层胚盘期，胚胎进一步分化，形成人胚的各主要结构和器官。

（一）二胚层的形成

受精后的第 7 天左右，在胚泡植入的同时，内细胞群的细胞增殖分化为上、下两层细胞，下层称**下胚层**（hypoblast），其细胞呈立方形；上层称**上胚层**，其细胞呈柱状形。上、下两个胚层相贴，中间以基膜间隔，形成的圆盘状胚体，即为**胚盘**，二胚层胚盘是人胚的原基。

（二）滋养层的发育

受精后第 8 天，上胚层形成后，其边缘的细胞增殖分裂，形成一层扁平细胞，即羊膜细胞，贴附在细胞滋养层内面，是最早的羊膜。羊膜和外胚层围成一个腔，称**羊膜腔**，内有羊水。受精后第 9 天，下胚层边缘的细胞向下方生长延伸形成一个囊，称**卵黄囊**。羊膜腔和卵黄囊对二胚层胚盘主要起营养和保护作用。

（三）胚外中胚层的形成

在受精后 11～12 天，羊膜腔和卵黄囊形成后，胚泡腔内出现了星状细胞和细胞外基质，充填于卵黄囊、羊膜腔和细胞滋养层之间，形成了**胚外中胚层**。受精后第 12～13 天，胚外中胚层内出现一些小腔隙，腔隙逐渐融合为一个大腔，称**胚外体腔**。胚外体腔不断扩大，受精后第 14 天左右，二胚层胚盘和其两侧的卵黄囊、羊膜腔之间仅借部分胚外中胚层与滋养层直接相连，此部分胚外中胚层即为**体蒂**，将来发育为脐带的主要结构。

第四节　三胚层的形成和分化

一、三胚层形成期

（一）中胚层的形成

1. 原条的形成　受精后第 3 周，上胚层的细胞迅速增殖并不断向胚盘一端的中轴处迁移，形成一增厚的细胞条索，即**原条**（图 12-5），原条是胚盘进一步分化的组织中心。原条的形成，决定了胚体的头、尾方向，原条所在的一端为尾端，相对的一端为头端。原条头端的细胞迅速增生，形成一球形细胞结，称**原结**。原结和原条中间出现的凹陷，分别称**原凹**和**原沟**。

2. 中胚层和脊索的形成　原沟的细胞增殖分裂，其中的部分细胞陷入上胚层和下胚层之间，并在此扩展形成新的细胞层，称**中胚层**，又称胚

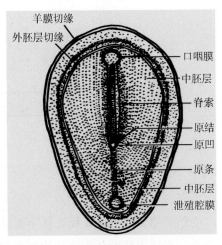

图 12-5　外胚层、原条和脊索

（羊膜切缘、外胚层切缘、口咽膜、中胚层、脊索、原结、原凹、原条、中胚层、泄殖腔膜）

内中胚层。部分细胞则移入下胚层内，并取代了下胚层内的所有细胞，形成了另一新的细胞层，即**内胚层**。内胚层和中胚层形成后，将原上胚层改称为**外胚层**（图12-5）。至第3周末，胚盘即由内、中、外三个胚层组成，称**三胚层胚盘**。

在胚盘的头、尾两端各有一个特殊的区域，分别称为**口咽膜**和**泄殖腔膜**，此两区域内无中胚层，内胚层和外胚层直接相贴。与此同时，原凹细胞增殖内陷于中胚层，并向头端伸展形成一细胞条索，称**脊索**。脊索和原条同为胚胎早期的中轴结构，原条随中胚层的形成而逐渐消失，若原条细胞残留，则可形成各种畸胎瘤。脊索生长速度较快，最终退化为椎间盘中央的髓核。

二、 胚层的分化

三胚层胚盘的细胞经过增殖分化，形成人体的各种细胞、组织和器官的原基（图12-6）。

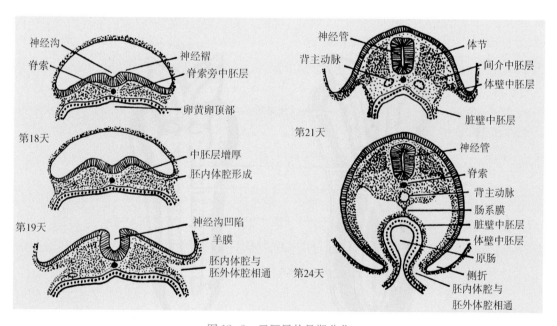

图 12-6 三胚层的早期分化

（一）外胚层的早期分化

第3周末，胚体中轴背侧的外胚层部分在脊索的诱导下，增厚呈板状，形成**神经板**。神经板的两侧隆起形成**神经褶**，中央下陷形成**神经沟**。随着神经沟的深陷，两侧神经褶在神经沟的中段逐渐靠拢且互相融合，并向头、尾两端扩展，形成一条**神经管**。在神经管的头、尾端各留有一开口，分别称**前神经孔**和**后神经孔**，两个孔在第4周末相继闭合，至此神经褶亦完全闭合为神经管。神经管是中枢神经系统的原基，将来分化为脑、脊髓、神经垂体和视网膜等。若前、后神经孔未闭合，则可分别导致无脑儿和脊髓脊柱裂。最后，完全封闭的神经管与背侧的外胚层脱离而埋入体内，位于体表外胚层的下方。

在神经沟闭合形成神经管的过程中，神经褶边缘的一些细胞迁移到神经管的背侧形成两条纵行的细胞索，称**神经嵴**。神经嵴是周围神经系统的原基，将来分化为脑神经节、脊神经节、自主神经节及其周围神经。另外，神经嵴细胞还远距离迁移，在相应部位分化为甲状腺的滤泡旁细胞、肾上腺髓质的嗜铬细胞、皮肤的黑素细胞、颅面部的骨骼和结缔组织。外胚层的其余部分则分化为皮肤的表皮及其附属结构等。

（二）中胚层的早期分化

1. **轴旁中胚层**　为脊索两侧的中胚层部分，由脊索两侧的中胚层细胞在受精后第 17 天左右增厚形成。胚胎发育至第 20 天左右，轴旁中胚层呈节段性增生，形成了分节状的细胞团，称**体节**（图 12-7）。体节从胚体的头端向尾端依次形成，逐渐增多，每天约有 3 对形成，至第 5 周末共形成 42 ~ 44 对。体节将来主要分化为背侧皮肤的真皮、骨骼肌和中轴骨。

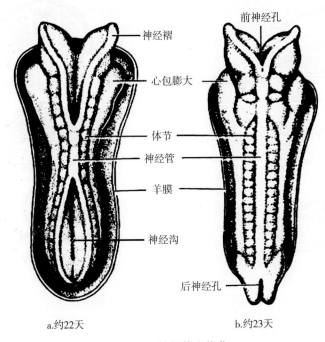

a. 约22天　　　　　　b. 约23天

图 12-7　神经管和体节

2. **间介中胚层**　为邻近轴旁中胚层的中胚层部分，将来分化成泌尿系统和生殖系统的大部分器官。

3. **侧中胚层**　为胚盘最外缘的中胚层部分。其内先出现一些小腔隙，由小腔隙又融合为一个大腔隙，称**胚内体腔**，并与**胚外体腔**相通。胚内体腔将来分化为心包腔、胸膜腔和腹膜腔。中胚层以胚内体腔为界分成**脏壁中胚层**和**体壁中胚层**两层，前者贴于内胚层，后者贴于外胚层。脏壁中胚层将来分化为消化系统和呼吸系统器官的肌组织、血管、结缔组织和间皮等结构；体壁中胚层将来主要分化为胸腹部和四肢的皮肤真皮、骨骼肌、骨骼和血管等结构。

4. 间充质　三个胚层之间的一些散在中胚层细胞，称间充质细胞，它们可进一步分化为肌组织、血管、结缔组织、软骨与骨等。

（三）内胚层的早期分化

内胚层被卷折入胚体内，并形成**原始消化管**，其头端起自口咽膜，中部借卵黄管与卵黄囊相连，尾部止于泄殖腔膜。原始消化管将来分化为咽及其以下的消化管、呼吸道和肺的上皮组织，以及中耳、甲状腺、甲状旁腺、胸腺、膀胱等器官的上皮。

第五节　胚体外形的建立

在三胚层胚盘期，由于胚盘各部分生长速度不一致，加之羊膜腔的增大，使得胚盘周缘部逐渐向腹侧卷折，形成了**头褶**、**尾褶**和左、右**侧褶**，平膜状的胚盘即演变成圆桶状的胚体。其中胚盘中轴部由于神经管和体节的生长而向背侧隆起。胚盘边缘部则向胚体腹侧卷折并逐渐靠拢，汇聚于脐部。外胚层因生长速度较内胚层快而形成了侧褶，侧褶的形成使得内胚层卷到胚体内部，外胚层则包覆于胚胎外表面。胚体头、尾两端的生长速度较两侧快，头端又因脑和面部器官的发生而生长速度较尾端快，致使胚盘卷折为头大尾小的圆柱形。

圆柱形胚体形成后，胚体卷入羊膜腔中；体蒂和卵黄囊在胚体腹侧中心合并，外包羊膜，形成脐带；口咽膜和泄殖腔膜分别转至胚体头、尾两端的腹侧；内胚层在胚体内部演变为原始消化管，其头、尾两端分别由口咽膜和泄殖腔膜封闭，中段在腹侧部与卵黄囊相通。至第8周末，胚体已初具人形，其外表可见眼、耳、鼻及四肢。

第六节　胎膜与胎盘

一、胎膜

胎膜（fetal membrane）是受精卵增殖分裂、分化过程中形成的胚体以外的附属结构，包括绒毛膜、羊膜、卵黄囊、尿囊和脐带（图12-8），对胚胎起保护、营养、呼吸、排泄和物质交换等功能。

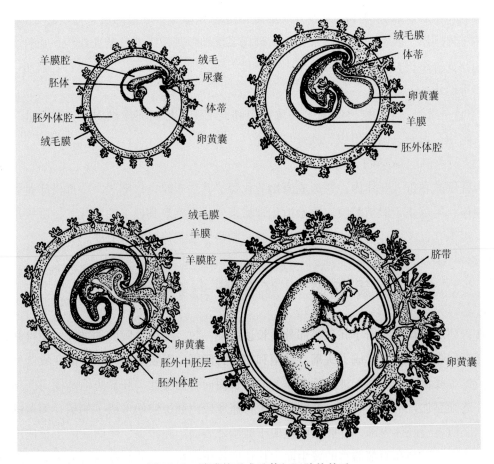

图 12-8　胎膜的形成及其与胚胎的关系

（一）绒毛膜

绒毛膜（chorion）由滋养层和胚外中胚层发育而成。胚胎第 2 周时，滋养层的细胞迅速增生为细胞滋养层和合体滋养层，此两层细胞分别位于胚体的内面和外面，它们在胚泡表面形成一些绒毛状突起，此即最初的绒毛，称**初级绒毛干**，其表面为合体滋养层，中央为细胞滋养层。胚胎第 3 周时，胚外中胚层长入初级绒毛干内，发育为绒毛干中轴的结缔组织，此时的绒毛称**次级绒毛干**。内面形成胚外中胚层后的滋养层，改称为绒毛膜。次级绒毛干中形成血管后，称其为**三级绒毛干**。

胚胎早期，绒毛在绒毛膜表面的分布较为均匀。基蜕膜侧的绒毛因血供丰富而生长茂盛，反复发出很多分支，称为**丛密绒毛膜**，其与基蜕膜共同构成胎盘。包蜕膜侧的绒毛则因血供不足且受挤压而逐渐退化，完全消失，转变为**平滑绒毛膜**。随着胚胎的生长发育，羊膜腔不断增大，羊膜、平滑绒毛膜和包蜕膜进一步凸向子宫腔，并与壁蜕膜融合，使子宫腔逐渐减小，最终消失。

若胚胎发育过程中，绒毛发育异常，则可引发绒毛膜疾病，如绒毛膜血管发育不良，胚胎可因缺乏营养而发育迟缓或死亡。若滋养层细胞过度增生，绒毛内结缔组织变性水肿，血管消失，胚胎发育受阻，绒毛则呈葡萄或水疱状，称葡萄胎或水泡状胎块。若滋养层细胞癌变，则称绒毛膜癌。

（二）羊膜

羊膜（amion）是半透明的薄膜，内无血管分布，由羊膜上皮及胚外中胚层构成，参与构成羊膜腔的壁。羊膜腔内充满羊水，胚胎浸泡于其内。圆柱形的胚体形成后，羊膜腔扩大使得胚体凸入其内，羊膜则移至胚胎的腹侧并将体蒂包裹，形成脐带。羊膜腔的扩大使羊膜与绒毛膜相贴，胚外体腔随即消失。

羊水是由羊膜上皮分泌物及胚体排泄物所组成的淡黄色液体，分娩时羊水的正常量一般为 1000~1500mL。若羊水少于 500mL，为羊水过少；多于 2000mL，为羊水过多。羊水过多或过少往往预示胎儿存在某种先天畸形。在孕期穿刺抽取羊水，进行细胞染色体检查、DNA 分析或测定羊水中某些物质的含量，可以对某些先天性异常进行早期诊断。

羊水有以下作用：①减轻外力对胎儿的震荡和压迫；②防止胎儿与羊膜粘连，使胎儿在羊水中自由活动，利于胎儿骨骼和骨骼肌的发育；③临产分娩时，羊水有扩张子宫颈及冲洗、润滑产道的作用。

（三）卵黄囊

卵黄囊（yolk sac）位于原始消化管中部的腹侧。鸟类等卵生动物的卵黄囊较为发达，内储存有大量的卵黄，为胚胎生长发育提供营养。人类卵黄囊出现属种系发生和进化过程的重演，其内无卵黄。至第 4 周，卵黄囊的顶形成原始消化管并借卵黄管与中肠相通。至第 5 周，卵黄囊逐渐缩窄退化为一个小泡，残存于脐带根部。

（四）尿囊

尿囊（allaantois）为原始消化管尾端向体蒂内伸出的一个盲管，开口于原始消化管尾段的腹侧，演化为**脐尿管**，连接于脐与膀胱顶之间。脐尿管最终闭锁，演化为脐中韧带。尿囊壁的胚外中胚层分化形成尿囊动脉和尿囊静脉各一对，它们最终演变为一对脐动脉及一条脐静脉。

（五）脐带

脐带（umbilical）是连接胎儿脐部与胎盘之间的一条索状结构，由羊膜包覆在体蒂、尿囊、卵黄囊、两条脐动脉、一条脐静脉黏液及黏液性结缔组织等构成。其内的尿囊、卵黄囊逐渐退化，仅剩下一对脐动脉、一条脐静脉和胶状结缔组织。脐动脉将胚胎血液输送至胎盘绒毛血管，脐静脉将含氧和营养物质的血液输送至胚胎。正常成熟胎儿脐带约长 55cm，脐带过短分娩时易造成胎盘早期剥离；脐带过长易缠绕胎儿颈部或四肢，影响胎儿局部发育，甚至造成胎儿窒息等危险。

二、 胎盘

(一) 胎盘的形态结构

胎盘由胎儿的丛密绒毛膜和母体的子宫基蜕膜构成，呈圆盘状（图12-9）。足月胎儿的胎盘平均重量为 500g 左右，胎盘直径为 15～20cm，中央略厚，边缘较薄，平均厚度 2.5cm。胎盘的胎儿面中央连有脐带，表面覆有羊膜，较为光滑；胎盘的母体面是剥离后的基蜕膜，表面较为粗糙，可见 15～30 个胎盘小叶。胎盘在胎儿娩出后由子宫腔经阴道排出。

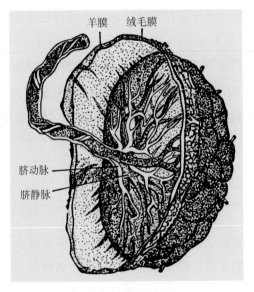

羊膜　绒毛膜

脐动脉

脐静脉

图 12-9　胎儿与胎盘

(二) 胎盘的血液循环和胎盘屏障

1. **胎盘的血液循环**　在胎盘内，母体与胎儿的血液循环是两个独立的体系。母体子宫的螺旋动脉经基蜕膜开口于绒毛间隙，血液进入绒毛间隙后，经基蜕膜的小静脉回流至母体的子宫静脉。胎儿的脐动脉在胎盘内发出许多小动脉，最后形成绒毛内毛细血管，绒毛毛细血管内胎儿的血液借助绒毛同绒毛间隙内的母体血液进行物质交换，交换后经胎盘的小静脉汇入脐静脉，流回胎儿体内。胎儿和母体的血液在各自封闭的管道内循环流动，互不相混，但可进行物质交换。

2. **胎盘屏障**　胎儿与母体在胎盘内进行物质交换过程中要经过数层结构，把这些结构称之为**胎盘屏障**（placenta barrier），又称**胎盘膜**。依次包括：①合体滋养层；②细胞滋养层及其基膜；③绒毛内薄层结缔组织；④绒毛内毛细血管的基膜和内皮。到胚胎发育后期，大部分细胞滋养层消失，而合体滋养层在有些部位则演变为一薄层胞质，胎盘变薄，胎儿血与母体血之间仅以一薄层合体滋养层、绒毛毛细血管内皮及两者之间的基膜隔开，更有利于胎儿与母体之间的物质交换。

胎盘屏障可阻挡母体内大分子物质进入胎儿体内，对胎儿有一定的保护作用。母体体内的有些抗体如免疫球蛋白 G 也可经胎盘屏障进入胎儿体内，使胎儿和新生儿获得一定的免疫力。有些病毒如风疹病毒、艾滋病病毒也能通过胎盘膜，影响胎儿发育，甚至导致先天性畸形等，故孕妇应慎重用药，预防感染。

（三）胎盘的功能

1. 物质交换　是胎盘的主要功能。胎儿通过胎盘从母体的血液中获得营养物质和氧，同时将代谢产物和二氧化碳通过胎盘由母体排出。胎盘的此功能类似于成体的小肠、肺和肾的功能。

2. 内分泌功能　胎盘能分泌多种激素，在维持妊娠方面起重要作用。胎盘分泌的激素主要有：①**绒毛膜促性腺激素**（human choironic gonadotropin，HCG）：受精后第 3 周在孕妇的尿中始出现，至第 8 周达高峰，以后逐渐下降，能维持母体卵巢内的黄体存在，维持妊娠。临床常通过检查孕妇尿中 HCG 来诊断早期妊娠。② **雌激素**和**孕激素**：自妊娠第 4 个月开始分泌，均有维持妊娠的作用；③**绒毛膜促乳腺生长激素**：又称**人胎盘催乳素**，妊娠第 2 个月开始分泌，第 8 个月达高峰，直至分娩。该激素能促进母体的乳腺和胎儿的生长发育。

第七节　双胎、多胎和联胎

一、双胎

一次妊娠分娩出两个胎儿，称**双胎**（twins），又称**孪生**。孪生发生率占新生儿的百分之一，孪生分为双卵孪生和单卵孪生两类。

（一）双卵孪生

双卵孪生指卵巢一次排出的两个卵细胞各自受精后发育成两个胎儿，又称**假孪生**。双卵孪生的两个受精卵同时发育，各自有独立的胎膜和胎盘，两个胎儿的性别可相同，也可不同，出生后的相貌、体态等遗传特征同一般兄弟姐妹。

（二）单卵孪生

由一个受精卵发育成两个胚胎，称**单卵孪生**，又称**真孪生**。单卵双胎的两个胎儿遗传基因和性别一致，相貌、体态和生理特征亦相似，血型和组织相容性抗原也相同。各种单卵孪生发生机制的差异主要取决于两个个体分离的时间：①卵裂期分离，两个胎儿有各自独立的绒毛膜、羊膜和胎盘，与双卵孪生者相同；②胚泡期的内细胞群分离，两个胎儿共用一个绒毛膜和一个胎盘，但各自有自己的羊膜腔；③胚胎期原条分离，两个胎儿共用一个羊膜腔、绒毛膜和胎盘。

二、多胎

一次娩出两个以上的新生儿，称**多胎**（multiplets）。发生原因可为单卵性、多卵性和混合性，以混合多见。多胎发生率很低，其中三胎约占新生儿的万分之一，四胎约占新生儿的百万分之一。但近年随着临床应用促性腺激素治疗不孕症，以及试管婴儿技术的应用，多胎的发生率有所增高。

三、联胎

联胎（conjoined twins）是指两个单卵双胎分离不完全，发生局部连接，又称**联体双胎**或**联体孪生**。联胎按连接部位的不同分为头联双胎、胸联双胎、腹联双胎、臀联双胎等（图 12-10）。按联体的两个胎儿发育、大小是否一致则分为对称型联体双胎和不对称型联体双胎。前者指两个胚胎大小相同；后者指两个胚胎大小不同，小者常发育不全，形成寄生胎；胎中胎指小且发育不全的胚胎包裹于大的胚胎内。

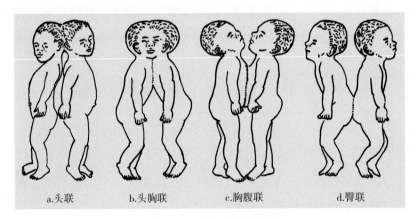

a.头联　　　b.头胸联　　　c.胸腹联　　　d.臀联

图 12-10　联体孪生的类型

第八节　先天性畸形与致畸因素

一、先天性畸形

胚胎发生过程中出现的组织器官形态结构异常，称**先天性畸形**。胎儿畸形是死胎、流产和早产的主要原因。随着现代工业的发展和环境污染的加重，先天性畸形发生率逐渐上升。先天性畸形主要包括以下几种类型（图 12-11）。

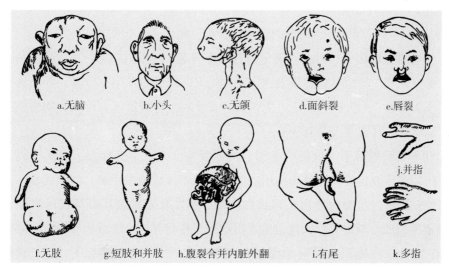

图 12-11　先天性畸形类型

1. 器官不发育或发育受阻　指应该发生的器官没有发生，或已发生的器官中途停止发育，如短肢、隐睾、肛门闭锁和脐疝等。

2. 器官发育不全　应由两部分合并而成的器官如在发生的过程中没有合并，或合并不全导致的畸形，如唇裂、多囊肾和双子宫等。

3. 器官发育过度　如多指等。

4. 器官异位　器官的位置与正常者相反或不同，如右位心和盆肾等。

5. 返祖现象　人类在进化过程中，有些器官因已失去作用而退化，但有的胎儿仍保留有应退化而没有退化掉的一些器官，此即返祖现象，如多毛、多乳头和有尾等。

二、 致畸因素及胎儿致畸易感期

（一）致畸因素

致畸因素包括以下几方面。

1. 遗传因素

（1）染色体畸变　指由于染色体数目发生改变，导致染色体组型异常，或染色体缺失、易位等，它可引起先天性畸形。不同的染色体畸变，引起不同的畸形，如先天愚型、室间隔缺损及双侧唇裂等。

（2）基因突变　指 DNA 分子碱基组成或排列顺序的改变，其染色体外形见不到异常。基因突变引起的畸形较染色体畸变所引起的要少得多，主要引起微观结构或功能方面的遗传性疾病，前者如软骨发育不全、肾上腺肥大、小头畸形、多指（趾）、多囊肾、多发性结肠息肉、皮肤松垂症、雄激素不敏感综合征等，后者如镰状细胞贫血、苯丙酮尿症等。

2. **环境因素** 引起先天性畸形的环境因素称致畸因子，包括以下三类。

（1）**生物性致畸因子** 目前已确定的有风疹病毒、巨细胞病毒、单纯疱疹病毒、弓形虫、梅毒螺旋体等。妊娠早期感染上述病毒，先天性畸形的发生率较高。如风疹病毒感染可引起的小头畸形、先天性白内障、先天性耳聋及心血管畸形等；巨细胞病毒感染引起的脑积水、脑钙化、耳聋及大脑麻痹等。

（2）**化学性致畸因子** 包括抗肿瘤、抗惊厥及抗生素、抗凝血、激素等类的化学药物。某些药物和环境污染物有致畸作用。如氨基蝶呤（抗肿瘤药物）可致无脑、脑积水及四肢畸形等；肝素（抗凝血药物）可致白内障、鼻发育异常或耳聋等；可的松（激素类药物）可致腭裂或心畸形等；大量链霉素可致先天性耳聋；长期服用性激素可致胎儿生殖系统畸形；工业"三废"、农药、食品添加剂和防腐剂中亦含致畸因子，孕妇食用有机汞污染的鱼或农作物等，可致胎儿大脑麻痹等。

吸烟、酗酒、缺氧、严重营养不良均有致畸作用。流行病学调查结果显示，吸烟者所生的新生儿平均体重明显低于不吸烟者。吸烟严重还可致流产。过量饮酒还可引起胎儿酒精综合征，表现为胎儿有多种畸形。

（3）**物理性致畸因子** 射线、机械性压迫和损伤等对人类胚胎有致畸作用已成定论。如大剂量 X 线照射和 α、β、γ 射线都可引起染色体畸变或基因突变而导致畸形，如腭裂或脊柱裂等。高温、严寒、微波等对动物有致畸作用，但对人类有无致畸作用尚在讨论中。

3. **遗传因素与环境因素的相互作用** 在胚胎畸形发生的过程中，遗传因素和环境因素是相互作用的，胚胎的遗传特性决定并影响其对致畸因子的易感程度。

（二）胎儿致畸敏感期

处于不同发育阶段的胚胎对各种类型致畸因子作用的敏感程度不同，把胚胎受致畸因子作用后，最易发生畸形的发育阶段称为**致畸敏感期**或**临界期**。致畸因子的作用与细胞的增殖分化程度有密切关系，在第 1～2 周，胚体细胞增殖分化程度较低，受到致畸因子作用后，大部分细胞受到损害，通常导致早期流产、死亡。在第 3～8 周为致畸敏感期，此期内胚体细胞增殖分化较为活跃，大多数器官的原基在此阶段内形成，胚体最易受致畸因子的作用而发生畸形，故孕妇这一阶段的孕期保健最为重要。

三、优生

做好先天性畸形的预防，生育健康的后代是所有家庭的希望。优生应从多方面采取对策：首先应做好婚前体检和遗传咨询，对不适宜生育的夫妻可建议其根据情况采取他精受精等生殖工程学措施 。在妊娠期间避免接触各种环境致畸因子，定期进行妊娠监护，对有遗传性疾病家族史的夫妇进行产前检查，以便及时发现畸形胚胎，采取相应对策。

复习思考

1. 试述受精的定义及条件。
2. 试述影像植入的因素。
3. 试述胎盘的结构及功能。

主要参考书目

1. 柏树令，应大君．系统解剖学．8 版．北京：人民卫生出版社，2013

2. 邹仲之，李继承．组织学与胚胎学．8 版．北京：人民卫生出版社，2013

3. 窦肇华，吴建清．人体解剖学与组织胚胎学．7 版．北京：人民卫生出版社，2014

4. 陈地龙，胡小和．人体解剖学与组织胚胎学．北京：人民卫生出版社，2016

5. 陈地龙．正常人体结构．北京：人民卫生出版社，2016